中医药畅销书选粹·临证精华

# 以通为用

# 中医通法临证指要

何天有 李俊德 刘树华 何超 崔育 编著

中国中医药出版社·北京

U0346194

图书在版编目(CIP) 数据

以通为用：中医通法临证指要/何天有等编著．—2 版．—北京：中国中医药出版社，2012.1（2023.12重印）

（中医药畅销书选粹·临证精华）

ISBN 978-7-5132-0658-7

Ⅰ.①以… Ⅱ.①何… Ⅲ.①中医学：临床医学－基本知识 Ⅳ.①R24

中国版本图书馆 CIP 数据核字（2011）第 231052 号

中国中医药出版社出版

北京经济技术开发区科创十三街 31 号院二区 8 号楼

邮政编码　100176

传真　010-64405721

山东华立印务有限公司印刷

各地新华书店经销

\*

开本　880×1230　1/32　印张 11.75　字数 312 千字

2012 年 1 月第 2 版　　2023 年 12 月第 4 次印刷

书　号　ISBN 978-7-5132-0658-7

\*

定价 38.00 元

网址　www.cptcm.com

服务热线　010-64405510

购书热线　010-89535836

微商城网址　https://kdt.im/LIdUGr

# 出版者的话

中国中医药出版社作为直属于国家中医药管理局的唯一国家级中医药专业出版社，自创办以来，始终定位于"弘扬中医药文化的窗口，交流中医药学术的阵地，传播中医药文化的载体，培养中医药人才的摇篮"，不断锐意进取，实现了由小到大、由弱到强、由稚嫩到成熟的跨越式发展，短短的20多年间累计出版图书3600余种，出书范围涉及全国各级各类中医药教材和教学参考书；中医药理论、临床著作，科普读物；中医药古籍点校、注释、语译；中医药译著和少数民族文本；中医药政策法规汇编、年鉴等。基本实现了"只要是中医药书我社最多，只要是中医药教材我社最全，只要是中医药书我社最有权威性"的目标，在中医药界和社会上产生了广泛的影响。2009年我社被国家新闻出版总署评为"全国百佳图书出版单位"。

为了进一步扩大我社中医药图书的传播效应，充分利用优秀中医药图书的价值，满足更多读者，尤其是一线中医药工作者的需求，我们在努力策划、出版更多更好新书的同时，从早期出版的专业学术图书中精心挑选了一批读者喜欢、篇幅适中、至今仍有很高实用价值和指导意义的品种，以"中医药畅销书选粹"

系列图书的形式重新统一修订、刊印。整套图书约100种，根据内容大致分为七个专辑："入门进阶"主要是中医入门、启蒙进阶类基础读物；"医经索微"是对中医经典的体悟、阐释；"名医传薪"记录、传承名医大家宝贵的临证经验；"针推精华"精选针灸、推拿临床经验；"特技绝活"展现传统中医丰富多样的特色疗法；"方药存真"则是中药、方剂的精编和临床应用；"临证精华"汇集临床各科精妙之法。可以说基本涵盖了中医各主要学科领域，对于广大读者学习中医、认识中医和应用中医大有裨益。

今年是"十二五计划"的开局之年，我们将牢牢抓住机遇，迎接挑战，不断创新，不辱中医药出版人的使命，出版更多、更好的中医药图书，为弘扬、传播中医药文化知识作出更大的贡献。

中国中医药出版社

2012 年 1 月

# 内容提要

通法是中医数十种治疗法则中的根本大法。本书从理、法、方、药等各个方面进行探讨与研究，上及古训，下至今贤，以实用为要，主要包括以下几部分、以通为主的理论、以通为主的药物、以通为主的方剂、以通为主的治法，不通为主的病证，以及通法近年来临床应用进展。

本书立论新颖，内容充实，适合于广大中医临床工作者、理论研究者，以及医学院校学生阅读参考。

# 前　言

笔者早年进北京中医学院深造，有幸聆听任应秋、董建华、刘渡舟、印会河等名医教授之教诲，指点迷津，学业方成。现临床已有 20 余载，略有所得，然体会最深者，即一个"通"字。人的进化，社会的发展，是由于变通的结果，人体是一个有机通体，其生命活动以通的运动变化为基本形式，故曰"以通为用"。不通就会发生疾病，联想临床所见病证乃不通所致，或与不通有关。所以治疗诸疾，也以通法为主，然我所述通法，甚含义颇广。正如高士宗在《素问直解》中所言："但通之之法，各有不同，调气以和血，调血以和气，通也；下逆者使之上升，中结者使之旁达，亦通也；虚者助之使通，寒者温之使通，无非通之之法也。若必以下泄为通，则妄矣。"因而通法指导组方用药，广泛应用于临床各科。实践证明，通法已在急腹症、冠心病等方面取得了重大成果，有着广泛的临床和研究价值。

笔者将通法广泛应用于临床，积累了大量的经验。在 1989 年孟春与刘、李二君讨论学术之见时，谈及通论，所见略同，便精诚合作，从理法方药等多方面进行了探讨研究，上及古训，下至今贤，以实用为要。几经讨论，数易其稿，方成是书，献于同道，以尽微薄。

何天有

1993 年 1 月

# 目　录

# 第一章　万事皆通论

## 一、通是社会发展的普遍现象

人类由猿到人，经过了若干万年的变通。人们从愚昧到文明，从落后到先进，无不包含着进化、运动、变通。离开了通，人类就不能前进，社会就不能进步。就当今社会而论，货币在流通，人才在流动，科学在发展，社会在改革，国与国，人与人的关系也在变通中求平衡，求发展。那些"心有灵犀一点通"的人们，也就是在变通中适应社会各方面需要而生活着。如同人体不通就会发生疾病一样，社会不通就会出现这样那样的问题。故变通是社会发展的普遍现象和必然规律。

## 二、通是人体生命活动的基本形式

宇宙是物质构成的，但物质处在不断的运动变化之中。就连当今最先进、最有爆发力的核原子，也是通过分裂、运动、变化而产生能量。人体也是由物质组成，它同样也是通过运动变化而存在。中医学把人们最早认识世界的五种物质，木、火、土、金、水及阴阳，引用于医学，来阐明人体生命的运动变化，使中医学包含了朴素的唯物辩证法和哲学思想。进而有了运气学说、脏腑学说、经络学说、病因病理学说等等，使中医学日趋完善，但始终没有脱离运动变化。

人体是以五脏六腑为中心，通过经络连接四肢百骸，五官九窍等各个组织器官，组成一个有机整体。按其功能又分为不同的系统，但它们都是通过运动变化来完成各自的生理功能。如心系统，通过心主血脉，血液循环，把人体所需的营养物质输送到各个组织器官，同时还体现了神经、体液、代谢系统的部分功能。肺系统，通过呼吸维持了人体的气体交换。脾系统主持了人体的消化、吸收、转输等功能。肝系统主管人体的血液、消化、神经等方面的功能。肾系统具有生殖、泌尿、代谢、内分泌等功能。六腑"以通为用"，主要参与人体代谢。还有气血津液，经络及其所属的各个组织器官，它们都是需要通畅的。也许有人要问《内经》所云"五脏者，藏精气而不泻也。"者何？这是指五脏的功能趋向而言，而不是不需运动和通畅。相反，为保证精气充盈和不外泄，是必须通过运动变化来实现的。因此，它们的生理功能，不论通过何种形式体现，但都是通过运动变化来完成的。为保证正常的生理功能，这些脏腑组织都要保持通畅。所以运动变化表现为一个"通"字。"通"就是运动变化，"通"是人体生命活动的基本形式，脏器不通，就形成病变。

### 三、不通是人体病理的主要所在

早在《内经》中就有"六腑以通为用""不通则痛，通则不痛"的论述，故人体的脏腑、经络、气血每时每刻都要保持通畅，否则就会发生疾病。

从阴阳而论，它可以概括人体各个组织器官的机能活动和物质基础。它相互依存又相互制约，相互消长，通过运动变化始终保持着动态平衡。如果这种阴平阳秘的正常状态受到破坏，人体就会产生病变。如"阳盛则阴病，阴盛则阳病"，"阴盛则寒，阳盛则热。"阴阳不通则会导致"阴盛格阳，阳盛格阴"等一系列的腑脏机能紊乱。故阴阳也以通顺为常，反之则为病。

从脏而论，许多病症也是由于五脏不通引起的病证。如肺气阻塞，失其宣降，就会产生咳嗽气喘，胸痛，痰多，如果不能通调水道，下输膀胱则出现水肿等症。如心血瘀阻就会产生真心痛、心悸、失眠。其他脏器因血液瘀阻也产生诸多病证，如脾气壅塞，失其健运，就会引起腹胀、水肿等病。如肝气郁滞，失其疏泄就会导致胸胁胀痛，月经不调，痛经，癥瘕积聚等病。如肾气不利则会产生腰痛，水肿，生殖发育障碍等病。

从腑而论，它们大多为空腔器官，主管人体的受纳、转输、排泄等功能，故有"传化物而不藏"的论述。如果腑气不通，同样会产生众多的病证，有代表性的为水肿，黄疸，脘腹胀满，便秘，淋浊，癃闭等。

从经络气血而论，经络通行周身，如同网络，无处不到，经气阻塞就会产生瘫痪、痿软、麻木、疼痛等症。气血虽为脏腑经络所主，但它是人体机能活动和物质基础的总代表，在人体生理病理方面都起着主导作用。《内经》曰："气血运行，环周不休，常营（运行）无已。"如果它们停止运行，就会气滞血瘀，内则五脏六腑，外则四肢百骸，都会产生病证。所以气血运行在人体非常重要，气血不畅引起的病症也非常多。

总而言之，阴阳气血，脏腑经络时刻在运行，故病变大多也是由运行不畅引起。就其所属的四肢百骸，九窍的病变，也多是由不通而致。如四肢不用，关节不利，九窍不通等病，也莫不由此。概而括之，人体以通为顺，不通则病。

### 四、通法是疾病的重要治法

人体诸病多由不通引起，故通法也就成了疾病的重要治法。那么治法中有汗、吐、下、和、温、清、消、补八法，为什么没有通法？实际上，通法可包括八法，因汗法通肌表，吐法通壅滞，下法通内里，和法通半表半里，温法通凝滞，清法通热邪，消法通积滞，补法以正祛邪。就补而论，当然主要是针对虚证而设，但虚可致实，如气血虚弱无力，则气血运行不畅，可致气滞血瘀诸病。这时就要扶正，通过补益气血以达推行气血之目的。

历代医家广泛应用通法，医圣张仲景在《伤寒论》中已将通法应用得非常精当。如用通下法，以承气汤治疗阳明腑实证，还有宣通、温通诸法，内容相当丰富。金元四大家之一张子和也以祛邪通泻著称。经历代众多医家的补充完善，通法已广泛应用于临床，如通腑泄热治疗肺炎；疏肝利胆治疗肝炎、胆囊炎、胆结石；通下降气治疗慢性萎缩性胃炎；通脉祛痰治疗高脂血症；通腑化瘀治疗泌尿系结石；通经活络治疗血栓闭塞性脉管炎；活血通经软坚治疗输卵管阻塞；活血通络治疗眼底静脉栓塞。对内，外，妇，儿，五官等各科的治疗中得以普遍运用。有的还取得了研究成果，如用活血化瘀治疗冠心病、心肌梗死；通腑泻下治疗急腹症；通腑降浊治疗肾衰竭；都取得了突破性的进展。所以通法的应用，目前已展现了繁花似锦的前景。它不仅是一种重要的治法，也是一种重要治则。

## 五、通法可指导组方用药

治法是辨证论治中的一个重要环节，任何治法都是根据辨证结果而确立，然后依法主方、随证遣药。所以通法要根据不同的病证，选择相应的通法，以指导用药与组方。如热邪引起的阳明腑实证，就选用苦寒通下法，以寒凉药物，组成苦寒通下的大承气汤。热邪阻滞肝胆引起的肝炎、黄疸、胆结石等，则用疏肝利胆法治疗，药用茵陈、柴胡、郁金、鸡内金、大黄等，如茵陈蒿汤、胆道排石汤等。如属寒邪引起的凝滞不通，则用温通法。如寒邪郁于肌表的伤寒头痛、身痛，可用辛温解表以疏肌表、通经络，如麻黄汤，桂枝汤。如属寒邪阻滞的胸痹证，则用温通除痹的瓜蒌薤白白酒汤治之。寒凝积滞、肠胃不通者，则用温阳通下的温脾汤。

总之，根据不同的病证，确立不同的通法，从而指导组方用药，这一点有着重要意义。

## 六、通法广泛应用于临床各科

人体是一个有机整体，通过经络、血管、体液等相互贯通，维持着人体的正常功能。所以，"通"是人体组织结构和生命活动基本形式的体现，各种病邪和机体功能的障碍均可造成不通而导致疾病，所以，"通"是治疗疾病的重要法则之一，被广泛地应用于临床各科。

### （一）导致不通的病因病理

1. 风、寒、暑、湿、燥、火侵犯肌表，可致发热、恶寒、无汗、头痛身痛等；侵入经络，可致口眼㖞斜、肌肤不仁、半身不遂、肢体关节疼痛等；侵入六腑，可致腹胀、腹痛，二便不通等；侵入五脏，可致咳喘、胸闷、神昏谵语、黄疸、水肿等。

2. 七情内伤（喜怒忧思悲恐惊），可致气滞血瘀，而致各脏腑组织的壅塞不通，产生胀满疼痛，癥瘕肿块及功能障碍。

3. 疠气、创伤、寄生虫、虫兽、饮食劳倦等，损伤人体均可导致不通为主的病变。

4. 人体的代谢产物和病理产物，如痰饮，瘀血，尿，便等排出不利，壅塞体内，亦可引起各种壅而不通的病证。

5. 各脏腑组织器官机能紊乱及脏腑机能衰退，亦可导致不通之病证。

**（二）通法的多种功用**

1. 驱邪外出，解除表里郁闭之病变。

2. 疏通经络、孔窍等通道，恢复组织器官的功能活动，治疗壅塞不通的疾病。

3. 通行气血，津液，阴阳，精液，水液，使之流通无阻而发挥其濡润作用，驱除体内瘀积滞留的病变。

4. 疏通五脏，使之所属系统协调统一；通达六腑，使之以通为用，达到治疗目的。

5. 通郁滞，除不通，以达通则不痛，通利缓痛之目的。

6. 促进人体新陈代谢，使代谢后的产物排出体外，以预防和治疗因其瘀滞不通而致的多种病变。

7. 调节和恢复脏腑的机能活动，提高人体的抗病能力。

**（三）通法的使用指征**

1. 发热、恶寒、无汗、脉浮紧。

2. 各种疼痛。

3. 局部肿胀，癥瘕肿块。

4. 皮肤紫癜，青筋暴露，肌肤甲错。

5. 舌质紫暗，有瘀斑瘀点，面色黧黑晦滞，两目黯黑。

6. 肢体麻木，拘挛变形，肢端发凉。

7. 头重，耳聋，失明，鼻塞，失音等。

8. 神昏谵语，癫狂，四肢厥逆。

9. 咳喘气促、胸闷、脘腹胀满、黄疸、呕吐等。

10. 闭经，痛经，不孕，乳汁不下等等。

11. 二便不通。

12. 各种梗阻，各种结石。

13. 脉象沉细，迟缓，结代。

### （四）主要治则

通法用以治疗各种以不通为主的病证，其中又包括许多的法则和治法。正如高士宗在《素问直解》中所言，"但通之之法，各有不同，调气以和血，调血以和气，通也；下逆者，使之上升，中结者，使之旁达，亦通也；虚者助之使通，塞者温之使通，无非通之之法也。若必以下泄为通，则妄矣"。就其主要者归纳如下。

1. 通因通用法则：用于食滞泄泻，痢疾后重，热结旁流，血瘀出血等。

2. 发汗解表法则：包括辛温解表，辛凉解表，发汗通痹等，用于风寒，风热郁闭肌表，风湿痹痛诸症。

3. 宣通肺气法则：用于肺失宣降而致诸症，如胸闷、咳喘等。又常与利水，利咽，通窍，通便合用，以治相应的病变。

4. 通里泻下法则：包括苦寒通下，温阳通下，润下通便，通下泄热诸法。主要用于热结脏腑，寒积里实，食积内停，肠燥便结等里实诸症。

5. 通利水道法则：包括峻下逐水，温阳利水，活血利水，利水通淋，通淋排石诸法。用于水湿内停，水道不通，淋浊，结石诸证。

6. 疏利肝胆法则：包括疏肝理气、疏肝利胆、疏肝通经、疏肝通精、疏肝通乳等法。用于肝病、黄疸、结石、闭经、无精症、乳汁不下诸症。

7. 通窍法则：包括清热开窍，温通开窍，豁痰开窍，通关开窍等法。用于热入心包，寒湿阻滞心窍，痰蒙心神而致的昏闭证，亦可用于中风，中暑，中恶，毒痢，急黄，气厥，痰厥而神识昏迷，牙关紧闭诸症。

8. 通络法则：包括疏肝通络，行气通络，化瘀通络、化痰通络，宣痹通络等法。用于肝络不通的胸胁，乳房，少腹，疝，男女附件诸症。亦可用于气滞、血瘀、痰阻经络而致的各种疼痛、癥瘕积聚，痹证、痿证等。

9. 活血化瘀法则：包括行气活血，温阳活血，益气活血，活血解毒，活血通痹，活血软坚等法。主要用于血瘀而致的各种疼痛，癥瘕积块，闭经，产后恶露不行，跌打损伤，肌肤甲错，舌质紫暗等症。

10. 通利缓痛法则：包括行气缓痛，活血缓痛，通络缓痛，通下缓痛等法。主要用于气滞，血瘀，络阻，腑气不通而致的各种疼痛，以达通则不痛之目的。

**（五）通法广泛应用于临床各科**

人体疾病多由不通所致，或与不通有关，所以，通法在临床各科有着广泛的应用价值。

1. 呼吸系统疾病：常用通降肺气，宣肺利水，宣肺化痰等法。治疗感冒，咳嗽，咳喘，痰饮，气管炎，肺炎，肺痈，肺心病，胸膜炎，肺气肿等。

2. 循环系统疾病：常用活血通脉，益气活血，活血利水等法。治疗冠心病，心绞痛，风心病，心力衰竭，高血压，高血脂，脑血栓，半身不遂，血栓闭塞性脉管炎，静脉炎，及血管周围病等。

3. 消化系统疾病：常用通腑，疏肝，利胆，消食，通便诸法。治疗肝炎，肝硬化，胆结石，胃炎，胃溃疡，肠梗阻，痢疾，泻泄，食积，黄疸，呕吐，大便不通等。

4. 泌尿系统疾病：常用利水，化瘀，行气，通下诸法。治疗肾炎，肾衰竭，泌尿系感染，结石，前列腺肥大，水肿，淋浊，小便不通等。

5. 神经系统疾病：常用开窍，豁痰，活血化瘀，通络，疏肝等法。治疗神经性头痛，神昏，癫狂，神经炎，瘫证，痿证等。

6. 各种疼痛：常用行气，活血，通络，温阳，通下等法，治疗头痛，颈椎病，胁痛，心绞痛，腹痛，疝痛，腰痛，关节痹痛等，以达通则不痛之目的。

7. 男女科疾病：常用疏肝，行气，活血，通精，通络，痛下等法。治疗闭经，痛经，月经不调，输卵管不通，附件炎，睾丸及精囊炎，女子不排卵，男子不射精，无精子症等。

8. 五官科疾病：常用宣肺，通窍，通络，活血，行气，通下，泻热，化痰等法。治疗耳聋，失明，鼻塞，失音，眼底静脉栓塞，鼻泪管阻塞等。

9. 占位性疾病：常用行气，活血，疏肝，化痰，通络，通下，软坚散结等法，治疗各种肿瘤，乳腺增生，卵巢囊肿，痈肿疮毒，瘰疬痰核，皮肤硬结等。

10. 各种炎性疾病：常用清热泻下，通腑泻下，化瘀通下，行气通下，化痰通下等法，治疗各种炎性疾病。如脑炎，鼻炎，中耳炎，咽炎，肺炎，肺脓肿，胸膜炎，食道炎，胃炎，肠炎、痢疾，附件炎，败血症，痈肿疮毒等。

11. 中毒性疾病：常用清热泻下，通利二便等法，治疗感染中毒性疾病，酸中毒，二氧化碳中毒，尿毒症，食物中毒，药物中毒等。

12. 各种梗阻，结石，粘连性疾病：常用通下逐瘀，活血行气，软坚散结，化痰利湿等法。治疗各种肠梗阻，胆管阻塞，食道狭窄，幽门梗阻，贲门梗阻，胆结石，肾结石，输尿管结石，粪石症，胸膜粘连，肠粘连，附件粘连，各种瘢痕挛缩等。

# 第二章　以通为主的理论

人体以五脏六腑为核心，通过经络将四肢百骸，五官九窍等各个组织器官有机地联系在一起。它们首先是相通的，所以才有着必然的联系。

从生理学看："五脏元真通畅，人即安和"，心主血脉，必须以心气的充沛和脉道的通畅为基本条件。脉道通利，血液才能在脉中循环不息；肺主气，主宣发肃降，肺气必须升降有序，通畅舒展，内外气体才能得以交换，水道才能通利，皮毛才能开阖；脾位居中焦，通上达下，主运化，升清降浊，为人体气机升降之枢纽，化生水谷精微，"洒陈六腑而气至，和调五脏而血生。"并水行四布，五经并行；肝主疏泄条达，则气机通畅，才能推动血液循环，助脾胃消化吸收；肾主水液，藏精，肾阳通畅才能气化津液，分泌清浊，水道通利。"六腑以通为用"借以进行着人体的代谢传导，运化、排泄等功能。还有人体经络，四肢百骸，五官九窍都是通畅的。

所以，人体各脏腑、组织器官都是在畅通的条件下，进行着环流不息的运动变化和新陈代谢，保证了各自的生理功能。如某一环节不通而发生障碍，就会导致功能失调而发生疾病。因此，五脏以通为用，六腑以通为用，各个器官均以通为用，以通为顺。

## 第一节　五脏以通为用

### 一、心

#### （一）心有孔窍房室与全身血管相通

《难经·四十二难》说："心重十二两，中有七孔三毛，盛精汁三合。"《类经图翼》说："心象尖圆，形如莲蕊，其中有窍，多寡不同，以导引天真之气，下无透窍，上通于舌，其有四系，以通四腑。"现代医学认为，心有左心室，左心房，右心室，右心房。有主动脉和肺动脉与全身血管相连，形成了大小血液循环，与中医学的记述基本相似。所以血液必须在孔窍，房室，血管畅通的情况下才能正常运行，也就是"以通为顺"。

**（二）心主血脉，主在血液循环**

心即心脏，血指血液，脉指脉管。由于心脏不停地跳动（收缩与舒张），从而推动血液在血管内循环不息。《素问·举痛论》："经脉流行不止，环周不休"。说明血液存于经脉之中不是静止的，而是流动的。血液的流动有两大特点。一是永恒的流动，循环式流动，即所谓"环周不休"。二是有节律地流动。《素问·平人气象论》"人一呼，脉再动；一吸，脉亦再动，呼吸定息脉五动，闰以太息，命曰平人。"亦即用呼吸的节律来计算它。

心主血脉，从而维持了血液循环不息，内则五脏六腑，外则四肢百骸，把人体需要的营养物质输送到全身各组织器官，从而维持了各脏腑组织器官的正常功能。

**（三）心脏本身的血液循环最为重要**

心脏五脏六腑之主，是人体最重要的器官，只有其本身的脉络通畅，才可能有足够的血液营养，心脏正常才能保证全身的血液循环。心脉不通，就会产生疾病或危及生命，如心绞痛，心肌梗死等。

**（四）血液循环与神志**

血液是神志功能的物质基础。血循环通畅，脑组织得到足够营养，则神志清晰，思维敏捷，反应迅速，精力充沛，能与外界环境协调。

**（五）血液循环调节各脏腑组织器官的功能**

《素问·调经论》说："五脏之道，皆出于经脉，以行血气，气血不和，百病乃变化而生，是故守经隧焉"。《灵枢·口问篇》又说："心者，五脏六腑主也……故悲哀愁忧则心动，心动者五脏六腑皆摇。"均说明心主血脉通过血液循环和心主神志对全身各脏腑组织器官起着重要的调节作用。

## 二、肺

### （一）肺脏内外皆通

肺居胸中，上有气管，喉咙，通过鼻与外界相通，是吸气和呼气的通道。肺内清肃柔软，富有弹性，正如华佗所说："肺叶白莹，谓为华盖，以覆诸脏，虚如蜂窠，下无透窍，吸之则满，呼之则虚。"《医林改错》又说："肺管至肺分两杈，入肺两叶，直贯到肺底皆有节。管内所存皆轻浮白沫，如豆腐沫，有形无体。"由于其内外皆通的特性，所以外感六淫最易侵犯，导致肺窍不利而生诸病，所以通法是肺病的重要治法。

### （二）肺气通，才能司呼吸，合宗气

《素问·阴阳应象大论》说："天气通于肺"，意即肺通过气道吸入自然界的清气，呼出体内的浊气，通过呼吸而吐故纳新，使体内外气体不断地交换，不断地进行着新陈代谢。同时，肺又把吸入的清气与体内的精微之气在胸中合成宗气，通过心肺而散布全身，以温煦四肢百骸，脏腑组织，从而维持它们的生理功能。起到了肺主一身之气的作用，故《素问·五脏生成篇》说："诸气者，皆属于肺。"

肺主气的功能正常，则气道通畅，呼吸均匀和调。如果肺气不足，不仅会引起呼吸功能的减弱，还会影响到宗气的生成，因而可出现呼吸无力，或少气不足以息等气虚不足的症状。甚或失去呼吸功能，清气不能吸入，浊气不能呼出，宗气不能生成，呼吸衰竭停止。如肺气不利则呼吸受阻，出现咳嗽气喘，胸痛，痰多等症。

### （三）肺主宣发，通皮毛

宣发即宣布，发散。肺通过宣散的生理功能，一使卫气输布于体表肌肤和内脏，发挥其温煦和保卫作用；二使水谷精微，气血津液布于周身内外，发挥其滋润作用。并将体内新陈代谢所产生的浊气废物，通过布散排出体外。故《灵枢·决气

篇》说:"上焦开发,宣五谷味,熏肤,充身,泽毛,若雾露之溉。"

肺气宣发,还将卫气、津液输注于皮毛,发挥其润泽、滋养的作用,维持了皮毛的正常功能,并使毛窍开阖正常,汗液排泄适度。故《素问·咳论篇》说:"皮毛者,肺之合也。"因而有肺主皮毛之说。

如果肺主宣发的功能失常,首先影响到卫气、水谷精微等的布散,并影响到肺的正常呼吸作用和通皮毛的功能。水津不布,停聚于肺,凝而为痰,可以出现咳嗽、痰多。卫气不能布散于体表,皮毛失养,则可出现皮毛枯槁憔悴、无汗。卫外功能低下,常自汗出,易于外感。体内浊气不能排出,则表现为胸闷,呼吸困难。故以上病证均可从宣通肺气论治。

### (四)肺主肃降,通水道

人体之气的运动形式是升降出入。即:在上之气以下降为顺,在下之气以上升为和。肺居五脏之高位,肺气居上焦,故以下降为顺。肺气下降,才能使吸入之清气下交于肾而摄纳之,保持呼吸平稳;肺气下降,气行则水行,从而通调水道,使水道保持通畅,通过三焦下输于肾与膀胱,然后排出体外,维持水液代谢平衡,故有"肺为水之上源,"肺主行水之说。《素问·经脉别论》说:"饮入于胃,游溢精气,上输于脾,脾气散精,上归于肺,通调水道,下输膀胱,水精四布,五经并行。"

肺气下降,清气才能内纳,精气才能输布,水道才能通畅。肺又为清肃之体,不能容任何水湿痰浊和杂物停留。如有之,则通过宣降,由口、鼻、皮肤、尿、便等排出体外,故肺主肃降在人体生理功能中有着重要的作用。

若肺主肃降的功能失常,气不下降反而上逆,则胸闷咳喘;水液不能下行而停留体内则为水肿;水津不能布散则为痰饮;肠内糟粕不能下行则大便秘结不畅。以上病证的治疗均以通降肺气为主。

### 三、脾

#### (一)脾为升降之枢纽,旁通四脏

脾属阴土,位居中央,为人体气血阴阳、气机升降的枢纽。其上有心肺,下有肝肾,升降相因,使枢纽机转,上下沟通。如同中原之通东西南北四方。使气、血、水输布通利。正如唐容川在《血证论》中所说:"其气上输心肺,下达肝肾,外灌溉四旁,充溢肌肉,所谓居中央,畅四方者如是。"由于通四脏,所以在各脏腑生理功能中起着重要的作用,《血证论》又说:"血生于心火,而下藏于肝,气生于肾水,而上主于肺。其间运上下者,脾也。"此外,心肾相交,水火既济,亦以脾为升降之枢纽,脾有着重要的协调作用。脾气不健,枢机不利,四方不通,则种种病变莫不由此而生。清阳不升则久泻,脱肛,头晕,内脏下垂;胃气不降则恶心呕吐,呃逆;肾气上犯,土不制水,则上凌心肺而气短心悸;心肾不交则卧不安寐,心悸而烦。是故枢机不能不转,上下不能不通。治疗总以扭转枢机,沟通上下为要。

#### (二)脾主运化

运,有运输,布散、转输之意。化,有变化,消化,化生之意。主要指饮食物的消化和营养物质的运输代谢等。《素问·灵兰秘典论》说:"脾胃者,仓廪之官,五味出焉。"说明脾胃为各种精微物质的生化之源,故为后天之本。脾主运化主要包括两个方面,即运化水谷精微和运化水湿。

1. 运化水谷精微:主要指饮食物的消化,吸收及转输功能。因为脾是消化系统的主要器官,脾运则思食,食物入胃,则脾升而胃动。胃动则食物腐熟、磨碎、初步消化;脾升则饮食进一步消化,产生出精微物质,并把这些水谷之精微运输布散到各脏腑组织器官,使各个脏腑组织器官得到充分的营养,从而维持正常的生理功能。正如《素问·经脉别论》说:"食气入胃,散精于肝,淫气于筋。""食气入胃,浊气归心,淫精于脉,脉气流经,经气归于肺,肺朝百脉,输精于皮毛。"

2. 运化水湿：指运化津液和代谢后的水湿的作用。水液进入人体后，由于脾的运化作用，不但将精微营养，还将津液输送到全身各个脏腑组织器官，发挥滋养濡润作用。然后又将各个组织器官代谢后的水液和所含物质，输送到相应脏腑器官以排出体外，从而完成水液的环流和排泄，起到了运化水湿的功能。故《素问·经脉别论》说："饮入于胃，游溢精气，上输于脾，脾气散精，上归于肺，通调水道，下输膀胱，水精四布，五经并行。"

脾主运化的功能，主要依赖于脾气的升运作用。脾气健运，脾主运化的功能才能正常，饮食水谷的消化、精微物质的吸收与运输的功能才能旺盛，水液的输布、排泄才能正常。反之，脾失健运，运化功能失常，消化吸收运输水谷精微的功能失职，则会引起腹胀，便溏，食欲不振，倦怠，消瘦，以致气血生化不足等病症的发生。还可见到水液代谢失常的种种病变，如水液停留于肠胃，则腹胀，肠鸣，泄泻；停留于肌肤则浮肿；水湿停留，凝聚为痰，阻塞于肺，则出现胸闷，咳嗽，痰多；脾虚生痰湿还可发生肥胖症。由于以上病变均为脾不健运引起，故治疗多以健脾通运为法。

## 四、肝

王冰曰："肝象木，旺于春，春阳升发。"因肝属春木，位居东方，故具升发之性，有疏泄之功。疏泄者，疏通畅达，排泄之意。主通情志、气血、消化、水液等。

### （一）疏通气机

人之生，气为宝，气机的运动变化是人体脏腑功能活动的基本形式，而气机的疏通主要与肝有关。故肝之疏通气机对人体的生理功能和新陈代谢，起着重要的调节作用。肝主疏通气机的功能正常，则气机调畅，升降有序，情志舒畅，新陈代谢旺盛。若肝失疏泄，气机不畅，不但会引起情志，消化，气血，水液运行等方面的病变，还会衍生出气郁化火、火热生风等一系列病变。所以各种因气机不畅而引起的病变，多从疏肝论治。

### (二) 疏通情志

情志即人的感情，意志等情志活动。人的精神情志活动除了"心"所主宰外，还受肝的疏泄调节。肝的疏通情志功能正常，气机调畅，则人的情志活动，就能保持既不过于抑郁，也不过于兴奋的状态，使人的心情舒畅，情绪乐观，神魂安藏，谋虑计划周密而思维正常。

若疏泄不及，则肝气抑郁不舒，即肝气郁结，可见郁郁寡欢，闷闷不乐，情绪低沉，消极，多疑善虑，长嘘短叹，稍受刺激，即抑郁难解，甚则沉闷欲哭，饮食不进等。若肝之疏泄太过，则情志亢奋，表现为性情急躁，心烦易怒，头晕头痛，失眠多梦，稍有刺激，即易于发怒等症。因"肝喜条达而恶抑郁，"故肝之气机不利，就可引起精神，情志方面的疾病，治疗亦从疏通肝气入手。

### (三) 疏通胆汁

胆附于肝叶之间，与肝相通。胆内贮藏胆汁，是"肝之余气，溢入于胆，聚而成精"通过肝的疏泄作用，胆汁才能合成和浓缩，并有规律地通过胆管排泄于胃肠，起到很强的消化作用。故肝主疏泄的功能正常，胆道才能通畅，胆汁才能合成和排泄。若肝失疏泄，胆汁的分泌和排泄障碍，则产生黄疸和消化不良等病。

另外，肝主疏泄，使气机调畅，从而维持了脾胃正常的生理功能，使升降有序，消化旺盛。正如《内经》所说："土疏泄，苍气达。"就是指肝气条达，才能保持肠胃疏通畅泄，土得木疏，水谷乃化。若肝失疏泄，则脾胃功能紊乱，升降失常，消化吸收功能失调，则可产生诸多的胃病。笔者曾对 200 例慢性胃炎的病人做了调查分析，因肝失疏泄而致的占 40% 左右，胆汁反流性胃炎则占 60% 以上，所以在脾胃病的治疗中疏肝和胃，疏肝利胆极为重要。

### (四) 疏通血脉

《血证论》曰："肝属木，木气冲和条达，不致遏郁，则血脉得畅。"肝主疏泄通利，则气机调畅，因血的运行，全赖气的推动，气行则血行，血脉才能畅通无阻，从而保持血脉通利循环，人静时则血归于肝，人动时血行全身，满足人体生理功能的需要，故肝气的通畅对血脉的通利亦有重要的作用。若肝失疏泄，气机不畅，血脉也因之不利而瘀滞不行，可出现胸胁刺痛，月经不调，痛经，闭经，癥瘕肿块。若大怒伤肝，血随气逆而上涌则可出现头面瘀血或上窍出血。故治疗血瘀诸病，总不离理气，行气。因为"气行则血行，气滞则血瘀。"只有肝气通利，血脉才能畅行而病愈。

### （五）疏泄水液

水液代谢与肺、脾、肾有关，与肝亦有关。肝主疏泄通利，调畅三焦气机。首先保证了三焦水道通利，使水液畅行无阻。三焦气机调畅，也保证了肺气的宣降，脾胃的升降，肾气的通利，协调各脏腑的功能，共同完成水液的运行、布散和排泄功能。二是肝主疏泄气机、气行则水行，以推动水液循环代谢而无停留之患。

若肝失疏泄，则不能疏通三焦水道，致使三焦水道不利，脏腑组织的水液就不能排出体外，停留于内则为水肿，胸水，腹水。正如《金匮要略·水气病脉证并治》说："肝水者，其腹大，不能自转侧，胁下腹痛，时时津液微生，小便续通。"当疏肝利水治之。故唐容川说："气行则水行。""治气即治水。"

## 五、肾

### （一）肾系相通

肾在下，有输尿管、膀胱，尿道与外相通。是人体五脏中左右各一且与外相通的一个脏器。《难经·三十六难》说："脏各有一耳，肾独有两者。"明代医家张介宾在《类经图翼》中说："肾有二枚，形如豇豆，相并而曲，附于脊之两傍，相去各一寸五分，外有黄脂包裹，各有带二条。"

另外肾还与脊髓、脑、男女生殖器官相通，与人体的泌尿，生殖以及神经，内分泌等系统的功能有关。

**（二）肾精通泄，人才能有生殖发育**

肾藏先天媾合之精，又得后天水谷之精补充，封藏秘固，不可无故流失，即藏精之意。肾藏之精由于生理功能的需要，还要通泄之，才能主人体的生殖发育。人从幼年开始，肾精逐渐通盛，才能生长发育，齿更发长。到青春期肾精进一步充盛，就要通泄，而产生天癸（性激素），男子在十六岁左右，精下泄出现排精现象；女子在十四岁左右，精下泄就按期排卵而有月经，如二精相合，方有生育。肾精不断地补充通泄维持了青、中年期正常的性机能和健壮的体格。待到老年肾精亏少或枯萎则不能通泄，精亦减少，月经不通，形体衰老而无子。正如《素问·上古天真论》说："女子七岁，肾气盛，齿更发长；二七而天癸至，任脉通，太冲脉盛，月事以时下，故有子；三七，肾气平均，故真牙生而长极；四七，筋骨坚，发长极，身体壮盛；五七，阳明脉衰，面始焦，发始堕；六七，三阳脉衰于上，面皆焦，发始白；七七，任脉虚，太冲脉衰少，天癸竭，地道不通，故形坏而无子也。丈夫八岁，肾气实，发长齿更；二八，肾气盛，天癸至，精气溢泄，阴阳和，故能有子；三八，肾气平均，筋骨劲强，故真牙生而长极；四八，筋骨隆盛，肌肉壮满；五八，肾气衰，发堕齿槁；六八，阳气衰竭于上，面焦，发鬓皆白；七八，肝气衰，筋不能动，天癸竭，精少，肾气衰，形体皆极；八八，则齿发去。"以上说明了肾精在人体生殖发育中的重要作用，也说明了肾精需藏，也需要通泄，肾精通泄男子才能排精，女子才能有月经。如肾精不能通泄，男子就会出现阳痿、无精或不射精及精子不液化症而致不育。女子则会出现经少，闭经，月经不调，子宫发育不良，而致不孕。有人还提出瘀精学说，都说明肾精通泄的道理，现在临床以通精、化瘀、通络治疗男女不育，均取得良好的疗效。也说明了肾藏精以充盛，充盛之精亦需通泄为常。肾藏精，不单只有补法，还有通泄一法，通法在治疗生殖发育障碍的疾病中亦有着重要意义，不可偏废。

## （三）肾精通泄，则五脏六腑之精相续不绝

清代，程杏轩引《怡堂散记》说："肾者，主受五脏六腑之精而藏之，故五脏盛乃能泄，是精藏于肾而非生于肾也。五脏六腑之精，肾藏而司其输泄，输泄之时，则五脏六腑之精相续不绝。"肾藏之精，包括先天之精，它禀受于父母，具有生殖繁衍后代的功能。又藏后天之精，即依赖脾胃所化生的水谷之精微，它是维持人体生命活动的物质基础。二精互相补充，先天生后天，后天养先天。使肾精不断充盛，但充盛的肾精，并不是藏而不泄，而是通过肾精的输泄，源源不断地输注到五脏六腑及全身各个组织器官，起到营养温煦的作用，故《素问·金匮真言论》说："夫精者，身之本也。"也说明了肾脏受五脏六腑之精以充盛，又能及时地再输注给其他脏腑的动态循环关系。故肾精通泄，五脏六腑之精才能相续不绝。

## （四）肾主水液

肾为水脏，有主持和调节水液代谢的作用。其基本形式为升清降浊，因为水液中有清浊，肾通过升清降浊，使清者上升，复归心肺而布散周身，发挥其滋润作用。使浊者下降而排出体外，形成了水液在体内循环往复的运动形式。这与现代医学肾小球过滤、重吸收的理论是一致的。

肾脏对水液升清降浊的循环往复，是通过肾气的气化作用实现的。即肾中阳气对水液蒸化，使水化气，在体内升降出入。正如《医学从众录》说："夫所谓'气化'者，即肾中之气也，即阴中之火也，阴中无阳则不能气化，所以水道不通，溢而为肿。故凡治气者，必先治水。治水者，必先治气。若不能气化，则水必不利，惟下焦之真气得行，始能传化，惟下焦之真水得位，始能分清。"在肾脏的气化作用下膀胱才能开阖，以发挥其贮尿、排尿的功能。肾的气化功能，还对脾、肺、肝、三焦调节水液的功能起到促进作用。肾在水液代谢中起主导作用，贯穿水液运行过程的始终，从而维持了水液代谢的平衡。

若肾气不足，气化功能失常，水液的升降出入障碍，就会

出现尿少，浮肿；水液上凌心肺，则心悸，咳嗽，痰多，气喘；治当从肾助气化，利水道论治。

## 六、五脏通五行、五气、五色、五味

中医认为人体与自然界是一个有机整体，充分认识和研究它们之间的相互关系，对认识人体的生理活动，病理变化，以及诊断和论治均有重要的意义。

心属火，具有温熙作用，故心火易充；心通于夏气，故心阳在夏季最为旺盛，与暑气，色青，味苦相通应。肺属金，具有清肃收敛作用，故为清虚之体，主宣降，通于秋气，故太阴之气旺于秋，与燥气，气白，味辛相通应。肝属木，具有升发的作用，故肝喜条达，主疏泄，通于春气，则肝气旺于春，与风气、色青、味酸相通应。脾属土，具有生长，化育之作用，故主运化，通于长夏，则脾气旺于长夏，与湿气，色黄，味甘相通。肾属水，具有润下作用，冬季阴气最盛，与寒气，色黑、味咸相通。

## 七、五脏通五腑、五官、五体、五志

中医学认为，人体以五脏为中心，通过经络，把人体各个组织器官联系在一起，组成一个有机的整体，并发挥着各自的生理功能。它们在生理上相互联系，病理上相互影响。我们可以用相通的理论，来认识其生理、病理，并指导诊断和治疗。

心与小肠相表里，开窍于舌，《灵枢·脉度》说："心气通于舌，心和则舌能知五味矣。"心与脉相通，共主血液循环，其志为喜，过喜则伤心，其华在面。故心与小肠、舌脉、喜、面相通，因之，小肠、舌、血脉、过喜，面色的病变均可以从心论治。

肺与大肠相表里，开窍于鼻，《灵枢·脉度》说："肺气通于鼻，肺和则鼻能知香臭矣。"又为气体交换之通道。肺卫之气通过皮毛，维持了皮毛的正常功能，其志为悲，过悲则伤肺。故肺与大肠、鼻、皮毛，悲相通，所以以上器官有病可从肺论治。

脾与胃相表里，开窍于口，其华在唇，《灵枢·脉度篇》说："脾气通于口，脾和则口能知五谷矣。"脾主四肢肌肉，脾运则肌肉丰满，脾失健运则肌肉萎软而不用。其志为思，过思则伤脾。故脾与胃、口唇，肌肉、思想通。所以以上组织器官有病，可以从脾论治。

肝与胆相表里，开窍于目，《灵枢·脉度篇》说："肝气通于目，肝和则目能辨五色也。"目得肝血而能视。并主筋，其华在爪，散精于肝，淫气于筋，从而使筋膜得到精微，维持其功能。其志为怒，过怒则伤肝。故肝与胆、筋、爪甲、目、怒相通，所以以上器官有病当从肝论治。

肾与膀胱相表里，开窍于耳与二阴，《灵枢·脉度篇》说："肾气通于耳，肾和则耳能闻五音矣。"肾精充足，则耳功能正常，肾的气化正常，二阴才能有排泄尿便和生殖作用。并主骨生髓，通于脑，肾精充足使骨骼得养，充脑则思考敏捷。其志为怒，过恐则伤肾，其华在发。故肾与膀胱、耳、二阴、骨髓、脑、发、恐相通，其有病可从肾论治。

# 第二节　六腑以通为顺

六腑包括胆、胃、小肠、大肠、膀胱、三焦。古人通过生活现象和临床实践，发现六腑主管饮食物的受纳、消化、吸收，以及代谢物的传导、排泄。《素问·五藏别论》说："水谷入口，则胃实而肠虚，食下则肠实而胃虚。"具体地说明了食物的受纳与传化过程，因此六腑的特性是以"传化"为主，以通为顺。正如《素问·五脏别论》所说："六腑者，传化物而不藏，故实而不能满也。"所以六腑以通为顺，不通则为病，治疗则以通为主。

## 一、胆

胆附于肝，与肝相通，内藏胆汁，为中精之府，其汁为肝疏泄分泌而成。《难经》说："肝之余气泄于胆，聚而成精汁。"胆汁经过胆囊的浓聚，成为一种色黄味苦作用很强的消化液，尤其对油脂的消化有重要作用。人体进食后，通过胆之舒缩，把大量的胆汁排泄到肠胃道之中，以促进饮食物的消化吸收。要保持这一生理功能，首先肝必疏泄，胆道必畅通。如肝失疏泄，胆道阻塞，则胆汁的分泌与排泄发生障碍，就会影响消化，而出现食少腹胀，大便不调等。胆气上逆，胆汁上泛，则见口苦，呕吐苦水。若胆道阻塞，胆汁溢于肌肤则出现黄疸、胁痛等症。故肝胆总以畅通为顺，治疗总以疏肝利胆为主。

## 二、胃

胃位于膈下，上接食道，下通小肠，上口为贲门，下口为幽门，形如袋状，即上、中、下三脘是也。上主受纳，中主腐熟，下主降浊，有暂时贮存食物及初步消化食物之功用。

### （一）主受纳

饮食入口，经食道容纳于胃，故胃又称"太仓"，"水谷之海"。正如《灵枢·玉版篇》说："人之所受气者，谷也；谷之所注，胃者也；胃者，水谷气血之海也。"李念莪也说："胃司受纳。"这些均说明胃是受纳食物的器官。

### （二）主腐熟

胃接受水谷并在其中进行腐熟，《难经·三十二难》说："中焦者，在胃中脘，不上不下，主腐熟水谷。"食物在胃内腐熟消磨成食糜，才能得以消化，将精微物质上输于脾，输布周身。《灵枢·五味篇》说："五脏六腑皆禀气于胃。"如胃阳不足，腐熟无能，会出现食少乏力等症。

### （三）主降浊

食物入胃进行腐熟、初步消化后，进一步通过幽门下降至小肠而分清泌浊，进行系统的消化吸收。再由脾输布全身。完成"水谷入胃则胃实而肠虚，食下，则肠实而胃虚"的降浊过程。故胃气以下降为顺。如果胃气不降，食物就不能下行，而出现胃胀，嗳气，呃逆，呕吐等症。治疗总以通降胃气为法。

### 三、小肠

小肠上接幽门与胃相通，下接阑门与大肠相连。水谷经过胃的消磨腐熟后，通过幽门下注于小肠，小肠进一步消化。《素问·灵兰秘典论》说："小肠者，受盛之官，化物出焉。"所谓"化物"，即小肠泌别清浊的生理功能。小肠将水谷分成"清""浊"两部分，清者（水谷精微）吸收后，通过脾的转输，上输心肺而布散全身。浊者（被消化后的糟粕部分）下注大肠而变为大便排出体外，并将剩余的水液下输膀胱，成为小便排出体外。

若小肠分清泌浊的功能失职，就会出现大小便异常，如下利，大便溏薄，小便短少，可用"分利"法治之。若小肠传化失职，气机阻塞不通，还会出现热积、气结、食积、血滞、腹胀腹痛、便闭等不通为主的症状。治疗总以通为主，使之以通为用。

### 四、大肠

大肠上接小肠，下接肛门，又称魄门。《灵枢·灵兰秘典论》说："大肠者，传导之官，变化出焉。"即大肠接收小肠下注之物，通过肛门排出体外。还吸收其多余的水分，《脾胃论》说："大肠主津"。

大肠的功能以传送糟粕，吸收水分为主。若大肠功能失职，则表现为传导不利引起的腹痛腹胀，腹泻，肠鸣，痔疮，便血等。治疗当以通下为主。

### 五、膀胱

《素问·灵兰秘典论》说："膀胱者，州都之官，津液藏焉，气化则能出矣。"说明膀胱贮存尿液，又在肾的气化作用下，适时启闭，使小便顺利排出体外。若气化失司，尿道受阻，则会出现小便癃闭，排尿不畅等症，治疗以通利为主。

## 六、三焦

三焦为六腑之一，其位置，形态，历代医家认识不一。陈修园指出："三焦者，人生三元之气，脏腑空处是也，上焦心肺居之，中焦脾胃居之，下焦肝、肾、大小肠、膀胱居之。"实际上概括了三焦的气化通运功能，它不仅是水液代谢之通道，也是水谷之精微的输布之道。《灵枢·决气篇》说："上焦开发，宣五谷味，熏肤，充身，泽毛，若雾露之溉。"说明上焦宣发输布水谷精微和水液代谢。《灵枢·营卫生会篇》说："中焦……受气者，泌糟粕，蒸津液，化其精微，上淫于肺脉，乃化而为血，以奉生身。"说明中焦运化水谷精微和水湿。又说："下焦如渎"。说明下焦有通调水道，排尿之功。《素问·灵兰秘典论》说："三焦者，决渎之官，水道出焉。"

三焦不但指五脏六腑的气化功能，而且还包括遍布全身内外、皮腠之间的水谷精气和津液出入的通道。《中藏经·论三焦脏腑虚实寒热生死逆顺脉证》说："三焦者……总领五脏六腑，营卫经络，内外左右上下之气也。三焦通，则内外左右上下皆通也，其于周身灌体，和内调外，荣左养右，导上宣下，莫大于此者也。"它代表了多渠道，多功能系统。但总以通行为主。

其一是三焦通行水液，为传化之腑：《灵枢·五癃津液别论》说："水谷皆入于口……故三焦出气，以温肌肉，养皮肤，为其津；其流而不行者，为液。天暑衣厚则腠理开，故汗出……天寒则腠理闭，气湿不行，水气留于膀胱，则为溺与气。"说明水液通过三焦通道在体内循环，代谢，将其代谢后的水液亦通过三焦通道由皮腠、膀胱等排出体外。

其二是通行水谷之精微及元气：人体水谷之精气通过脾的运输，肺的宣发，心的循环，肾的升清，依赖三焦通道而通行全身。三焦亦通行元气，因元气根源于肾，发源于下焦，由先天元精所化生，但必须借助三焦通路，才能通达布散于周身，内而脏腑，外而肌腠，无所不至，从而维持了各个脏腑的生理功能活动。《难经·三十八难》称三焦为"原气之别焉，主持正气。"说明三焦通行元气。

总之，三焦为通路，运行人体元气，水谷精微和水液代谢。如三焦通行不利，通调失职，则往往会致水液潴留，而发生小便不利，水肿等症，治疗也以通利为主。

## 第三节　气血以通为运

气血是构成人体的基本物质，也是人体功能活动的动力所在，它每时每刻都在体内不停地运行，但总以通为运。

### 一、气

1. 气行为先：宇宙间的一切事物都是气的运动变化而产生，《论衡自然》曰："天地合气，万物自生。"人体自然也是由气所构成，《素问·宝命全形论》曰："人以天地之气生""天地合气，命之曰人"。但人体是一个生生不息的有机整体，生命的存在是它不断与周围环境进行物质交换的结果，而物质交换的进行必须靠气的推动，故人体生命活动都以气行为先。《灵枢·脉度篇》说："气之不得无形也。如水之流……其流溢之气，内溉脏腑，外濡腠理。"故气象水一样不停地运行于全身，无处不到。而气的基本运行形式，是"升降出入"《素问·六微旨大论》云："升降出入，无器不有。"说明人体各脏腑均在进行着气的升降运动，是生命活动的表现，如运行止则生命息。《素问·六微旨大论》又说："非出入，则无以生长壮老已。非升降，则无以生长化收藏。"升降出入也是脏腑功能活动以及腑腑间相互协调的体现。如肺主呼吸，肺气有宣有降，宣清降浊。肺主呼气，肾主纳气，一呼一纳，一出一入，进行内外气体交换。肝主疏泄，肝气升发，肺气肃降，一升一降，使气机通调，升降有序。脾主升清，胃主降浊，为气机升降之枢纽。心肾相交，心火下降，肾水升腾，水火相济，则阴阳平调。

　　气的运动形式为升降出入，从而维持了正常的生理功能。而气又分为元气，宗气，营气，卫气等，其升降出入的通路则各异。元气由先天之精所化生，又有水谷精微的不断充养，依赖三焦的通达而运行全身，维持脏腑，经络，生殖发育等生理功能。宗气由呼吸之气和水谷精气结合而成，聚于胸中，运行于心肺而司呼吸，贯心脉。营气由水谷精微所化生，通过血脉而运行周身，发挥滋养作用。《素问·痹论》云："营者，水谷之精气也，和调于五脏，洒陈于六腑，乃能入于脉也，故循脉上下，贯五脏络六腑也。"卫气由水谷之精微和肾中阳气而化生，其性慓悍滑疾，活动力强，行于脉外，遍布全身，发挥"温分肉，充皮肤，肥腠理，司开合。"的功能。故人之所生，气行为先，气之所行，无处不到，内而脏腑，外至皮腠，始终处在运行之中。

　　2. 气行为用：气是人体生命活动的根本，由于气的运行不息才能保持正常的生理功能，故只有运行，才能有功用。

　　①气行可推动人体的生长发育：各脏腑、经络的生理活动，血液的循环，津液的输布，均需气的激发和推动。故有气行则血行，气行则水行之说。如气虚推动无力，就会出现生长发育迟缓，脏腑经络功能衰竭，血行瘀阻，水液潴留等病。

　　②气行可温养：阳气运行周身，才起到温煦作用，从而保持了正常的体温。否则就会出现身冷怕寒。气的运行，本身就起着营养作用，又将水谷之精微输布周身，起到滋养作用，从而维持了各脏腑组织的生理功能。

　　③气行可防卫：气运行于人体肌表，起到防御外邪作用。《医旨绪余》曰："卫气者，为言护卫周身，温分肉，肥腠理，不使外邪侵犯也。"《素问·评热病论》说："邪之所凑，其气必虚。"如邪气侵犯人体，则气又可与外邪斗，以驱邪外出，使之恢复健康。现代研究表明，补气药可增强人体的免疫功能。

　　④气行可固摄：气的运行可推动血液、津液等运行不息。但又可对循环不息的血液起到固摄作用，使之运行时不溢于脉

外；可控制汗液与尿液，使其有节律地排出；控制精液，不使
其滑泄等。如气虚不行，失其固摄，可出现出血，多汗，滑
精，遗溺等病。

⑤气行则化：气的运行，可促进生化，使气、血、津液、
精相互化生，如"精化为气"气生精血，精可化血等。从而促
进了物质的转化和代谢。又可促进"气化"，如对水液的蒸腾
气化和膀胱的气化排尿等，从而保持了水液代谢的正常功能。

## 二、血

1. 血的化生：血是由多种物质所化生的一种红色流动的
液体。主要来源于水谷精微物质，经一定生理变化而成，《灵
枢·决气篇》说："中焦受气取汁，变化而赤是谓血。"血液又
在运行中补充化生而完备，营气入脉，化生血液。《灵枢·邪
客篇》曰："营气者，泌其津液，注之于脉，化而为血。"血液
行于肺脏，补充氧气而营养全身，故"肺朝百脉。"骨髓与肾
精、津液亦可化生转化为血，均经溪谷渗入血脉使血液得到补
充。所以血液是多种物质构成，以水谷精微、骨髓、肾精、津
液为基础，营气为动力，对流动中得以不断补充而生化的。

2. 血液的运行：血液循环于脉管之中，流布全身，内至
五脏六腑，外达皮肉筋骨，灌溉全身，无处不至，以营养人体
周身，内外上下。《素问·举痛论》说："经脉流行不止，环周
不休。"说明血液在经脉中不是静止的，而是流动的。血液的
流动有两大特点，一是永恒的流动，循环式的流动，即所谓
"环周不休"。二是有节律的流动。《素问·平人气象论》说：
"人一呼，脉再动；一吸，脉亦再动，呼吸定息脉五动，闰以
太息，命曰平人。"这与现代医学正常人的心跳、脉搏次数相
一致。血液循环的形式如何？《灵枢·邪气脏腑病形篇》说：
"经脉之相贯，如环无端。"因为经脉生理上的分布贯通，形成
了一种往复环流。《素问·经脉别论》曰："脉气流经，经气归
于肺，肺朝百脉。"说明血液循环聚于肺而行之。但血液的运
行是由脏腑以及其他许多器官的共同合作而完成的，如心气的

推动，肺气的宣发，肝气的疏泄，脾气的通摄等。若任何一脏功能失调，都可导致血液循环的异常。如心气虚，运血无力，则心血瘀阻；脾气虚，统血失权，则导致出血；肝失疏泄，肝气上逆，则血随气涌，可致吐血、衄血等。

血液循环之时，组织中的津液亦可通过溪谷渗入血脉而进行补充。血液在运行中可分为清浊，"血出而射者"为动脉血；"血少黑而浊者"为静脉血，"血出清而半为汁者"为血清。动脉血有压力故射，含氧故清。静脉血含二氧化碳等故色黑而浊。血中透明清澈即是血清。《内经》的这些记载清楚地提示了血液的本质。

## 第四节　津液以通为养

津液对人体主要起滋润、濡养的作用。因津能渗透，浸润于肌肤组织之间，滋养肌肉，充养皮肤，调节体温，维持正常的生理功能；液则流行，输注于关节脑髓之间，以濡润孔窍，枢利关节。《灵枢·决气篇》说："腠理发泄，汗出溱溱，是谓津；谷入气满，淖泽注于骨，骨属曲伸，泄泽，补益脑髓，皮肤润泽，是谓液。"说明津液必须在流通的情况下，才能发挥滋养、濡润作用。

津液是水谷经过脾胃运化吸收，再经三焦气化作用分别转化而成。《素问·经脉别论》说："饮入于胃，游溢精气，上输于脾，脾气散精，上归于肺，通调水道，下输膀胱，水精四布，五经并行。"说明津液的化生，源于水谷，通过脾的转输，肺的宣降，三焦水道的通调来完成。

津液的运行与输布以三焦为通道。《素问·灵兰秘典论》说："三焦者，决渎之官，水道出焉。"水谷经脾胃消化吸收产生津液，通过脾的转输，肺的宣发，通过三焦布散于皮毛，外泄为汗。又经三焦水道下输膀胱，经气化为尿而排出体外。同时经小肠泌别清浊，肝的疏泄，肾脏的升清降浊，清者通过脏腑和三焦，外达皮毛，内注脏腑，滋养全身各个组织器官，或补充血液。以达"水精四布，五经并行"。故水液代谢是一个复杂过程，尤以肺、脾、肾最为重要，可概括为三焦气化。如某一环节不通，就会发生水液代谢障碍。若津液不能滋养则会出现燥咳，口干舌燥，尿少，便秘，或五液（汗、涕、泪、涎、唾）减少及伤津脱液，及阴虚，血亏等症。若津液输布障碍，水液停滞，就会出现痰饮，水肿等证。治疗总以通利三焦为法。

## 第五节　经络以通为畅

经络是运行全身气血，沟通表里上下，联络脏腑器官，濡养脏腑组织的通路，具有感应传导和调节体内各部分功能活动的作用。《灵枢·经水篇》说："经脉者，所以决生死，处百病，调虚实，不可不通。"所以经络通畅才能把人体的五脏六腑，四肢百骸，五官九窍，皮肉筋脉等组织器官联结成一个整体。气血通过经络运行各脏腑组织起濡养作用。经络通畅，经气才能畅行，它具有传导感应性，受大脑皮质的指挥，协调各脏腑组织器官的功能。故经络以通为常，不通为病。

经络由经脉和络脉组成，大的主干为十二正经，通行人体深部，循行交接有序，与内腑直接发生联系。三阴经通脏，三阳经通腑，相互络属，并与相应的五官九窍相连。如心经，属心络小肠，上行别系舌本；肝经，属肝络胆，上行连于目系，构成了以五脏为中心的五大系统。手三阴经脉从胸走手，足三阴经从足走胸腹入脏，循于肢体内侧；手三阳经从手走头，足三阳经从头走足，循于肢体外侧。十二经脉通行于人体内外上下，将人体脏腑，四肢筋肉等器官联络在一起，相互沟通。《灵枢·海论篇》说："夫十二经脉者，内属于脏腑，外络于肢节。"

为补充十二正经的功能活动，还有奇经八脉，别络，浮络，孙络。它们既不络属脏腑，也没有表里相配关系，穿插于通行十二经之间，起沟通表里，加强各经之间的共同联系和调节作用。与十二正经共同构成全身的经络系统，发挥联系脏腑器官，沟通表里上下，通行气血，濡养脏腑组织，抗御外邪，保卫机体的作用。

经络还具有感应传导作用，又叫"经络的传感"现象，如针刺有关经络穴位时，人体会产生酸、麻、胀、重的感觉，并沿着循经络线而传导、放散，中医学称"得气"或"气至"，是经气在经络中循行所产生的。人的经脉均上通于脑，脑为人体最高的中枢调节器官，主管人的精神，意识，思维活动，对全身各脏器均有调节作用。人体经脉通于脑，人体才能感觉（如痛觉）、肢体才能随意活动。脑正是通过经络的感应传导作用对人体机能活动保持相对平衡，当脑中枢有病时，经络不通而不能传感，则会出现脏腑肢体的功能失调。如脑血管栓塞时，经络不通，失去传导，可出现口眼㖞斜、半身不遂、肢体麻木等。治疗可用活血化瘀通络药物或针刺头皮语言中枢、运动中枢及循经取穴法，使脑脉通畅，经络之气传导正常，口眼歪斜可正，半身不遂的肢体活动自如。通过调节脑与经络，使机体恢复相对平衡。

现在对经络实质的研究表明，经络与神经血管有关。针刺得气使传导也沿着神经而走行，如半身不遂的病人，针刺其腿部穴位，则不能"得气"，用局麻药物注射穴位深部，使此处神经暂时麻痹，然后针刺其穴，亦不能"得气"。以上实验结果说明，经络传导与神经系统有着密切的关系。经络穴位形态学研究发现，人体三百多个穴位中，其下面均有神经通过，或附近有神经通过，针刺得气是通过感觉神经末梢传入中枢神经，再通过传导和反射，实现针刺效应。有关研究也表明，某些经脉的循行大体符合神经的节段化分。神经系统均受脑中枢的支配，与经络上通于脑相似或一致。

总之，经络以通为常，它不但概括了其通行气血、保卫机体、感应传导等生理功能，还阐述了人体的病理变化，即外邪的入侵可沿着经络传递，由表入里，由浅入深的传变。如《素问·皮部论》"邪客于皮则腠理开，开则邪入客于经脉，络脉满则注于经脉，经脉满则入舍于脏腑也。"邪客经络，经脉气血不通，则生诸经病证，如"不通则痛"等。又可根据经络部位及其所属，指导诊断，故《灵枢·官能篇》说："察其所痛，左右上下，知其寒温，何经所在"每经所循经部位的病证即属此经之病，或所属脏器之病。有的则在所属穴位上有明显的压痛或硬结，或有色泽的变化等，如肺脏有病，可在肺经上或肺俞穴上有硬节和压痛点，以作为诊断的依据。亦可根据其表现和症状指导辨证，如胁痛，口苦，黄疸，目赤等可辨证为肝胆经湿热。如手太阴肺经实证则如《灵枢》曰："肺胀满，膨膨而喘咳，缺盆中痛，甚则交两手而麻，此为臂厥。"再如头痛一证，前额痛为阳明经头痛，两侧痛为少阳经头痛，后头顶痛为太阳经头痛，巅顶痛为厥阴头痛。均为临床辨证提供了理论依据。经络学说还可指导治疗，如临床常用的通经活络等法，特别是针灸按摩，莫不以此为据。某一经某一脏腑的病变，可通过循经取穴，针刺按摩，疏通经络气血，以达治疗目的。如胃痛取足阳明胃经的足三里，肝病刺期门，太阳头痛多配手部后溪穴，足部昆仑穴发（前者为手太阳经穴，后者为足太阳本经穴）阳明经头痛，多配手部合谷，足部内庭穴（前者为手阳明经穴，后者为足阳明本经穴）；少阳经头痛，则配手部中渚穴，足部临泣穴（前者为手少阳三焦经穴，后者为足少阳本经穴）。

药物的治疗也以经络为渠道，通过经络的转输，使药物直达病所，发挥治疗作用。配方时，可配必要的引经药，以提高疗效。如头痛属太阳者可配羌活、藁本；属阳明者可配白芷；属少阳者可配柴胡；属少阴者可配吴萸、细辛。

总之，经络的各种功能以通为常，不通则为痛，又可以根据经络不通的表现来指导辨证诊断，治疗也总以通畅经络为目的。

## 第六节 以通为补论

五脏六腑，阴阳气血，经络器官皆为一体，互相贯通，只有畅通才能维持各自的生理功能，也使本组织器官强壮不衰，故"以通为补"。它在生理、病理、立法、治疗中均有重要意义。

## 一、行气可补血

气血同为水谷之精所化生，气为阳，血为阴，阳化气，阴成形。气能生血，血液的生化全赖气的生化，故气盛则血旺，气弱则血衰。气为血帅，气行则血行，血液在气的推动下运行，并在运行中不断地获取营养而补充。上焦气通则血有清气，中焦气行则谷生血，卜焦气行则精化血，故气行则血生。如气虚不能帅血，气滞不能行血，则血液不能化生和补充，如气滞血瘀，瘀不去则新不生，而致血虚。症见胸胁脘腹刺痛，气短，乏力，面色不华，头晕眼花，心悸等。治疗以行气理气为法，常用枳壳、陈皮、厚朴、檀香、木香、佛手、紫草等为主，辅以黄芪、当归等补气补血药，达"疏其血气，令其条达，乃至和平"，以通为补之目的。

## 二、行血可益气

血与气相依，"血为气之配""血为气之母"，气能行血，血又能载气，故"营行脉中"。血的运行为气的功能活动提供了水谷精微，使其持续地得到补充，故血行则益气，血运则气增。如气不附于血中，则飘浮无定而涣散不收；如血行瘀滞，则气化无源，气无生机而气虚，证见血瘀气虚诸症。治疗以活血化瘀为主，常用当归、川芎、丹参、香附、桃仁、红花、路路通等，辅以少量益气之品，用治血瘀气亏之证，可收通中见补之效。

## 三、气血通则气血旺

气血在不断的运行之中，亦在运动之中不断化生而补充，使源泉不绝。宗气不通则诸脏之气不足，肺气不通则卫气不足，心气不通则营气不足，肝气不通则脾气不足，脾气不通则精气不足，肾气不通则元气不足。是故诸气常通才能常旺，气机不通则易致气衰。如临床常见气郁与气虚证同见，如气郁在先而气虚在后者，治疗应以行气为主，辅以补气。若以补为主，则气郁更甚，甚可化热伤阴耗气。

血液由水谷之精微、肾精、津液所化生。循行于脉道，周流于全身，在运行中得以不断的补充完善，血液如不流行，就无从续生。心血瘀阻，则血不能行化；肺血瘀阻，则血不能清化；肝血瘀阻，则血不能疏化；脾血瘀阻，则血不能生化；肾血瘀阻，则血不能转化。即所谓"瘀血不去，新血不生"而致血瘀血虚并见之证。治疗应以活血为主，辅以补血，以达通行、生化本脏之血的目的。决不能主次不明，使瘀者更瘀，虚者更虚。

## 四、通阳助功用

宇宙间万事万物均有阴阳两性，复杂的人体可分为阴阳两个方面。凡属功能活动的则属阳，凡属物质基础的则属阴。《素问·阴阳应象大论》曰："阴在内，阳之守也；阳在外，阴之使也。"由于阳气的作用，阴精得以不断化生，故阳气是人体一切功能活动的表现。心阳有推动血液循环和主持精神意志等功能；肺阳有主气司呼吸，助血循脉等功能；肝阳有调节血量和精神情志等功能；脾阳有运化饮食，输布精微及统摄血液循环等功能；肾阳有生殖发育，主持水液代谢等功能。六腑之阳有传化物，秘糟粕等功能。所以阳气为功用，人体脏器的盛衰、功能的强弱，主要与阳气有关。若阳气不足，阳气不通，则脏腑功能衰退而产生疾病。如肺心病、心绞痛、痰饮、厥逆等。治疗均当以温通阳气为主，通阳可使脏腑强健而功能正常，病邪随阳通而解。

## 五、通腑以补腑

六腑主要主持饮食物的受纳、消化、吸收，以及代谢物的传导、排泄。《素问·五脏别论》曰："六腑者，传化物而不藏，故实而不能满也。""六腑以通为用"如有不通，就会导致功能障碍，而产生不通之病症，治疗只有以通为主。所以腑无补法，补者，以通为补是也。通利胆腑、胆汁才可分泌、排泄，而助消化，主决断，化精气，以养胆，胆腑自旺也；通降胃腑，饮食物才能受纳、消化、下降、化精微而养胃，胃气自强也；通下大小肠，才能分泌清浊，清者可上输，浊者排外而不壅塞，肠腑自健也；通利膀胱水道，津液才能各走其道，其开阖功能自调也。还有奇恒之腑者，脑髓通畅，才可主神而养脑；骨髓通畅，才可养骨；脉腑通畅，才可充脉；女子胞通畅，才可主月经、育胎儿。因此，腑以通为顺，以通为用，治疗以通为主，通腑即补腑矣。

## 六、通脏以补脏

"以通为用"不能单言六腑，五脏也是如此。只有通，五脏才能得到充分的滋养而强壮；只有通，才能有正常的生理功能。不通就会产生疾病，因之脏气亦衰。治之施以通法，亦可达养补之目的，与"五脏以藏为主"并不相悖，只是方法不同而已。

宣降肺气，可使呼吸通利，清气入血而朝百脉，肺腑与它脏自能健壮。另则，肺气通降，则邪不碍肺，使肺气不虚，故通肺即补肺也。心脉通利，诸脏安定，血脉通畅，心脏本身也受到滋养，心功能自然正常。如心血瘀阻，则心脏自然衰竭。若要心病除，当以活血通脉为主。通降脾胃，可使水谷精微化生，既营养了全身，也营养了本脏，使脾胃强盛。应用通降法，可使脾胃常通常健，故通降之法是治脾胃病之大宗，也是补脾之良法。疏利肝脏，可使情志舒达，血脉流畅，消化健旺，使气、血、水、食、精通利。反之，情郁，血瘀，食滞，最易克伐肝脏，使肝病肝衰。故疏利通达之法，既顺肝胆之性，又利祛除邪气，是强肝治肝之本。通利肾精，可主生殖、促发育、滋养人体。肾阳通，则水液升清，以滋养脏腑，浊阴降则尿液排出体外；肾气通，水谷之精与肾精相合，则肾强而不衰。通利肾精、肾阳、肾水，均为治本之法，使肾维持正常的生理功能。肾藏精而司其疏泄，输泄之时，则五脏六腑之精相续不绝，故肾精通泄是肾脏与其他脏腑强壮之本。

# 第七节　以补达通论

　　任何事物均具二重性，如同阴阳一般，它们相互依存，相互制约，又相互转化，阳可转化为阴，阴可转化为阳。在治疗上可以通为补，同样能以补达通。如塞因塞用，补气以行血，温阳以利水，补脏以通窍等，均属以补达通之法。正如高士宗在《素问直解》所言："但通之之法，各有不同，调气以和血，调血以和气，通也；下逆者，使之上升，中结者，使之旁达，亦通也；虚者助之使通，寒者温之使通，无非通之之法也。"本法主要适应于阴阳气血不足，脏腑功能衰弱而致的各种壅塞不通之病证。

## 一、补气可行血

　　血液运行于脉道之中，要靠心气的推动，肺气的敷布，肝气的疏泄，脾气的统摄，肾气的蒸动，环周不休，故"气为血帅"。若气虚不足，则无力帅血运行，引起血脉不利，而致血瘀。所以在治疗上，以补气为主，辅以活血化瘀，可收以补达通之效。如临床常见补肺气以治疗肺心病，肺气肿之郁血，补心治疗冠心病、风心病、心力衰竭之瘀血，补肾气治疗慢性肾炎、肾衰竭之血瘀等。均乃治本之法，使气足则血行而脉通，若一味行气活血，虽收一时之效，则使正气更虚，而无痊愈之望。

## 二、补血可通络

　　血液循行于脉管之中，流注于经络之间，对人体组织器官有着滋养作用，若血虚不足，则脉络空虚而涩滞不通，而产生诸多病证。如心血不足，则致真心痛；肺血不足，肺络阻滞，则可产生结核、痨病等；肝血不足，络脉不通，则可导致慢性肝炎，肝硬化，肝萎缩等；脾胃血亏，络脉失养，则可产生萎缩性胃炎，胃溃疡等；肾血不足，络脉受阻，则可产生慢性肾炎、肾衰竭，以及男子无精，女子不孕，冲任不通，月经不调，痛经，闭经等。还有因血虚而致的各种疼痛，各种功能衰退诸症，均因血虚，经脉不通而致，治疗均以补血通络为法，使血旺而血脉流畅，自无瘀滞之弊。故补血可通络，达以补为通之目的。

### 三、温阳可通瘀

阳是一切事物内在变化动力之所在，故阳化气。阳气对人体的功能有着推动和温煦作用。肺阳可宣降，心阳可行血，脾阳可运化，肝阳可疏泄，肾阳可气化，腑阳可通降。阳气对气、血、水、食、痰、湿等均有通行温化作用。若阳气不足，就可导致气、血、水、痰、食、湿等瘀滞不行，而产生以瘀为主的病证。如阳气不足，则气滞不行，产生脏腑组织器官的壅塞不通，见胸胁脘腹胀痛，咳喘气逆等，治疗以温阳行气为主。如阳气不足，血液则运行无力，或阳虚寒凝，血脉不利而致的瘀血证，见各种疼痛，肿块，青紫等，治疗以温阳化瘀为主。如阳气不足，水液不能温化，水道不利，可见水肿，痰饮，泄泻，小便不利等，治疗以温阳利水为主。正如《金匮要略》所言"病痰饮者，当以温药和之"。还有阳气不足而致的邪气停留，久郁不化则致癥瘕积聚，肿瘤、流痰、瘰疬等肿块病变，治疗也总以温阳散结化瘀为法。故温阳助气化，温阳可疏通，温阳化瘀滞，是治疗各种瘀滞之大法。

### 四、补脏以通窍

五脏之气通于五官九窍，如肺开窍于鼻与皮毛、肝开窍于目，脾开窍于口，心开窍于舌，肾开窍于耳与二阴。只有五脏之气强健，诸窍功能才能正常。若五脏之气衰弱，则五官九窍因之不通而废用。治疗可以补脏为主，以达通窍之目的。肺气通于鼻、咽喉、皮毛，补益肺气，可治疗因肺气不足而致的鼻塞不通，不闻香臭，声音嘶哑，无汗等，用于慢性萎缩性鼻炎，声带麻痹，久瘖有良效。脾为人体之枢纽，脾气通于九窍，如脾气不足，则诸窍失养，浊阴壅滞。故李东垣说："脾病能使九窍不通"。补益脾气，可治疗脾阳不升，浊阴不降的耳聋、鼻塞、癃闭、便闭等，使脾气充盛以养窍，浊阴下降以通窍。临床用于神经性耳聋，萎缩性胃炎，产后小便不通，老年前列腺肥大，产后便秘有良效。心气通于舌，则言语流利，能知五味。若心气不足，则舌窍不通，言语无力或失语，饮食不知五味。补益心气，可治疗心气不足而致的失语症和味觉不灵症。肝气通于目，则目能辨五色也。若肝气及肝血不足，则目窍不通而致视力下降、目盲等，治以养肝通窍，临床常用于视网膜静脉阻塞、视神经萎缩、老年性白内障等，均有良效。肾气通于耳与二阴，则耳能闻五音，二阴能排便。若肾气不足，则耳窍不通而致耳聋，二阴不开而便闭。治以补肾益气，使肾气足则上窍通，下窍开，则耳聋，便闭自愈。

## 五、补肾通精道

肾主藏精，为人体生殖发育之本，故曰"丈夫二八肾气盛，天癸至，精气溢泻，阴阳和，故能有子"。肾气盛则肾精足，肾精的排泄，亦取决于肾气的开泄。所以，肾精的产生与排泄，主要与肾气的盛衰有关。若肾阴亏损，则精少不泄；肾阳不足，则排精无力；肾窍不开，则精道不通。临床可见无精子症，不射精症等。此类精闭之证，治疗以补肾为主，可达通精之目的。但要辨清阴虚，阳虚之侧重，以六味、金匮方为主，并佐穿山甲、路路通等通利之品，俱奏补肾通精之功。

## 六、补肺通二便

肺主宣发肃降，宣发者，若雾露之溉；肃降者，通调水道，下输膀胱。故小便的通利，要依赖肺气的肃降，若肺气不足，肃降无权，则水道不通，出现排尿不利，甚或尿闭。治疗以补益肺气为主，佐以通降之品，即益气利尿法。可收下病治上，补上通下之效。肺的肃降，可使气机通利，有助于大便的通畅。又肺与大肠相表里，若肺气不足，则大便排泄不畅，或秘结不通。治疗以补益肺气为主，佐以润肺与大肠之品，可收益气通便之效。尤其适用于产后、病后、老年性便秘。

## 七、补肝通冲任

冲为血海，任主胞胎，但冲任二脉均隶属于肝。肝之气血充盛，经血下行，则月事以时下；经气上行，则乳汁按时性；精气溢泄，则胎孕止常。故肝之气血的盛衰，与冲任的通调关系密切，若肝之气血不足，则经血不能下行，精气不能排泄，出现月经不调，痛经，闭经，乳汁不下，无排卵症，输卵管不通，不育等病。治疗以补益肝脏气血为主，佐以通经（精）活利之品，是治疗冲任不调而致病证的常用法则之一。亦可用于男子阳痿，无精症、不射精症、精子不液化等病。

# 第三章　以通为主的药物

　　脏腑、阴阳、气血津液、经络不通均可致病,在治疗中可采用相应的以通为主的药物治疗。使其以通为用,恢复正常的生理功能。如表卫不通可用解表药,里热不通可用通里药,孔窍不通可用通窍药,咽喉不通可用通利咽喉药,肺气不通可用通宣肺气药,食滞可用消导药,乳汁不通可用通乳药,气滞不通可用通气行气药,水道不通可用通利水道药,寒凝不通可用温通药,痹塞不通可用通痹药,经络不通可用通络药,血瘀不通可用活血化瘀药,现分类探讨。

## 第一节　通 表 药

　　通表药即解表药,具有通行肌表、发汗祛邪的功能,故曰解表药。它不但解表,某些药物还有通宣肺气,通利水道,通行经脉,透疹等作用。

　　通表药主要用于外邪侵袭肌表,表卫不通而致的恶寒,发热,头痛,身痛,无汗,脉浮等症。还可用于肺卫不利的咳喘,水肿,疹透不畅,或风湿痹痛。

### 麻　　黄《本经》

　　【性味归经】　辛、微苦,温。入肺、膀胱经。

　　【药物功效】　发汗解表,宣肺平喘,通利水道。

　　【临床应用】

　　1. 通表发汗:使腠理毛窍开通,以驱散闭塞于肌表的外感风寒之邪。用于外感风寒、恶寒发热、鼻塞头痛、无汗、脉浮紧。常与桂枝、杏仁、甘草同用。如麻黄汤。对鼻塞不通的鼻炎、鼻窦炎亦有良效。

　　2. 通宣肺气:用于风寒闭肺而致的咳嗽气喘。常与杏仁、甘草伍用,如三拗汤。如热邪壅肺,可用麻杏石甘汤;如寒饮壅肺，可用小青龙汤。

3. 通利水道：用于肺失宣降，水道不通而致的水肿。常与生石膏、白术、生姜同用，如越婢加术汤。对风水，肾炎初期水肿兼有表证者多用之。

4. 通经散寒：可用于风寒痹证，尤其痹证初期，可使风寒湿邪从汗而解。又可用于阴疽痰核，有温通作用，如阳和汤。

【本草通论】　《本经》："伤寒头痛，温疟。发表出汗，去邪热气，止咳逆上气，除寒热"。

《别录》："通腠理，解肌"。

《本草纲目》："水肿，风水"。

## 桂　　枝　《本经》

【性味归经】　辛、甘、温。入心、肺、膀胱经。

【药物功效】　通达营卫，通阳温经，通阳化气。

【临床应用】

1. 通表发汗：通达营卫，通散肌腠之风寒。用于表证不解，恶风，发热汗出之太阳中风。常与白芍、生姜、大枣、炙甘草同用，如桂枝汤。

2. 温通胸阳：用于胸阳不通而致的胸痛彻背，心悸，脉结代。如枳实薤白桂枝汤，炙甘草汤，临床常用治胸痹，心绞痛，心律不齐。均以通为目的。使之"通则不痛"。

3. 通阳化气：用于阳气不行、水湿停留的痰饮、水肿、小便不利。常与茯苓、白术、甘草同用，如五苓散、苓桂术甘汤。

4. 温通经脉：用于寒湿阻滞经络而致的风湿痹痛、肩臂肢节酸痛等。常与附子、防风、羌活伍用。用于寒湿阻滞经脉而致的闭经、痛经、癥瘕、月经不调等证。

【本草通论】　《本经》："主上气咳逆，结气，喉痹吐吸，利关节。"

《本经疏证》："和营，通阳，利水，下气，行瘀，补中，为桂枝六大功效"。

## 紫　苏《别录》

【性味归经】　辛、温，入肺、脾经。

【药物功效】　通表散寒，行气宽中。

【临床应用】

1. 通表发散：用于风寒壅塞肌表，肺气不宣而致的恶寒、发热、头痛、无汗、胸闷、咳嗽。常与陈皮、香附同用，如香苏饮。

2. 行气宽中：用于外感兼胃气上逆呕吐最良。又可用于肺胃气滞而致胸腹胀满，呕吐，偏寒者与藿香同用，偏热者与黄连同用，偏痰气者与半夏、厚朴同用。亦可用于胎气上逆之呕吐，常与陈皮、砂仁同用。

【本草通论】　《本草纲目》："解肌发表，散风寒。行气宽中，消痰利肺"。

## 香　薷《别录》

【性味归经】　辛，微温。入肺、胃经。

【药物功效】　通表化湿，利水。

【临床应用】

1. 通表化湿：用于夏季风寒郁滞肌表而致的恶寒发热，头痛，无汗等症。常与藿香、佩兰同用。或用于伤暑湿滞而致的呕吐、腹泻，常与厚朴、扁豆同用，如香薷饮。

2. 利水：可用于水道不利而致的水肿、小便不利等。

## 白　芷《本经》

【性味归经】　辛，温。入肺、胃经。

【药物功效】　通表祛风，通窍止痛，散结消肿。

【临床应用】

1. 通表祛风：用于风寒郁滞肌表而致的外感风寒，恶寒，发热，头痛流涕等。常配荆芥、羌活。

2. 通窍止痛：辛行温通而上达清窍，可用于鼻塞、鼻渊。与苍耳子、辛夷同用，通窍功用更显，为治鼻炎、鼻窦炎之要药。又治阳明经的头痛，眉棱骨痛，齿痛等。治头痛多配川芎；治眉棱骨痛多配荆芥穗、蔓荆子、升麻；治齿痛多配生石膏、黄连、升麻等。

2. 散结消肿：借其辛散之力可治疮疡，结肿。初起可消散，溃后能排脓。常用于乳痈、硬结等证。现代又用于乳腺增生之乳癖，淋巴结肿，脉管炎血栓，输卵管不通等症。

【本草通论】　《用药法象》："疗风通用，其气芳香，能通九窍，表汗不可缺也"。

《本草纲目》："治鼻渊鼻衄，齿痛，眉棱骨痛，大便风秘"。

## 葱　　白《本经》

【性味归经】　辛，温。入肺、胃经。

【药物功效】　通表散寒、通阳。

【临床应用】

1. 通表散寒：用于风寒闭塞肌表而致的头痛、恶寒、发热、无汗等，如《肘后方》葱豉汤。

2. 通阳：用于阳郁不通而致的四肢厥逆，下利脉微等。如《伤寒论》的白通汤。又多用葱白炒热敷脐，治疗阴寒腹痛，寒凝气滞而致的腹胀，小便不通等。皆取其通阳散寒之功。

【本草通论】　《本草纲目》："虫积腹痛，止大人阳脱……通乳汁，散乳痈"。

《本草从新》："发汗解肌，通上下阳气，仲景白通汤，通脉四逆汤并加之以通脉回阳。若面赤而格阳于上者，尤须用之"。

## 浮　　萍《本经》

【性味归经】　辛，寒。入肺经。

【药物功效】　通表发散，利水消肿。

【临床应用】

1. 通表发散：其轻浮升散，善开毛窍，可治风热郁滞肌肤而致的发热，无汗，风热隐疹等，常与荆芥、薄荷、牛子等同用。

2. 利水消肿：用于风热犯肺，水道不利而致的浮肿、小便不利，如肾炎初期等。

【本草通论】　《本草从新》："发汗祛风，利尿消肿。"

《本草求真》："古人谓其发汗胜于麻黄，下水捷于通草，一语括尽浮萍治功。故凡风湿内淫，瘫痪不举，在外而见皮肤瘙痒，一身暴热，在内而见水肿不消，小便不利，因此疏肌通窍，俾风从外散，导湿下行。"

## 荆　　芥　《本经》

【性味归经】　辛，微温。入肝、肺经。

【药物功效】　通表透疹，息风止痉，消疮止血。

【临床应用】

1. 通表：用于风邪袭表而致的外感，头痛身痛，鼻塞流涕，咽痛，音哑，脉浮者。风寒外感，常与羌活、防风、细辛等同用，如荆防败毒散。风热外感，常与银花、连翘、薄荷等同用，如银翘散。

2. 透疹：用于风邪外束而致的麻疹不透，常与蝉衣、薄荷、紫草、芦根等同用，如透疹汤。用于风邪而致的风疹、湿疹、皮肤瘙痒，常与防风、蝉衣、苦参、地肤子等同用。

3. 息风止痉：用于风邪侵袭而致的风湿痹痛、筋脉拘挛、牙关紧闭、产后痉厥等。常与防风、地龙、威灵仙、全蝎、蜈蚣等同用。

4. 消疮：用于风邪郁于肌表而致的疮疡初期。兼风寒者，常与防风、羌活、白芷等同用；兼风热者，常与银花、连翘、菊花、地丁等同用。有散风邪，消疮肿之效。

5. 止血：本品炒炭有止血作用，用于吐血、衄血、肠风下血、崩漏下血，常与白茅根、地榆、槐花、侧柏叶、黄芩炭、棕炭、血余炭、莲房炭等同用。

【本草通论】　《本草纲目》："散风热，清头目，利咽喉，清疮肿，治项强，目中黑花，及生疮阴癞，吐血、下血、血痢、崩中、痔漏。"

## 防　　风《本经》

【性味归经】　辛、甘，微温。入膀胱、肝、脾经。

【药物功效】　祛风发表，通痹止痛，息风止痉。

【临床应用】

1. 祛风发表：用于风邪郁表而致的外感风寒，头痛身痛，鼻塞流涕，流泪目痛，脉浮等，常与荆芥、白芷、川芎等同用，如荆防败毒散。又常用于风邪而致的各类皮肤病，皮肤瘙痒证，常与荆芥、蝉衣、苦参、地肤子等同用，有祛风止痒之功。

2. 通痹止痛：用于风寒湿邪阻络之痹痛，筋脉拘挛，四肢麻木，肢节疼痛者，常与羌活、独活、桂枝、川芎、地龙等同用，如防风汤。

3. 息风止痉：用于风毒内侵而致的破伤风，牙关紧闭，抽搐痉挛者，常与白附子、天麻、天南星等同用，如玉真散。亦可配伍牛黄、黄连、钩藤、全蝎等，用于高热抽风，癫痫等有息风解痉之功。

【本草通论】　《本经》："主大头风眩痛，恶风，风邪目盲无所见，风行周身，骨节疼痛。"

《本草汇言》："主诸风周身不遂，骨节酸痛，四肢挛急，痿痹痫痉等症"。

# 第二节　通　里　药

具有通里泻热作用的药物称为通里药。本类药物又分为泻下药和清热药。泻下药具有通利大便，排除肠胃积滞或实热等作用，用于肠胃积滞，实热内结，大便不通为主的病证。如配温里、行气药又可治疗寒积便秘等。清热药是以清除里热为主要作用的药物，可清除气分、血分、脏腑的热证。治疗温热病，痢疾，痈肿疮毒等各种里热炽盛而致的感染性疾病，与通下药合用则其效更佳。

## 一、泻下药

泻下药又有作用强弱之分。泻下作用较强的药物，既可以治疗宿食停积，大便燥结所引起的里实证。又可治疗实热证，高热不退，谵语发狂，或火热上炎，上部充血，头痛目赤，咽喉肿痛，牙龈肿痛以及火热炽盛所致的上部出血，可清除实热，导热下行，起到"釜底抽薪"的作用。三可治疗下痢后重，或泻而不畅。亦可配合杀虫药，促进虫体排出体外。

现在多根据"六腑以通为用""不通则痛"的理论，用以治疗急腹症、各种痛症等，取得了较好的疗效。

泻下作用较缓的药物，具有润燥滑肠的作用，可使大便易于排出，故适于老年津枯的便秘，或产后血枯，病后津液未复及亡血病人的肠燥津亏便秘。

### 大　　黄《本经》

【性味归经】　苦，寒。入脾、胃、大肠、肝、心包经。

【药物功效】　攻积导滞，导热下行，活血通经，利胆退黄。

【临床应用】

1. 攻积导滞：①能荡涤肠胃实热燥结，用于胃肠实热而致的大便秘结，腹痛腹胀，或高热神昏谵语。多与芒硝、枳实，厚朴同用，如大、小承气汤。②能推导积滞，用于宿食停滞的脘腹胀痛，泻而不畅；或用于热结旁流，下利清水臭秽；或用湿热下痢腹痛，泻而不畅，如芍药汤。③与温热药干姜、附子伍用，可治寒积便秘等。如温脾汤。

现代临床配行气、活血、解毒药物，治疗肠梗阻，急性胰腺炎，急性阑尾炎等均取得了较好疗效。

2. 导热下行：用于火热炽盛的高热惊厥，角弓反张，手足抽搐，口噤龂齿及癫狂属里热证者。又可用于火盛上炎而致的吐血、衄血、咳血以及咽喉肿痛，牙齿肿痛，目赤口疮，疔肿疗疮等，如泻心汤。现代临床用治上消化道出血，咳血属火热而致者有良效。配伍治疗一些感染性病变，如肺炎，脑炎，败血症等可提高其疗效。

3. 活血通经：可用于跌打损伤而致的肿痛，骨折，常与乳香、没药、三七伍用。亦可用于内里瘀血致的癥瘕肿块，腹痛，产后瘀血腹痛等，常与桃仁、地鳖虫等伍用，如下瘀血汤。又可用于血瘀痛经、闭经、血栓闭塞性脉管炎等，常与桃仁、赤芍、路路通等伍用。

4. 利胆退黄：用于黄疸，瘀胆型肝炎，胆囊炎，胆结石，胆汁返流性胃炎均有良效，如茵陈蒿汤、胆道排石汤等。

5. 推陈致新：《神农本草经》称本药有"推陈致新"之功，作者体会指大黄的多种功用而言，意指可促进人体的新陈代谢，如血液循环，水液运化等。现代临床用于冠心病，肝硬化，高血脂，肥胖等病均取得较好的疗效。也有人用于抗衰老，可促进人体新陈代谢。

【本草通论】 《本经》："下瘀血，血闭寒热，破癥瘕积聚，留饮宿食，荡涤肠胃，推陈致新，通利水谷，调中化食，安和五脏"。

《大明本草》："通宣一切气，调血脉，利关节。泄壅滞水气，四肢冷热不调，温瘴，热疾，利大小便，并敷一切疮疖，痈毒"。

《本草纲目》："下痢赤白，里急腹痛，小便淋沥，实热燥结，潮热谵语，黄疸诸火疮"。

## 芒　硝 《别录》

【性味归经】 苦、咸，大寒。入胃、大肠经。
【药物功效】 软坚泻下，清热泻火，消肿通络。

【临床应用】

1. 软坚泻下：用于实热积滞而致的大便燥结，腹满胀痛，如承气汤。又可用于热泻与水饮结聚，心下少腹硬满而痛者，与大黄、甘遂伍用，如大陷胸汤。可治疗肠梗阻、胸水等。

2. 清热泻火：用于火热上攻而致的发热、头痛、癫狂、目赤，可导热下行。

3. 消肿通络：现在多外用治疗肿块性疾病，有良效。作者曾发表《芒硝的外用经验》一文（刊登于《辽宁中医》90年9期），介绍本药与大黄、大蒜捣烂，外敷麦氏点，可治急性阑尾炎，或化脓穿孔包块者。与蜂房、路路通，水蛭研细外敷，可治乳腺增生，输卵管不通。外洗还可治疗皮肤疮肿，湿疹痛痒。

【本草通论】　《本经》："主百病，除寒热邪气，逐六腑积聚，结固，留癖，能化七十二种石"。

《药性论》："通女子月闭癥瘕，下瘰病，黄疸病，主堕胎。漆疮汁敷之。主时疾壅热，能散恶血。"

## 番　泻　叶《中国药学大辞典》

【性味归经】　甘、苦，寒。入大肠经。

【药物功效】　泻热导滞。

【临床应用】

本品泻热导滞，可治大肠实热而致的大便秘结，腹满胀痛。与厚朴、枳壳大腹皮同用，可治水肿臌胀。与木香同用泡茶，治便秘而无腹痛之弊。近年多用于清洁灌汤的泻下剂。

## 芦　　荟《药性论》

【性味归经】　苦，寒。入肝、胃、大肠经。

【药物功效】　泻热通便，清热凉肝，消疳杀虫。

【临床应用】

1. 泻热通便：用于热结便秘、腹胀、习惯性便秘，如《医学大辞典》的更衣丸。

2. 清热凉肝：本品泻热"釜底抽薪"、直折肝火，用于肝经实火而致的头痛，头晕，耳鸣耳聋，狂躁易怒，甚或抽搐，常与龙胆草、栀子、青黛同用，如当归龙荟丸。

3. 消疳杀虫：通过泻热通便，可治疗饮食不节，消化不良所致的腹胀腹痛，面黄肌瘦，热结便秘的小儿疳积，可单用或配消食药同用。又能驱杀蛔虫，泻下以排出虫体，可用于虫积，常与使君子等驱虫药同用。

【本草通论】　《药性论》："杀小儿疳蛔。"

《开宝本草》："治热风烦闷，胸膈间热气，明目镇心，小儿癫痫惊风，疗五疳，杀三虫及痔疮瘘，解巴豆毒。"

## 火　麻　仁《本经》

【性味归经】　甘，平。入脾胃、大肠经。

【药物功效】　润肠通便。

【临床应用】

本品油润，能润燥滑肠而通便，多用于老年津枯、病后津亏、产后血虚所致的肠燥便秘，常与当归、桃仁、生地等同用，如润肠丸。又可用于邪热伤阴，或素体火旺，胃肠燥结，胃热脾约而致的大便秘结症，以及痔疮便秘，习惯性便秘等，如《伤寒论》的麻仁丸。

【本草通论】　《食性本草》："润五脏，利大肠风热燥结。"

《本草备要》："缓脾润燥，治阳明病胃热汗多而便难"。

《本草纲目》："利女人经脉，止大肠下痢，涂诸疮癞，杀虫，取汁煮粥食，止呕逆。"

## 郁　李　仁《本经》

【性味归经】　甘、苦，平。入大肠、小肠、脾经。

【药物功效】　润肠通便，下气利水。

【临床应用】

1. 润肠通便：本品质润性降，润燥滑肠，下气通便，可用肠燥气滞而致的腹胀，气滞。常与火麻仁、柏子仁、杏仁等同用，如五仁丸。

2. 下气利水：本品可通利大便，又可利水道，使气行水行，用于二便不通而致的水肿腹胀，癃闭便秘，或脚气浮肿，常与茯苓皮、冬瓜皮、薏苡仁同用。

【本草通论】　《本经》："主大腹水肿，面目四肢浮肿，利小便水道。"

《本草纲目》："郁李仁甘苦而润，其性降，故能下气利水。"

《用药法象》："专治大肠气滞，燥涩不通。"

## 二、清热药

清热药可清泻里热，治疗各种热证，以《内经》"热者寒之"《本经》"疗热以寒药"为宗旨。虽不属通利为主的药物，但在治疗里热不通的疾病中是不可缺少的。在本节中不单味介绍，只以此类概论，供用药时参考。

1. 清热泻火药：本类药物可清解气分热邪，用于热入气分而致的高热、口渴、汗出、烦躁、谵语、目赤、脉象洪大有力、舌质红、舌苔黄燥等气分实热证。如石膏、知母、芦根、天花粉、竹叶、栀子、鸭跖草等。现代临床以其与其他清热解毒药伍用，治疗流行性乙型脑炎，流行性脑脊髓膜炎，腮腺炎、败血症、肺炎等传染、感染性疾病均有良效。

本类药物不但能清气分实热，还可清解脏腑实热，如石膏善于清泄肺热，胃热，多用治肺热咳喘、胃热牙痛；知母善清肺、胃之热，多用治咳喘、消渴；栀子善清肝胆之热，与大黄、茵陈同用，可清利肝胆，用治肝炎、胆囊炎、黄疸等；天花粉、芦根清肺热、并能消肿排脓，与银花、鱼腥草、冬瓜仁等合用，治疗肺痈有良效，与银花、公英、地丁等合用，可治痈肿疮毒；竹叶、芦根、鸭跖草还有通利水道的作用，可用治水肿，小便不利，热淋。

2. 清热燥湿药：本类药性味苦寒，能燥湿，清热，可用治湿热内蕴而致的各种病证。主要有黄芩、黄连、黄柏、龙胆草、苦参、白鲜皮、秦皮。

湿热蕴结上焦，胸肺气机不畅而致的湿温，暑温，身热不扬，胸脘痞满，小便短赤，舌苔黄腻，多以黄芩与滑石、蔻仁、茵陈、木通、连翘等伍用，如黄芩滑石汤，甘露消毒丹。

湿热蕴结脾胃，可致运化失常，而见中脘痞满，恶心呕吐，食少纳呆，肠鸣，腹痛，泄泻等。多以黄连、黄芩为主，又常配伍半夏、干姜等，以辛开苦降，湿热并除，如半夏泻心汤之类。

湿热蕴结肝胆，可致肝胆疏泄不利，而见胁痛胀满，黄疸，口苦，尿赤，耳肿流脓等。用药多以龙胆草、黄芩为主，常与柴胡、茵陈、栀子同用，如茵陈蒿汤，龙胆泻肝汤。

湿热蕴结大肠，可致传导失职，而见泄泻，痢疾，里急后重，痔漏肿痛等。用药多以黄连、黄柏、黄芩、秦皮为主，又常配木香、白头翁、芍药，如白头翁汤，芍药汤。

湿热下注可见带下湿疹，阴肿阴痒，尿黄、尿赤等。用药以黄柏、苦参、白鲜皮、龙胆草为主，又常配苍术、银花、滑石、车前子、地肤子等。

湿热引起的病变众多，故清热燥湿药的应用范围很广。湿热为病，多缠绵难解，又阻碍气机，壅塞不通。故在用药时辅通利药可提高疗效。如治疗湿热而致的肺系感染性疾病，加枳壳等理气药，瓜蒌、杏仁、半夏等开宣肺气的化痰药，泻下的大黄等，清热活血的赤芍，有利于湿热的清除和炎症的吸收。有人报道，治疗肺炎加通便药，可缩短病程 3～5 天。治疗中焦湿热，更须加半夏、陈皮、木香等开降药。如治疗湿热型慢性胃炎可加通下药，有利于胃脘胀痛等诸症的消除。治疗肝胆湿热，如肝炎，胆囊炎，结石，黄疸，则需加通利肝胆的茵陈、金钱草、大黄、木香等。治疗下焦湿热，如肾炎，带下，附件炎等，非加利尿药、通络药不可。治疗湿热下痢，非通下后重不除。治疗痈肿疮毒加通利药，痈肿可消，脓成可溃。故清热燥湿与通利药合用，使湿热有出路，从而易于消除。

3. 清热凉血药：本类药物具有清解营分、血分热邪的作用。主要治疗热入营分而致的身热夜甚、烦躁、发斑、发疹、舌绛；以及热陷心包而致的神昏谵语；热入血分而致的血热妄行，如发斑紫黑，吐血，衄血，便血，尿血等。本类药物有犀角、生地、元参、丹皮、赤芍、紫草等。部分药物还有养阴生津，清热解毒之功，用于热病伤阴，发热，口渴，咽喉肿痛，如生地、元参。有的还能活血化瘀，治疗跌打损伤，闭经癥瘕等血瘀诸症，如丹皮、赤芍。

4. **清热解毒药**：本类药物具有清热解毒的作用，治疗各种热毒证。如丹毒，斑疹，痈肿疔疮，瘟毒发颐，咽肿喉痹，肺痈，肠痈，肿瘤，热毒血痢，毒蛇咬伤。现代临床亦用于一些热毒性疾病，如流感，腮腺炎，流脑，肝炎等，常与通下药合用，以利于热毒消散。常用的有金银花、连翘、大青叶、板蓝根、穿心莲、贯众、蚤休、紫花地丁、蒲公英、鱼腥草、红藤、败酱草、白头翁、马齿苋、土茯苓、白蔹、漏芦、半边莲、白花蛇舌草、山慈菇等。

善治痈肿疔疮的有金银花、连翘、蒲公英、紫花地丁、蚤休、穿心莲等；善治肠痈的有红藤、败酱草；善治肺痈的有鱼腥草；善治乳痈的有漏芦、银花、蒲公英；善治肿瘤癥瘕的有白花蛇舌草，山慈菇，半边莲；善治毒蛇咬伤的有地丁、公英；善治梅毒淋浊的有土茯苓；善治热毒血痢的有白头翁、马齿苋、穿心莲。现代研究表明金银花、连翘、大青叶、板蓝根、贯众、蚤休均有抗病毒的作用。

# 第三节　通　窍　药

凡芳香走窜，开窍醒神，以通心窍为主，或辛散温行，以通五官九窍为主要作用的药物，称为通窍药。

心主神明，热陷心包或痰浊蒙蔽心窍可致神志昏迷，惊厥。神志昏迷又有寒闭，热闭之分。寒闭多见面青身凉，苔白脉迟，治用温开药，以温开通窍；热闭多见面赤身热，苔黄脉数，治用凉开药，以凉开通窍，可使神明启闭。

五官九窍，以畅通为用，如病邪阻塞官窍，则可致多种病证，宜用通窍药，以通利窍道。

## 麝　香《本经》

【性味归经】　辛，温。入心、脾经。

【药物功效】　开窍醒神，活血通经，消肿止痛，催生下胎。

【临床应用】

1. 开窍醒神：本品芳香走窜，可治热入心包而致的热病神昏，中风痰厥，气郁暴厥，惊痫等闭证。本品有较强的开窍通闭之功，与犀角、牛黄、黄连等清热解毒药合用，组成凉开之剂，如紫雪散，至宝丹，安宫牛黄丸。治疗寒闭与檀香、木香、荜茇等散寒行气药合用，组成温开之剂，如苏合香丸，用治寒闭。为开窍醒神之主药。

2. 活血通经：本品辛散温通，通行十二经脉，可用治经闭癥瘕，或干血成痨等证，方如通窍活血汤。

3. 消肿止痛：本品行散入血分，有活血散结，消肿止痛之功，用治跌打肿痛与红花，血竭同用，如七厘散。瘰疬癌肿者与乳香，没药同用，如醒消丸。咽喉肿痛者与冰片、牛黄、蟾酥同用，如六神丸。还可治疗心绞痛，如麝香保心丸。

4. 催生下胎：用治胎死腹中或胞衣不下，如《张氏医通》的香桂散。

【本草通论】　《本草纲目》："通诸窍，开经络，透肌骨，解酒毒，消瓜果食积。治中风，中气，中恶，痰厥，积聚癥瘕"。

《药性论》："除心痛。"

《别录》："疗中恶，心腹暴痛，胀急痞满……妇人难产，堕胎"。

## 冰　片《别录》

【性味归经】　辛、苦，微寒。入心、脾、肺经。

【药物功效】　开窍醒神，散热止痛。

【临床应用】

1. 开窍醒神：为凉开之品，用于热病神昏，痉厥诸证，常与麝香伍用，如安宫牛黄丸。

2. 散热止痛：用于各种疮疡，目疾，口疮，喉痹。外用有散热止痛、防腐止痒之功，为外伤及五官科常用药。治口舌生疮，与硼砂、朱砂、芒硝等同用，配成冰硼散，局部敷用；治中耳炎流脓，与枯矾、黄柏制成散剂吹耳内；治疮疡，与珍珠、象片、乳香、血竭等制成生肌散外用；治目赤肿痛，单用化水或配成八宝眼药水点眼；治咽喉肿痛，可配成六神丸噙化。

【本草通论】　《本草纲目》："通诸窍，散郁火"。

《新修本草》："主心腹邪气，风湿积聚，耳聋。明目，去目赤浮翳。"

《本草衍义》："大通，利关格热塞，大人，小儿风痰闭塞及暴得惊热，甚为济用。"

## 樟　脑《本草纲目》

【性味归经】　辛，热。入心经。

【药物功效】　开窍醒神，散肿止痛。

【临床应用】

1. 开窍醒神：用于神志昏迷，中风痰厥，中风，中恶，卒然昏倒，常与麝香伍用。

2. 散肿止痛：配用酒精外擦，或制成散剂外敷，可治跌打损伤，瘀滞肿痛；外敷神厥穴，可治脘腹冷痛；与硫黄、苦参、枯矾配成散剂外用，可治疥癣疮痒。

【本草通论】　《本草纲目》："通关窍，利滞气，治中恶邪气，霍乱心腹痛，寒湿脚气，疥癣风瘙，龋齿，杀虫辟蠹"。

## 苏　合　香《别录》

【性味归经】　辛，温。入心、脾经。

【药物功效】　开窍醒神，散寒止痛。

【临床应用】

1. 开窍醒神：可芳香开窍，用于寒闭而致的神志昏迷，惊厥肢冷，脉沉诸证。多配成复方，与麝香、冰片、沉香、木香、檀香等同用，如苏合香丸。

2. 散寒止痛：可辛散温通，用治寒凝气滞，痰阻血瘀而致的脘腹冷痛，心绞痛，与檀香、冰片、乳香、木香等行气活血药同用，如近年临床常用的冠心苏合丸。

【本草通论】　《本草纲目》："气香窜，能通诸窍脏腑，故其功能辟一切不正之气"。

《本草正》："杀虫毒，疗癫痫，止气逆疼痛"。

### 安　息　香《新修本草》

【性味归经】　辛、苦，平。入心、脾经。

【药物功效】　开窍祛痰，行气活血。

【临床应用】

1. 开窍祛痰：用于热闭神昏，中风痰厥，气郁暴厥，中恶昏倒，不省人事。与苏合香、檀香、沉香等同用，如苏合香丸。

2. 行气活血：用于气滞血瘀而致的心腹疼痛，方如安息香丸。又可用于妇人产后血晕，口噤垂死者。

【本草通论】　《本草从新》："宜行气血，研服行血下气，安神"。

《本经逢原》："止卒然心痛，呕逆"。

《日华子诸家本草》："治产后血晕"。

### 牛　　黄《本经》

【性味归经】　苦、甘，凉。入肝、心经。

【药物功效】　豁痰通窍，息风止痉，清热解毒。

【临床应用】

1. 豁痰通窍：用于热陷心包，痰蒙心窍所致的热病神昏，谵语，肢厥，口噤，常与犀角、黄连、竹茹等同用，如安宫牛黄丸。

2. 息风止痉：用于中风，惊风，癫痫，抽搐，常与钩藤、天麻、天竺黄、朱砂等同用。治小儿惊痫，如牛黄散。

3. 清热解毒：用于热毒郁结所致的痈肿，疔疮，咽喉肿痛，乳岩瘰疬，大便秘结，常与大黄、黄芩、生石膏等同用，如牛黄解毒丸。配成六神丸用治咽喉肿痛；与麝香、乳没等同用为犀黄丸，治乳岩瘰疬。

【本草通论】　《本经》："主惊痫寒热，热盛狂痉"。

《别录》："疗小儿百病，诸痫热，口不开，大人狂癫。妇人堕胎"。

《本草求真》："古人用此解心经热邪，及平肝木，通窍利痰定惊，及痰涎上壅，中风不语等证……取其长于清心化热，故尔用此，以除惊痰之根耳。至于中风不语，必其邪已入脏，九窍多滞，方可投服"。

## 石　菖　蒲《本经》

【性味归经】　辛，温。入心、肝经。

【药物功效】　通窍除痰，醒脑宁神，化湿开胃。

【临床应用】

1. 通窍除痰：本品可芳香开窍，去痰醒神。用治痰浊蒙蔽清窍，以及热入心包而致神志昏迷，癫痫，舌苔厚腻之证，与郁金、竹沥、姜汁等同用，如菖蒲郁金汤。

2. 醒脑宁神：用治耳鸣，耳聋，健忘，失眠，常与远志、茯苓、龙齿等同用，如安神定志丸。亦可用于神经性耳聋，有宣通耳窍的作用。又可用于声音嘶哑，与蝉衣、牛蒡子同用。

3. 化湿开胃：用于中焦湿阻而致的脘腹胀满，不思饮食，或湿热下痢等，常与藿香、厚朴、陈皮同用。

【本草通论】　《本经》："主风寒湿痹，咳逆上气，开心孔，补五脏，通九窍，明耳目，出声音……不忘，不迷惑"。

《本草从新》："辛苦而温，芳香而散，开心孔，利九窍，

明耳目，发声音，去湿除风，逐痰消积，开胃宽中，疗噤口毒
痢"。

## 皂 荚 《本经》

【性味归经】 辛，温。入肺、大肠经。

【药物功效】 通窍开闭、化痰止咳、散结消肿。

【临床应用】

1. 通窍开闭：用于神志昏迷，中风口噤，癫痫等关窍闭
阻之证。如《丹溪心法》的通关散，与细辛研为细末，吹鼻取
嚏，治疗卒然昏厥，不省人事，为急救用。如《和剂局方》的
稀涎散，与明矾研为细末，温服取吐，治疗中风牙关紧闭，喉
痹痰阻，排除痰涎，通窍开闭。又可用皂荚煅炭存性，研末，
米汤送服，以通利二便，治疗中风痰盛，大便秘结而数日
不下。

2. 化痰止咳：有很强的豁痰导滞作用，可用于顽痰阻塞，
胸膈满闷，咳喘上逆，时吐浊痰，如《金匮要略》的皂荚丸。
与半夏、海浮石、猪胆汁同用，可治疗慢性气管炎而致的咳
喘，痰黏不易吐出者。与鱼腥草、芦根、桔梗同用，可用治肺
脓疡。与甘遂为末，枣汤冲服，可治疗渗出性胸膜炎。

3. 散结消肿：外用可治疗痈疽初起；疮肿未溃者，可使
之消散。

【本草通论】 《本草纲目》："通肺及大肠气，治咽喉痹
塞，痰气喘咳，风疠疥癣"。

《本草图经》："味辛散，其性燥烈，吹喉鼻则通上窍，导
二便则通下窍，入肠胃则理风湿痰，咳肿满，杀虫，涂肌肤则
消风祛痒，散肿消毒"。

《长沙药解》："其诸主治，开口噤，通喉痹，吐老痰，消
恶疮，熏久痢脱肛，平妇人吹乳，皆其通关行滞之效也"。

## 辛 夷 《本经》

【性味归经】 辛，温。入肺、胃经。

【药物功效】　通鼻窍，散风邪。

【临床应用】

1. 通鼻窍：本品轻清上浮入鼻窍，为治鼻塞不通，鼻渊头痛，不闻香臭，时流浊涕之要药。证偏寒者，常与白芷、细辛、苍耳子等同用；证偏热者，常与薄荷、黄芩、鱼腥草等同用。亦可配成散剂，少许搐鼻，可通鼻窍，治头痛。现代临床用辛夷治疗急、慢性鼻炎，过敏性鼻炎，肥厚性鼻炎，鼻窦炎，副鼻窦炎均有良效。

2. 散风寒：本品辛温，可散风寒，用于恶寒，无汗，鼻塞头痛，脉浮紧属风寒外感者。

【本草通论】　《别录》："温中解肌，利九窍，通鼻塞，涕出"。

《本草纲目》："鼻渊，鼻鼽，鼻窒及痘后鼻疮"。"辛夷之辛温，走气而入肺，能助胃中清阳上行，所以能温中，治头面目鼻之病"。

## 苍　耳　子《本经》

【性味归经】　辛、苦，温。入肺经。

【药物功效】　通窍止痛，发散风湿。

【临床应用】

1. 通窍止痛：为治鼻渊头痛，鼻塞不通，不闻香臭，时流浊涕之要药。常与辛夷、白芷、薄荷同用，如苍耳子散。亦用于风寒外感所致的头痛，常与白芷、藁本同用。

2. 发散风湿：用于风湿痹痛，能温通，善治四肢拘挛，常与防风、灵仙、川芎等伍用。亦可用治风疹瘙痒，疥癣麻风，有祛风止痒之功。

【本草通论】　《本草备要》："善发汗，散风湿，上通脑顶，下行足膝，外达皮肤。治头痛，目暗，齿痛，鼻渊，去刺"。

《要药分剂》："治鼻渊，鼻瘜，断不可缺，能使清阳之气上行巅顶也"。

## 第四节　通利咽喉药

咽喉为肺之门户，气之通道，并主发音等，只有畅通才能保持正常的生理功能。若为邪犯，就会导致咽喉不利，肿痛，声音嘶哑，咳嗽气急等证，治疗可用通利咽喉药。

### 山　豆　根《开宝本草》

【性味归经】　苦，寒。入肺、胃经。

【药物功效】　诵利咽喉，清热解毒，抗癌。

【临床应用】

1. 通利咽喉：用于咽喉肿痛，声音嘶哑，咽喉不利者，常与元参、桔梗、射干、板蓝根同用。与威灵仙配伍可治鱼刺梗喉，梅核气。现代多用于急慢性咽炎，扁桃腺炎，声带麻痹，食道炎等。为治咽喉肿痛之要药。

2. 清热解毒：用于胃火炽盛而致的齿龈肿痛，口舌生疮，常与黄连、升麻、生百部同用。亦可用于肺热咳喘，发热不退，常与银花、黄芩、鱼腥草同用。对上呼吸道感染，肺炎均有良效。又可用于痈肿疮毒。对钩端螺旋体病、病毒性肝炎亦有效。

3. 抗癌：用于喉癌，食道癌，肺癌，膀胱癌，常与白花蛇舌草、半边莲、山慈菇、鱼腥草同用。

【本草通论】　《本草备要》："清肺解热，散血止嗽，治喉痹咽痛，鼻衄失音，外用敷诸疮。"

《开宝本草》："解诸药毒，止痛，消疮肿毒。"

### 射　　干《本经》

【性味归经】　苦，寒。入肺、肝经。

【药物功效】　通利咽喉，泄肺祛痰，散血消肿。

【临床应用】

1. 通利咽喉：用于毒热上壅而致的咽喉肿痛，常与桔梗，黄芩、甘草同用。用于痰热而致的声音嘶哑，常与蝉衣、知母、山豆根同用。亦可单用捣汁含咽。

2. 泄肺祛痰：有清泄肺炎，降气祛痰之功。可用治肺热咳喘，气逆痰多，常与前胡、瓜蒌、贝母同用。如属寒痰咳喘，则用麻黄、细辛、半夏、生姜等同用。如《金匮要略》的射干麻黄汤。

3. 散血消肿：用于久疟不愈，胁下痞硬有块，形成疟母者，常与鳖甲、大黄、䗪虫、桃仁同用，如《金匮要略》的鳖甲煎丸。亦可用于一切癥瘕积聚之证。

【本草通论】　《本经》："治咳逆上气，喉痹咽喉不得消息。散结气，腹中邪逆，食饮大热"。

《药性论》："通女人月经，治疰气，消瘀血"。

《本草纲目》："降实火，利大肠，治疟母"。

《日华子本草》："消痰，破癥结，胸膈满，腹胀，气滞，疝癖"。

## 马　　勃《别录》

【性味归经】　辛，平。入肺经。
【药物功效】　清利咽喉，凉血止血，解毒消肿。
【临床应用】

1. 清利咽喉：用于邪热郁肺而致的咽喉肿痛，常与银花、元参、牛蒡子、板蓝根同用，如普济消毒饮。用治咳嗽声哑，与蝉衣、元参、菖蒲同用。

2. 凉血止血：内服可用于吐血、衄血、咯血，常与白茅根、藕节、仙鹤草同用或单用冷开水送服。外用可撒敷伤口或制成马勃绷带纱布包扎，治外伤出血。亦可用马勃药棉球塞鼻，治鼻衄有速效，为止血之良药。

3. 解毒消肿：与清热解毒药配伍内服，可治疗大头瘟，丹毒疔肿疮毒，外用可治疗冻疮及疮面溃疡。

【本草通论】　《本草衍义》："治喉痹咽痛"。

《本草纲目》："清肺，散血热，热毒。"

《本草备要》："清肺解热，散血止嗽，治喉痹咽痛，鼻衄，失音，外用敷诸疮"。

## 金　果　榄《纲目拾遗》

【性味归经】　苦，寒。入肺经。

【药物功效】　清利咽喉，清热止痛。

【临床应用】

1. 清利咽喉：用于咽喉肿痛，声音嘶哑，白喉，常与桔梗、牛蒡子、赤芍等同用。若咽喉溃烂可与冰片研末吹喉。亦可用于痈肿疮毒。

2. 清热止痛：用于胃热泻痢而致的脘腹疼痛，常与木香、黄连、川楝子同用。

【本草通论】　《纲目拾遗》引《药性考》："咽喉急痹，口烂目痛，耳胀，热嗽，岚瘴，吐衄，俱可磨服；痈疽发背，焮热疔瘰，蛇蝎虫伤，俱可磨涂"。

## 桔　　梗《本经》

【性味归经】　苦、辛，平。入肺经。

【药物功效】　宣肺利咽，祛痰消痈。

【临床应用】

1. 宣肺利咽：有开宣肺气宽胸利咽之功。用于肺失宣降而致的咳嗽痰多。风热咳嗽，常与桑叶、菊花、杏仁等同用，如桑菊饮。风寒咳嗽，常与杏仁、桑叶、陈皮等同用，如杏苏散。用于咽喉肿痛，常与山豆根、牛蒡子等同用。声音嘶哑常与薄荷、蝉衣、牛蒡子同用。亦可用于因肺失宣降、气滞痰阻而致的胸膈满闷，常与瓜蒌、枳壳同用。

2. 祛痰消痈：用于肺痈，胸胁隐痛，呕吐脓血，痰黄腥臭，如《金匮要略》的桔梗汤，临床与鱼腥草、瓜蒌、贝母、冬瓜仁同用，其效更佳。亦可用于痈肿疮疡，脓成不溃者，常与生黄芪、穿山甲、皂刺同用，如透脓散。

【本草通论】　《别录》："疗咽喉痛"。

《药性本草》："治下痢……消积聚痰涎，去肺热气促嗽逆"。

《日华诸家本草》："肺痈，养血排脓，补内漏及喉痹"。

## 牛 蒡 子《别录》

【性味归经】　辛、苦，寒。入肺、胃经。

【药物功效】　解表透疹，宣肺利咽，清热解毒。

【临床应用】

1. 解表透疹：用于风热感冒，头痛发热，常与银花、连翘、桔梗、薄荷等同用，如银翘散。又用于麻疹不透，疹毒内陷，常与薄荷、荆芥、蝉衣等同用，如透疹汤。

2. 宣肺利咽：用于风热犯肺而致的发热，咳嗽，咽喉不利，声音嘶哑，大便秘结等，常与银花、薄荷、桔梗、黄芩、生石膏、前胡等同用。声音嘶哑，常与蝉衣、菖蒲等同用。

3. 清热解毒：用于痈肿疮毒，痄腮，乳痈，缠腰火丹。常与连翘、地丁、黄芩、黄连、板蓝根、赤芍、瓜蒌、大黄等同用，如普济消毒饮。

【本草通论】　《珍珠囊药性赋》："润肺散气，利咽膈，去皮肤风"。

《用药法象》："其用有四：治风湿瘾疹，咽喉风热，散诸肿疮疡之毒，利凝滞腰膝之气是也"。

《本草备急》："消斑疹毒"。

【现代研究】　牛蒡子有清热，利尿作用，可增强新陈代谢，促进血液循环，利大便，通经，消炎，镇痛。

## 第五节　通利头目药

头为清窍，目为肝窍，若邪蒙清窍，上攻眼目，头痛头晕，目赤肿痛，羞明多泪，视物不清，目生翳障，治疗可用通利头目药。

## 薄　荷《新修本草》

【性味归经】　辛，凉。入肺、肝经。

【药物功效】　疏散风热，清利头目，透疹，解郁。

【临床应用】

1. 疏散风热：用于风热外感，温病初起的发热，头痛，咽喉肿痛，微恶风热。常与银花、连翘、桔梗、牛蒡子等同用，如银翘散。

2. 清利头目：用于风热上犯的头痛，目赤，常与桑叶、菊花、蔓荆子等同用。用治肝热，肝阳上亢的头晕，头痛，常与黄芩、龙胆草、菊花、知母、栀子等同用。

3. 透疹：用于麻疹不透，常与荆芥、蝉衣、牛蒡子等同用，如透疹散。也可用于风疹瘙痒，与防风、苦参、地肤子等同用。

4. 解郁：用于肝郁气滞而致的胸胁胀痛，月经不调，痛经等，常与柴胡、白芍、当归等同用，如逍遥散。

【本草通论】　《本草纲目》："利咽喉口齿诸病，治瘰疬，疮疥，风瘙瘾疹"。

《用药法象》："清头风，除风热。"

《本草备要》："消散风热，清利头目，头风头痛，失音痰嗽，眼耳咽喉口齿诸病，皮肤瘾疹，瘰疬疥疮"。

## 菊　花《本经》

【性味归经】　辛、甘、苦，微寒。入肝、肺经。

【药物功效】　清利头目，疏散风热，清热解毒。

【临床应用】

1. 清利头目：用于肝阳上亢而致的头痛，头晕，常与白芍、钩藤、石决明等同用，对肝阳上亢的高血压亦有效。用治肝经风热或肝阳上亢而致的目赤肿痛，常与桑叶、夏枯草、龙胆草同用。用治肝肾不足而致的目暗不明，常与熟地、枸杞子、山萸肉同用。

2. 疏散风热：用于风热感冒，温病初起而致的发热，头痛，咽痛，咳嗽等，常与桑叶连翘、薄荷、桔梗等同用，如桑菊饮。

3. 清热解毒：用于疗疮肿毒，常与地丁、银花等同用。

【本草通论】　《本经》："主诸风头眩，肿痛，目欲脱，泪出"。

## 桑　　叶《本经》

【性味归经】　苦、甘，寒。入肺、肝经。

【药物功效】　解表泄肺，清利头目。

【临床应用】

1. 清利头目：用于风热上攻而致的头痛，头晕，目赤涩痛，流泪等，常配菊花、决明子。配黑芝麻可治肝阴不足而致的眼目昏花，如桑麻丸。

2. 解表泄肺：用于风热郁于肌表而致的发热，头痛，咽喉肿痛，咳嗽。常与菊花、薄荷、连翘等配伍，如银翘散。又可用于风热、燥热伤肺而致的咳嗽少痰，口鼻干燥等，如桑杏汤。

【本草通论】　《本草求真》："清肺泻胃，凉血燥湿，去风明目"。

## 决 明 子《本经》

【性味归经】　甘、苦、咸，微寒。入肝、大肠经。

【药物功效】　清肝明目，润肠通便。

【临床应用】

1. 清肝明目：用于肝火上炎而致的目赤涩痛，常与黄芩，菊花等同用，如决明子汤，治肝经风热而致的目赤羞明多泪，常与白蒺藜、夏枯草、桑叶同用。治肝肾阴亏，目暗昏花，常与熟地、枸杞子等同用。

2. 润肠通便：用于热结便秘，肠燥便秘，习惯性便秘，常与麻仁、郁李仁同用。

3. 本品有降压和降低血清胆固醇的作用，可用于高血压，高血脂而致的头痛，头晕，常与黄芩、钩藤、夏枯草同用。

【本草通论】《药性本草》："治肝热风眼赤泪"。

《本草求真》："除散风热。……为治目收泪止痛要药"。

## 夏　枯　草《本经》

【性味归经】　苦、辛，寒。入肝、胆经。

【药物功效】　清利头目，清热散结。

【临床应用】

1. 清利头目：用于肝火上炎，肝阳上亢而致的头痛，眩晕，高血压属此类者，常与石决明、菊花、黄芩同用。用于肝火上炎，肝经风热而致的目赤肿痛，目珠疼痛，羞明多泪，常与谷精草、菊花、荆芥同用。如属肝阴不足的头目昏花，则需配伍养肝益血药。

2. 清热散结：用于痰热郁结而致的瘰疬瘿瘤，乳痈肿块，常与元参、牡蛎、贝母、海藻、昆布等同用。具有良好的软坚散结作用。现代临床用治甲状腺肿，甲状腺肿瘤，淋巴结炎，淋巴结核，淋巴系统肿瘤，乳腺增生，输卵管阻塞等病有效。

【本草通论】《本经》："主寒热瘰疬，鼠瘘头疮，破癥，散瘿结气，脚肿湿痹"。

《滇南本草》："行肝气，开肝郁，止……目珠痛，散瘰疬，周身结核"。

## 谷　精　草《开宝本草》

【性味归经】　甘，平。入肝、胃经。

【药物功效】　疏散风热，明目退翳。

【临床应用】

1. 用于肝经风热，肝火上炎而致的目赤肿痛，羞明多泪及目生翳膜，有良好的明目退翳之效。常与龙胆草、赤芍等同用，如谷精龙胆散。

2. 行上焦、达巅顶、散风热，又可用于风热偏正头痛，咽喉疼痛，牙齿肿痛，常与黄芩、菊花、白芷、牛蒡子等同用。

【本草通论】　《开宝本草》："主疗喉痹，齿风痛，诸疮疥。"

《本草纲目》："头风痛，目盲翳膜，痘后生翳。"又云："谷精体轻性浮，能上行阳明分野，凡治目中诸病加而用之，甚良。明目退翳之功，似在菊花之上也"。

《本草正义》："其质轻清，故专行上焦，直达巅顶，能疏散头痛风热，治目疾头风"。

## 青　葙　子《本经》

【性味归经】　苦，微寒。入肝经。

【药物功效】　清泻肝火，明目退翳。

【临床应用】

1. 用于肝火上炎而致的目赤肿痛，羞明多泪，目生翳膜，视物不清等，常与决明子、菊花等伍用。

2. 用于肝阳、肝火型高血压、头痛、头晕者，常与石决明、菊花同用，或单用泡水代茶饮。

【本草通论】　《药性本草》："治肝脏热毒冲眼，赤障青盲翳肿"。

## 蜜　蒙　花《开宝本草》

【性味归经】　甘，微寒。入肝经。

【药物功效】　清肝养血，明目退翳。

【临床应用】

1. 用于肝热而致的目赤肿痛，羞明多泪，目生翳膜，常与菊花、石决明等同用，如密蒙花散。

2. 用于血虚而致的目暗昏花，翳障，常用白芍、枸杞子、石斛、熟地等同用。

## 石　决　明《别录》

【性味归经】　咸，寒。入肝、肾经。

【药物功效】　平肝潜阳，清肝明目。

【临床应用】

1. 平肝潜阳：用于肝阳上亢而致的头痛眩晕，耳鸣耳聋等，常与钩藤、夏枯草、牡蛎等同用，若兼肝火，则与黄芩、菊花、龙胆草同用。若兼阴虚则与生地、白芍、牡蛎同用。

2. 清热明目：用于肝火上炎而致的目赤肿痛，翳膜遮睛，视物不清，常与谷精草、密蒙花、蝉衣等同用。治夜盲叼与夜明砂、熟地、菟丝子同用。为明目之要药。

3. 可用于阴虚发热，骨蒸劳热，常与生地、知母、地骨皮、青蒿等同用。

【本草通论】　《别录》："主目障翳痛，青盲"。

《本草求原》："软坚，滋肾，治痔漏"。

## 白　蒺　藜《本经》

【性味归经】　辛、苦，平。入肝经。

【药物功效】　清利头目，平肝祛风，活血通乳。

【临床应用】

1. 清利头目：用于肝阳上亢而致的头痛，眩晕，耳鸣耳聋，常与石决明、钩藤、菊花同用。用于肝经风热而致的目赤肿痛，迎风流泪，翳膜遮睛，常用决明子、菊花、蔓荆子等同用，如《张氏医通》的白蒺藜散。

2. 平肝祛风：用于肝风内动而致的头痛，眩晕，肢体抽搐，麻木，常与天麻、钩藤、全蝎等同用。用于风疹瘙痒，白癜风等，常与僵蚕、蝉衣、荆芥、防风、地肤子等同用。

3. 活血通乳：用于气滞血瘀而致的胸胁疼痛，闭经癥瘕，乳闭不通，常与王不留行、穿山甲、青皮、香附等同用。

【本草通论】　《本经》："主治恶血，破癥瘕积聚，喉痹，乳难"。

《别录》："治身体风痒，头痛"。

《日华子诸家本草》："催生堕胎"。

# 第六节　通利肝胆药

肝主疏泄条达，疏利气机，疏泄情志，疏泄胆汁，疏通血脉，疏通水道。胆主排泄胆汁，促进消化吸收，如疏泄不利，气机阻滞，调节失常，就会导致诸多以不通为主的病证，在治疗上则以疏利肝胆，调畅气机等通利肝胆之药治之。

## 柴　　胡《本经》

【性味归经】　苦、辛，微寒。入心包络、肝、胆、三焦经。

【药物功效】　疏肝利胆，和解少阳，通阳解郁。

【临床应用】

1. 和解少阳：又可通达半表半里，专治邪入少阳所致的寒热往来，胸胁苦满，头晕目眩等症，常与黄芩、半夏、党参等同用，如小柴胡汤。亦可用于寒热往来的疟疾。还有较好的退热作用，不论针剂，汤剂，均是外感发热之良药。

2. 疏利肝胆：本品为疏肝解郁之要药，用于肝郁气滞而致的胸胁胀痛，头晕目眩，耳鸣，月经不调等证，常与白芍、香附、枳壳等同用，如柴胡疏肝散，逍遥散等。肝郁气滞引起不通的病证较多，故临床应用比较广泛，如气滞所致的肝炎，心绞痛，胸膜炎，胰腺炎，乳汁不通，乳腺增生，淋巴结肿，神经性耳聋，头痛，输卵管不通，精子不液化等，总以疏通肝气为主要治法。

本品又可疏泄少阳肝胆之邪，为利胆之主药。可治胆道不通为主的胆囊炎，胆结石，泌尿系结石，黄疸，口苦，胁痛等，常与金钱草、茵陈、大黄、郁金同用。

3. 通阳解郁：本品不仅疏肝理气，而且通阳气，解郁结，根据刘渡舟教授的经验，用柴胡通阳，治疗阳气郁而四肢厥逆，阳痿皆效。作者验之临床，疗效确实。

【本草通论】 《本经》："主心腹肠胃结气，饮食积聚，寒热邪气，推陈致新"。

《本草正义》："外邪之在半表半里者，引而出之，使达于表而外邪自散"。

## 郁 金《新修本草》

【性味归经】 辛、苦，寒。入主、肝、胆经。

【药物功效】 疏肝解郁，利胆退黄，活血祛瘀，情心凉血。

【临床应用】

1. 疏肝解郁：用于肝郁气滞而致的胸胁脘腹胀痛，胸闷，太息，恶心等症，常与柴胡、枳壳、佛手、白芍同用。可治因肝气郁滞而致的肝炎，胆囊炎，胃炎，胸膜炎，肋间神经痛。

2. 利胆退黄：用于肝胆郁滞而致的黄疸，尿黄，常与茵陈、柴胡、金钱草、大黄同用。治疗肝炎，胆囊炎，胆结石，胆汁返流性胃炎均有良效。尤其适用于重症肝炎，肝昏迷者。

3. 活血祛瘀：用于血瘀而致的胸胁疼痛，痛经，闭经，癥瘕肿块，常与丹参、当归、桃仁、红花、鳖甲、三棱等同用。临床亦可用于冠心病，心绞痛，肝脾肿大。

4. 清心凉血：治温热入营而致的高热神昏，常配牛黄、黄连、栀子、朱砂等清心开窍药，如牛黄清心丸。亦用治湿浊，痰热蒙蔽心窍而致的胸脘痞闷，惊痫癫狂，神昏，常与菖蒲、竹沥等豁痰开窍药同用，如菖蒲郁金汤。

【本草通论】 《新修本草》："主血积，下气，生肌，止血，破恶血，血淋，尿血，金疮"。

《本草备要》："行气解郁，泄血破瘀，凉心热，散肝郁，治妇人经脉逆行"。

## 茵 陈《本经》

【性味归经】 苦，微寒。入肝、胆、脾、胃经。

【药物功效】　利胆退黄，清热除湿。

【临床应用】

1. 利胆退黄：用于肝胆不利，湿热蕴蒸而致的黄疸，尿黄，腹胀便秘。属阳黄者，常与栀子、大黄同用，如茵陈蒿汤。若属阴黄，色晦暗，肢冷乏力者，常与干姜、附子、甘草同用，如茵陈四逆散。为治黄疸之要药。现代临床用治黄疸肝炎，胆囊炎，胆结石，胆汁返流性胃炎，胆道蛔虫症均有良效。

2. 清热除湿：用于湿热所致的诸湿疮痒，黄水疮等。常与地肤子、黄柏、苦参等同用。亦可用于夏季湿热外感。

【本草通论】　《本经》："主风湿寒热邪气，热结黄疸"。

《别录》："治通身发黄，小便不利，除头热，去伏瘕"。

《本草正义》："茵陈味淡利水，乃治脾胃二家湿热之专药，湿疸、酒疸身黄、溲赤如酱，皆胃土蕴湿积热之证，古今皆以此物为主。……故凡下焦湿热瘙痒，及足胫浮肿，湿疹流水，并皆治之"。

《衷中参西录》："茵陈善清肝胆之热，兼理肝胆之郁，热消郁开，胆汁入小肠之路毫无阻隔也"。

## 金　钱　草《纲目拾遗》

【性味归经】　微咸，平。入肝、胆、肾、膀胱经。

【药物功效】　利胆退黄，通淋排石，解毒消肿。

【临床应用】

1. 利胆退黄：用于肝胆不利，湿热内蕴而致的黄疸，尿黄，常与茵陈、栀子、虎杖同用。临床多用于黄疸型肝炎，胆囊炎，胆结石。

2. 通淋排石：用于热淋，砂淋，石淋，尿路涩痛，与八正散同用治泌尿系感染，尿频，尿急，尿痛。与海金沙、石韦、滑石、鸡内金、牛膝等同用，可治疗泌尿系结石，有通淋排石之功。

3. 解毒消肿：常用鲜品捣烂取汁内服或外敷，用治恶疮肿毒，毒蛇咬伤。

### 虎 杖《别录》

【性味归经】 苦，寒。入肝、胆、肺、大肠经。

【药物功效】 利胆退黄，活血散瘀，清热解毒，泄肺止咳。

【临床应用】

1. 利胆退黄：用于肝胆湿热而致的黄疸，尿黄及淋浊带下，常与茵陈、金钱草、郁金等同用。临床可用治急性黄疸型肝炎，胆囊炎，胆结石，对肝炎病毒有抗杀作用，对乙型肝炎澳抗阳性者有转阴作用。

2. 活血散瘀：用于闭经，痛经，癥瘕，跌打损伤，风湿痹痛。闭经癥瘕可与益母草、莪术、茜草同用。跌打损伤可与血竭、乳香、没药同用。风湿痹痛与鸡血藤、忍冬藤、豨莶草、海风藤同用。

3. 清热解毒：用于热病发热，便秘，痈肿疮毒，毒蛇咬伤，水火烫伤。可与清热解毒药配伍内服，亦可外用。

4. 泄肺止咳：用于肺热咳喘，常与黄芩、鱼腥草、杏仁等同用。临床可用治急慢性气管炎，大叶性肺炎，肺脓疡。

【本草通论】 《别录》："主通利月水，破留血癥结"。

《日华子诸家本草》："治产后恶血不下，心腹胀满，排脓，主疮疖痈毒，妇人血晕，扑损瘀血"。

# 第七节 通 络 药

经络把人体的五脏六腑，四肢百骸，五官九窍，皮内筋脉等组织器官联系在一起，并通行气血，濡养机体。故经络以通为常，不通则病，所以对于经络不通引起的诸病，可用通络药治之。

### 地 龙《本经》

【性味归经】 咸，寒。入肝、肺、膀胱经。

【药物功效】　通络，息风，平喘，利尿。

【临床应用】

1. 通络：有通利经络之功。用于风湿热痹，关节红肿热痛，四肢屈伸不利，常用忍冬藤、络石藤、桑枝、秦艽、赤芍同用。如属寒湿痹痛，屈伸不利者，常与川乌、草乌、南星等同用，如小活络丹。又用于气虚血滞，经络不利而致的半身不遂，肢体麻木，常与黄芪、当归、川芎等同用，如补阳还五汤。还可用于邪阻清窍的各种偏正头痛；脉络阻滞的血栓性脉管炎，神经炎，输精管阻塞，输卵管不通，胸痹，肿块，肿瘤，乳腺增生，阻塞性黄疸，胆结石以及各种疼痛。凡络脉不通的病症均可伍用，为通经活络之要药。

2. 息风：治热病抽风，高热神昏，惊痫抽搐等症。可单用，亦可同钩藤、牛黄、僵蚕等清热息风药同用，治疗热证后精神分裂症及癫痫有良效。

3. 平喘：用于肺热喘咳，常与麻黄、杏仁、石膏、葶苈子同用。有抗过敏，平喘排痰作用，对支气管扩张，支气管喘息，过敏性哮喘均有良效。

4. 利尿：治热结尿闭，或小便不利，常与车前子、木通等同用。又可用于水肿脚气，常与防己、木瓜、苡仁同用。

此外有降压作用，可用于高血压，对肝阳上亢而致者效优。

【本草通论】　《本草纲目》："故其性寒而下行，性寒故能治热疾，下行故能利小便，治足疾而通经络"。

《大明本草》："治中风并痫疾……天行热疾"。

## 全　　蝎《开宝本草》

【性味归经】　辛，平。入肝经。

【药物功效】　通络止痛，息风止痉，解毒散结。

【临床应用】

1. 用于邪阻经络而致的风寒湿痹、关节肌肉疼痛，屈伸不利，常与灵仙、桂枝、羌独活等同用。又用于风邪阻络而致的中风面瘫，口眼歪斜，半身不遂，肢体麻木，常与僵蚕、白附子同用，如牵正散。又常用于邪阻清窍而致顽固性偏正头痛，常与川芎、蜈蚣、地龙同用。亦可用于络脉不通而致的各种疼痛，有较强的通络止痛之功。

2. 熄风止痉：用于急、慢惊风，破伤风，中风、惊痫抽搐，角弓反张，常与蜈蚣、天麻、钩藤、南星、蝉蜕同用，凡肝经诸风均可选用。

3. 解毒散结：本品通络，使经行毒散，故可用于瘰疬结核，疮疡肿毒，常与蜈蚣、夏枯草、连翘、土鳖虫等同用。既可外敷，亦可内服。

【本草通论】　《开宝本草》："疗诸风瘾疹及中风半身不遂，口眼㖞斜，语涩，手足抽掣。"

《本草纲目》："主小儿惊痫风搐……诸风疮"。

《玉揪药解》："穿筋透骨，逐湿除风"。

注：蜈蚣作用与全蝎相同，可参考应用。

## 路　路　通《纲目拾遗》

【性味归经】　辛、苦，平。入肝、胃、膀胱经。

【药物功效】　通经络，祛风湿，下乳，利水。

【临床应用】

1. 通经络：用于风寒湿阻经络而致的痹证，关节疼痛，肢体麻木，四肢拘挛，或跌打损伤，瘀肿疼痛。常与祛风活血药同用。又常用于各种不通为主的病证，如输卵管不通，输精管阻塞，闭经，血栓闭塞性脉管炎，胆结石，泌尿系结石等。常与软坚散结，活血行气药同用。

2. 通乳：可疏通乳腺管，行气血。用于乳房胀痛，乳汁不通，乳痈乳癖等。常与王不留、穿山甲等同用。

3. 利水：用于三焦水道不利而致的水肿，小便不利，常与茯苓皮、泽泻等同用。作者临证常与夏枯草、穿山甲、牡蛎、泽兰同用，用治前列腺肥大而致的尿闭，小便不利有良效。

【本草通论】 《本草拾遗》："辟瘴却瘟，明目除湿，舒筋络拘挛，周身痹痛……"。"其性大能通十二经穴，故《救生苦海》治水肿胀用之，以其能搜逐伏水也。"

## 木 瓜《别录》

【性味归经】 酸，温。入肝、脾经。

【药物功效】 舒筋通络，和中化湿。

【临床应用】

1. 舒筋活络：用于风湿痹痛，筋脉拘挛，脚气肿痛，常与虎骨、牛膝、地龙、当归、灵仙等同用，如虎骨木瓜丸。治脚气肿痛常与苡仁、萆薢、防己等同用。

2. 和中化湿：用于伤暑，湿阻中焦而致的胸脘痞闷，呕吐腹泻，转筋等症，常与香薷、藿香、厚朴、半夏等同用。与伸筋草、鸡血藤、白芍同用，为治转筋疼痛之要药。又可用于食滞停积，消化不良之症。作者在临证中与丹参、枳壳、蒲公英同用治疗慢性萎缩性胃炎有良效。

【本草通论】 《别录》："主湿痹脚气，霍乱大吐下，转筋不止"。

《本草拾遗》："下冷气，强筋骨，消食，止水痢后渴不止"。

《大明本草》："止时泻，奔豚气及水肿"。

## 络 石 藤《本经》

【性味归经】 苦，微寒。入心、肝、肾经。

【药物功效】 祛风通络，降压活血，利咽、消肿。

【临床应用】

1. 祛风通络：用于风湿痹痛，筋脉拘挛；常与木瓜、海风藤、独活等同用。因其性寒，尤适用于热痹，常与忍冬藤、黄柏、赤芍等同用。

2. 降压活血：作者在临床中用于高血压，脑血栓，肢体麻木者，常与钩藤、牛膝、丹参、夏枯草、木瓜等同用。亦可用于下肢静脉曲张，血栓闭塞性脉管炎。

3. 利咽消肿：用于喉闭肿塞，可用本品煎汤含咽，也可与桔梗、山豆根、射干煎服，有通利咽喉之功。又可用于痈肿疮毒，痔疮肿痛，与皂刺、乳香、没药、甘草等同用，如《外科精要》的止痛灵宝散。

【本草通论】　《本经》："主风热死肌，痛伤，痈肿不消，喉舌肿闭，水浆不下。"

《要药分剂》："络石之功，专于舒筋活络，凡病人筋脉拘挛，不易伸屈者，服之无不获效"。

## 瓜　　络《本草纲目》

【性味归经】　甘，平。入肝、肺、胃经。

【药物功效】　通经络，行气血。

【临床应用】

1. 通经络：用于风寒湿阻滞经络而致的痹痛，筋脉拘挛，常与桑枝、地龙，灵仙等同用。又用于邪阻络脉或气滞血瘀而致的胸胁疼痛，常与郁金、瓜蒌、枳壳等同用。治疗心绞痛，胸痹痛，肋间神经痛有效。

2. 行气血：用于气血壅滞而致的乳汁不通，乳房胀痛，可单用烧存性，温酒送服，或配路路通、穿山甲、花粉煎服。

【本草通论】　《本草纲目》："能通人脉络脏腑，而去风解毒，消肿化痰，祛痛杀虫及诸病也"。

## 豨莶草《新修本草》

【性味归经】　辛、苦，微寒。入肝、肾经。

【药物功效】　祛风通络，利湿退黄，降压。

【临床应用】

1. 祛风通络：用于风湿痹痛，肢体拘挛，手足麻木，常与灵仙、海风藤、鸡血藤、木瓜等同用。又用于中风瘫痪，半身不遂，口眼㖞斜，常与地龙、天麻、蜈蚣同用。亦可用于偏正头风痛。

2. 利湿退黄：用于风湿、湿热而致的风疹，湿疹，皮肤瘙痒，常与蝉衣、防风、当归、苡仁同用。用于湿热黄疸，常与茵陈、栀子同用。

3. 降压：用于高血压，尤适宜于高血压兼中风半身不遂者，常与钩藤、蜈蚣、地龙同用，临床用治手足震颤有效。

## 桑　枝《图经本草》

【性味归经】　苦，平。入肝经。

【药物功效】　祛风通络，行气退肿。

【临床应用】

1. 祛风通络：用于风湿痹痛，四肢拘挛，关节不利，常与防风、灵仙、羌活、秦艽等同用，如蠲痹汤。

2. 行水退肿：用于水湿而致的水肿，脚气，可单用或配防己、苡仁同用。

【本草通论】　《图经本草》："主遍体风痒干燥，水气，脚气，风气，四肢拘挛"。

《本草纲目》："利关节，除风寒湿痹诸痛"。

《本草备要》："行水祛风"。

## 鸡　血　藤《本草拾遗》

【性味归经】　苦、微甘，温。入肝经。

【药物功效】　通络舒筋，活血补血。

【临床应用】

1. 通络舒筋：用于血瘀阻络而致的中风瘫痪，半身不遂，肢体麻木，转筋，手足震颤，常与地龙、木瓜、当归、川芎、黄芪等同用。临床用治中风后遗证，末梢神经炎，震颤麻痹，小儿麻痹有效。又用于风湿痹痛，跌打损伤，可与通痹活血药同用。

2. 活血补血：用于血瘀血虚而致的闭经，痛经，月经不调，常与当归、阿胶、熟地、益母草、香附等同用。又用于血虚头晕，心悸失眠，舌淡脉细，常与当归、黄芪、熟地、丹参等同用。临床治再生障碍性贫血，白细胞减少有效。

【本草通论】　《纲目拾遗》："壮筋骨，已酸痛，和酒服……治老人气血虚弱，手足麻木，瘫痪。妇女经水不调，赤白带下，妇女干血劳及子宫虚冷不受胎。治风湿痹痛，跌打损伤不可忍"。

通络药除上述外，还有伸筋草、海风藤、老鹤草、穿山甲、海桐皮、松节、白花蛇、乌梢蛇等，主要用于风寒湿阻滞经络的痹痛，四肢拘挛，麻木，功用基本一致，不再作单独介绍。

# 第八节　消 导 药

六腑传化物而不藏，以通为用，如饮食停滞而不化，则会影响六腑的畅通，而致胃脘胀满，不思饮食，嗳气吞酸，恶心呕吐，大便秘结等。可用消食药治之，常与通下药和行气药同用。

## 莱 菔 子《大明本草》

【性味归经】　辛、甘，平。入肺、脾、胃经。

【药物功效】　消食导滞，祛痰降气。

【临床应用】

1. 消食导滞：用于食积气滞而致的脘腹胀满，嗳腐吞酸，泻痢不爽等，常与焦三仙、半夏、茯苓、连翘同用，如保和丸。

2. 祛痰降气：用于气逆哮喘，痰涎壅盛者，常与白芥子、苏子同用，如三子养亲汤。

【本草通论】　《本草纲目》："下气定喘，治痰消食，除胀，利大小便，止气痛，下痢后重，发疮疹"。

## 麦 芽《别录》

【性味归经】　甘，平。入脾、胃经。

【药物功效】　消食行气，回乳消胀。

【临床应用】

1. 消食行气：用于食积气滞而致的脘腹胀满，不思饮食，恶心呕吐，泄泻等，常与神曲、陈皮、鸡内金等同用。善消面食、乳食，故常用于小儿吐乳，消化不良，泄泻。

2. 回乳消胀：用于产妇欲回乳断奶者，亦可用于乳汁郁积而致的乳房胀痛者。

【本草通论】　《别录》："消食和中"。

《药性本草》："破冷气，去心腹胀满"。

《珍珠囊》："补脾胃虚，宽肠下气"。

## 神　　曲《药性本草》

【性味归经】　甘、辛，温。入脾、胃经。

【药物功效】　消食行气，健脾开胃。

【临床应用】

1. 消食行气：善消谷食，用于食停气滞而致的脘腹胀满，不思饮食，恶心，泄泻，常与枳实、山楂、麦芽同用。

2. 健脾开胃：用于脾胃虚弱而致的食少乏力者，常与党参、白术、茯苓等同用。

【本草通论】　《药性论》："化水谷宿食，症结积滞，健脾暖胃"。

《本草纲目》："消食下气，除痰逆霍乱，泄痢胀满诸疾"。

## 山　　楂《新修本草》

【性味归经】　酸、甘，微温。入脾、胃、肝经。

【药物功效】　消食化滞，行气活血，降压降脂。

【临床应用】

1. 消食化积：善消肉食，用于食滞气滞而致的脘腹胀痛，食欲不振，常与木香、神曲、炒槟榔、麦芽同用。如证甚者可与大黄，枳实等通下药同用。

2. 行气活血：用于气滞腹痛，疝气作痛，泻痢腹痛后重者，常与木香，青皮等同用。又用于瘀血阻滞而致的胸胁刺痛，冠心病，心绞痛，闭经，痛经，癥瘕，产后恶露不尽，常与当归、川芎、益母草、桃仁、红花等同用。

3. 降压、降脂：有降压作用，可用于血瘀、肝阳上亢而致的高血压，常与夏枯草、钩藤、菊花同用，尤适宜于高血压合并冠心病者，又有降低血脂之功，因善消肉食油脂，现代常用于高血压症，单用或配方应用均可。为治老年病之要药。

【本草通论】　《本草纲目》："化饮食，消肉积，癥瘕，痰饮，痞满吞酸，滞血胀满"。

《本草衍义补遗》："健胃，行结气，治妇人产后儿枕痛，恶露不尽"。

《随息居饮食谱》："醒脾气，消肉食，破瘀血，散结消胀，解酒化痰，除疳积，止泻痢"。

### 鸡　内　金《本经》

【性味归经】　甘，平。入脾、胃、膀胱经。
【药物功效】　消食积。化结石，止遗尿。
【临床应用】

1. 消食积：用于食积不消，脘腹胀痛，食欲不振，常与神曲，莱菔子，炒槟榔等同用。

2. 化结石：可用于泌尿系结石，肝胆结石，常与茵陈，金钱草，海金沙等同用。与软坚散结药同用，可治肝脾肿大。

3. 止遗尿：可用治尿频，遗尿，常与桑螵蛸、牡蛎、山药同用。用于遗精，与芡实、莲肉、菟丝子同用。

【本草通论】　《本草纲目》："治小儿食疳，疗大人淋沥，反胃，消酒积，主喉闭乳蛾，一切疮疡牙疳诸症"。

## 第九节　通　乳　药

### 王　不　留　行《本经》

【性味归经】　苦，平。入肝、胃经。

【药物功效】　通乳、通经、通淋。

【临床应用】

1. 通乳：为通乳之要药，用于乳汁不通，如气血瘀滞不通者，常与穿山甲、通草等合用；如气血不足者，常与黄芪、当归等同用。亦可用于乳房胀痛，乳痈，乳癖，常与蒲公英、夏枯草、瓜蒌、当归、皂刺等同用。

2. 通经：善于通利血脉，用于血瘀闭经，痛经，癥瘕肿块，常与川芎、当归、桃仁、红花等同用。临床可用治子宫肌瘤，卵巢囊肿，宫外孕包块，输卵管不通等。

3. 通淋：可利尿通淋，用于诸淋涩痛，小便不利等，常与海金沙、金钱草、车前子、牛膝、石韦同用。临床可用治前列腺炎，前列腺肥大，泌尿系结石，肾盂积水等。

本品以通头主，可上通乳汁，下通经脉，又通淋利尿。亦可用治风寒湿痹，关节疼痛拘挛，或关节变形，常与祛风湿药伍用。

【本草通论】　《本经》："主金疮，止血逐痛，除风痹内寒"。

《别录》："止血烦鼻衄，痈疽恶疮，瘘乳，妇人难产"。

《药性论》："治风毒，通血脉"。

《本草纲目》："利小便"。又谓："王不留行能走血分，乃阳明冲任之药，俗有'穿山甲、王不留，妇人服了乳长流'之语，可见其性行而不住也"。

## 穿 山 甲《别录》

【性味归经】　咸，微寒。入肝、胃经。

【药物功效】　通经下乳，通络搜风，消痈排脓。

【临床应用】

1. 通经下乳：能通经化瘀，用于血脉瘀滞而致的闭经，癥瘕痞块，瘰疬，常与三棱、莪术、当归、鳖甲等同用。能通行乳汁，用于产后乳汁不下，可单用，也可与王不留行、通草、路路通同用。

2. 搜风通络：本品善于穿行，可搜在经在络之风，用于风寒湿痹，肢体疼痛拘挛之症。对类风湿性关节炎而关节变形者有效，常与灵仙、乌梢蛇、地龙、蜈蚣等同用。

3. 消痈排脓：用于痈疽肿毒，痈肿未成脓者可消散，脓已成者可速溃，并可排除脓汁，常与皂刺、银花、赤芍等同用。亦可用治乳痈，乳腺增生，各种肿块，肝硬化等。

【本草通论】 《本草纲目》："除痰疟寒热，风痹强直疼痛，通经脉，下乳汁，消痈肿，排脓血，通窍杀虫"。

《本草从新》："善窜，专能行散，通经络，达病所"。

《滇南本草》："治疥癞痈毒，破气行血，胸膈膨胀逆气，治膀胱疝气疼痛"。

## 木 通《本经》

【性味归经】 苦，寒。入心、小肠、膀胱经。

【药物功效】 通经下乳，清热利水。

【临床应用】

1. 通经下乳：用于乳汁不通、瘀血闭经。通乳常与王不留行、穿山甲、猪蹄同用；通经常与桃仁、红花、牛膝同用。

2. 清热利水：上清心热，可用于心火上炎而致的口舌生疮，小儿夜啼，小便短赤，常与生地、竹叶、甘草同用，如导赤散。下通水道，可用于湿热淋浊，脚气，常与车前子、萹蓄、瞿麦、滑石等同用，如八正散。

3. 可用于湿热痹痛，常与忍冬藤、桑枝、防己等同用。

【本草通论】 《本经》："除脾胃寒热，通利九窍、血脉关节"。

《药性论》："主治五淋，利小便，开关格，治人多睡，主水肿浮大，除烦热"。

《大明本草》："破积聚血块，排脓，治疮疖止痛，催生下胎，女人血闭，月候不匀，天行时疾，头痛目眩，羸劣乳结及下乳"。

## 通　　草《本草拾遗》

【性味归经】　甘、淡，寒。入肺、胃经。

【药物功效】　通气下乳，清热利水。

【临床应用】

1. 通气下乳：能通畅气机而下乳，用于乳汁不下或乳汁稀少，常与穿山甲、枳壳、瓜蒌等同用。

2. 清热利水：能利水道引热下行，用于湿热淋浊，小便涩痛不利，常与木通、车前子、海金沙等同用。若治湿温胀满，常与杏仁、滑石、白蔻仁、半夏、竹叶等同用，如三仁汤。

【本草通论】　《本草纲目》："通草色白而气寒，味淡而体轻，故入太阴肺经，引热下降而利小便，入阳明胃经，通气上达而下乳汁。其气寒，降也，其味淡，升也"。

《用药法象》："利阴窍，治五淋，除水肿癃闭"。

《本草备要》："治目昏耳聋，鼻塞失音"。

《日华子本草》："明目，退热，催生，下胞，下乳"。

## 瓜　　蒌《别录》

【性味归经】　甘，寒。入肺、胃、大肠经。

【药物功效】　宽胸通乳，清热化痰，润肠通便，散结消肿。

【临床应用】

1. 宽胸通乳：用于胸膈不利而致的胸痹，结胸，胸膈胀满，如治胸痹的瓜蒌薤白白酒汤，治结胸的小陷胸汤。与檀香，丹参，桃仁，红花等同用可治胸痛，心绞痛。又可用于胸膈气滞而致的乳汁不下，常与穿山甲、木通、路路通等同用。为治胸膈病变之要药。

2. 清热化痰：用于肺热咳嗽，痰黄稠不易吐出者，常与贝母、黄芩、枳实等同用。

3. 润肠通便：用于肠燥便秘，常与火麻仁、郁李仁同用。

用于食滞便秘，常与山楂、神曲、麦芽、槟榔同用。

4. 散结消肿：用于痰热郁结而致的肺痈，乳痈，常与芦根、冬瓜仁、鱼腥草、牛蒡子、花粉等同用。用于胃肠积热而致的肠痈，常与大黄、败酱草、丹皮、桃仁同用。

【本草通论】　《别录》："主胸痹"。

《本草纲目》："润肺燥，降火，治咳嗽，涤痰结，利咽喉，止消渴，利大肠，消痈肿疮毒"。

# 第十节　通　淋　药

通淋药可用治小便频数短涩，滴沥刺痛，欲出不尽，少腹拘急或痛引腰腹为主的五淋证。相当于泌尿系感染，泌尿系结石和肿瘤、前列腺疾病以及乳糜尿，妇女带下，阴痒等病。治疗均以利尿通淋为主。

## 车　前　子《本经》

【性味归经】　甘，寒。入肺、膀胱、小肠、肝、肾经。

【药物功效】　利水通淋，清肝明目，清肺化痰。

【临床应用】

1. 利水通淋、用于湿热下注膀胱，小便不利，淋漓涩痛，常与木通、瞿麦、萹蓄、滑石、大黄等同用，如八正散。因能通利水道，可用治各种水肿。又能利水湿而分清浊，治疗水湿泄泻有良效，可收"利小便，实大便"之功。

2. 清肝明目：用于肝经有热而致的目赤涩痛，迎风流泪，常与密蒙花、草决明、白蒺藜、龙胆草、菊花等同用，如车前散。又可与熟地、菟丝子等伍用，以治疗肝肾不足，目暗昏花，如《千金方》的驻景丸。

3. 清肺化痰：用于肺热咳嗽，痰多，小便不利者，常与贝母、杏仁等同用，取肺与膀胱并通之效。

【本草通论】　《本经》："主气癃，止痛，利水道小便，除湿痹"。

《本草纲目》："导小肠热，止暑湿泻痢"。

《药性论》："去风毒，肝中风热，毒风冲眼，目赤痛，瘅翳脑痛，泪出，压丹石毒，去心胸烦热。……能补五脏，明目，利小便，通五淋"。

### 滑　　石《本经》

【性味归经】　甘、淡，寒。入胃、膀胱经。

【药物功效】　利水通淋，清热解暑，祛湿敛疮。

【临床应用】

1. 利水通淋：用于热结膀胱而致的热淋，石淋，血淋，小便淋沥涩痛之症，有滑利通窍，利尿排石之功。湿热淋常与木通、车前子同用；砂石淋与金钱草、海金沙等同用。如三金排石汤；血淋可与白茅根、大小蓟同用。亦可用于水肿等证。临床可用治肾炎，泌尿系感染，泌尿系结石，肾积水，睾丸鞘膜积液等水道不利的病变。

2. 清热解暑：用于暑热烦渴，泄泻，与甘草同用，如六一散。用于湿热胸闷，与白蔻仁、苡仁、杏仁、竹叶等同用，如三仁汤。

3. 祛湿敛疮：用于湿疹，湿疮，痱子，常与枯矾、黄柏、冰片为散外用。

【本草通论】　《本经》："主身热泄癖，女子乳难，癃闭，利小便，荡胃中积聚寒热"。

《别录》："通九窍六腑津液，去留结，止渴，令人利中"。

《本草衍义补遗》："分水道，实大肠，化食毒，行积滞，逐凝血，解烦渴……降心火，偏主石淋之要药"。

《本草纲目》："疗黄疸，脚气，吐血，衄血，金疮出血，诸疮肿毒"。

### 萹蓄《本经》

【性味归经】　苦，微寒。入膀胱经。

【药物功效】　利水通淋，杀虫止痒。

【临床应用】

1. 利水通淋：用于湿热下注而致的热淋，血淋，小便不利，淋漓涩痛，常与瞿麦、萹蓄、木通、滑石等同用，如八正散。血淋与白茅根、大小蓟、蒲黄同用。

2. 杀虫止痒：用于蛔虫，钩虫病，常与苦楝皮、榧子、槟榔等同用。用于皮肤湿疹，阴道滴虫病，阴痒带下，可水煎外洗，或配方内服。

【本草通论】 《本草图解》："利小便，驱湿热，杀诸虫"。

## 瞿　麦《本经》

【性味归经】 苦，寒。入心、小肠、膀胱经。

【药物功效】 利水通淋，破血通经。

【临床应用】

1. 利水通淋：用于湿热下注而致的热结，血淋，小便不利，淋沥涩痛。常与木通、车前子、萹蓄、滑石等同用。如八正散。

2. 破血通经：用于血瘀热结而致的闭经，痛经，常与赤芍、丹参、益母草、大黄等同用。

【本草通论】 《本经》："主关格诸癃结，小便不通，出刺，决痈肿，明目去翳，破胎堕子，下闭血"。

《大明本草》："治痔瘘，并泻血……治月经不通，破血块，排脓"。

《药性论》："主五淋"。

## 石　韦《本经》

【性味归经】 苦，微寒。入肺、膀胱经。

【药物功效】 利水通淋，凉血止血。

【临床应用】

1. 利水通淋：用于热淋，血淋，石淋，小便不利，淋沥涩痛，常与瞿麦、车前子、木通、滑石等同用。尤善治血淋，常与白茅根、大小蓟同用。

2. 凉血止血：用于血热吐衄。治疗结核咳血，常与百部、仙鹤草、十大功劳叶等同用。治疗崩漏下血，常与焦地榆、侧柏叶、益母草等同用。

3. 止咳平喘：用于肺热咳嗽痰多，常与贝母、瓜蒌、桑皮等同用。

本品上通肺热，下通膀胱，并凉血清热，可使上下皆通，故能通淋止咳。

【本草通论】　《本经》："主劳热邪气，五癃闭不通，利小便水道"。

## 海　金　沙《嘉祐本草》

【性味归经】　甘，寒。入膀胱、小肠经。

【药物功效】　利水通淋。

【临床应用】

1. 用于热淋，血淋，石淋，小便不利，淋沥涩痛，常与滑石、石韦、赤芍、泽泻等同用，如《证治准绳》的海金沙散。

2. 尤善治尿道疼痛，亦可用于小便不利，周身水肿，又可用于妇女带下。临床常用治泌尿系感染，泌尿系结石，前列腺疾病等。

【本草通论】　《嘉祐本草》："通利小肠，得栀子、马牙硝、蓬沙共疗伤寒热证"。

《本草纲目》："治湿热肿滞，小便热淋，膏淋，血淋，石淋，茎痛，解热毒气"。

《本草正义》："利水通淋，治男子淫浊，女子带下"。

## 冬　葵　子《本经》

【性味归经】　甘，寒。入大肠、小肠经。

【药物功效】　利尿通淋，下乳，滑肠。

【临床应用】

1. 利尿通淋：用于小便不利，水肿胀满，各种淋病，尿道涩痛，常与海金沙、车前子、猪苓、茯苓、瞿麦、滑石等同用。《金匮》与茯苓同用，治疗妊娠有水气，小便不利，头眩。作者在临证中，与泽泻、白术、钩藤配伍，用治迷路水肿而致的梅尼埃综合征有良效，可能是通利水道，消除迷路水肿而奏效。

2. 通乳：用于乳汁不通，常与穿山甲、王不留、漏芦等同用。用治乳痈，乳房胀痛，常与银花、公英、瓜蒌、赤芍等同用。

3. 滑肠：用于肠燥便秘，常与瓜蒌仁、火麻仁等同用。

【本草通论】　《本经》："主五癃，利小便"。

《别录》："治妇人乳内闭，肿痛"。

《本草纲目》："通大便，消水气，滑胎治痢"。

## 萆　　薢《本经》

【性味归经】　苦，平。入肝、胃、膀胱经。

【药物功效】　利湿通淋，祛风通络。

【临床应用】

1. 利湿通淋：用于湿浊下注而致的膏淋，小便混浊，色白如米泔，常与菖蒲、茯苓等同用，如萆薢分清饮。亦可用于妇女带下，有分利清浊之功。

2. 祛风通络：用于风湿阻络而致的痹痛，肢体浮肿，关节不利，筋脉拘挛。偏寒湿者，与附子、防己、牛膝同用；偏湿热者，与忍冬藤、秦艽、蚕沙等同用。亦可用治湿热疮毒，皮肤瘙痒，常与白鲜皮、黄柏、苦参、地肤子，等同用。

【本草通论】　《本经》："主腰背强痛，骨节风寒湿同痹，恶疮不瘳，热气"。

《本草纲目》："治白浊茎中痛，痔瘘坏疮。"

《滇南本草》："治风寒，温经络，腰膝痛，遍身顽麻，利膀胱水道，赤白便浊"。

### 地 肤 子《本经》

【性味归经】　苦，寒。入肾、膀胱经。

【药物功效】　利尿通淋，祛风止痒。

【临床应用】

1. 利尿通淋：用于膀胱湿热而致的小便不利，淋沥涩痛。常与瞿麦、通草、黄柏等同用。尤对茎中痒痛有效。亦可用于妇女带下阴痒。

2. 祛风止痒：用于风疹瘙痒，皮肤湿疮，常与白鲜皮、蝉衣、蛇床子等同用。

【本草通论】　《本经》："主膀胱热，利小便，补中益气，久服耳目聪明"。

《别录》："去皮肤中热气，散恶疮，疝瘕，强阴"。

《滇南本草》："利膀胱小便积热，洗皮肤之风，疗妇人诸经客热，清利胎热，湿热带下"。

# 第十一节　通利水道药

三焦水道不利可致水肿，小便不利。亦可引起湿邪为患的诸症，如淋浊，黄疸，泄泻，痰饮，湿温，痹症，湿疮等。治疗时可选择通利水道药治疗，使水道通利，湿有出路。如脾虚水湿不运与健脾利湿药同用；肾阳虚与温阳药同用；肺失宣降与通表发汗药同用；肝失疏泄可与疏肝理气药同用。使标本同治，湿有所主，水有通路。

本类药物又根据利水作用的强弱，分为峻下逐水药和利水消肿药。

### 一、峻下逐水药

本类药物利水作用猛峻，可使大量的水分从二便排出，故有剧烈的腹泻。用于高度水肿胀满，胸水，腹水，痰饮结聚，喘满壅实等。本类药物性猛，具有毒性，应"中病即止"，不可久服，体弱者慎用，孕妇忌用。

近代用治肝硬化，晚期血吸虫病腹水，渗出性胸膜炎，肠梗阻等有一定疗效。

## 甘　遂《本经》

【性味归经】　苦、寒，有毒。入肺、肾、大肠经。

【药物功效】　泻下逐饮，通腑去胀，消肿散结。

【临床应用】

1. 泻水逐饮：用于胸水，腹水效佳，常与大戟、芫花等同用，如十枣汤。用治肝硬化，血吸虫病腹水，渗出性胸膜炎有效。作者曾用本药与大戟、芫花、枳壳、冰片共研细末，敷脐，治疗肝硬化腹水 5 例，均获良效。

亦可用水热互结，痰饮壅实而致的结胸，症见气逆喘促，常与大黄，芒硝同用，如《伤寒论》的大陷胸汤。

2. 通腑去胀：用于腹胀腹痛，拒按，发热，便闭便秘，苔黄燥，属阳明腑实证者。常与大黄、枳实、芒硝同用，如甘遂承气汤。笔者用本药与大黄、枳壳、厚朴、冰片共研细末，用藿香正气水调敷神厥穴，治疗中毒性肠麻痹 12 例，均获痊愈，有良好的通腑消胀之功。

临床可用于肠梗阻，肠麻痹，胃肠手术后腹胀，可促进胃肠蠕动，恢复其通用之功。

3. 消肿散结：本品外用可治疗痈肿疮毒，骨髓炎，脉管炎等。

【本草通论】　《本经》："主大腹疝瘕，腹满，面目浮肿，留饮宿食，破癥坚积聚，利水谷道"。

《珍珠囊》："直达水气所结之处，乃泄水之圣药。水结胸中非此不能除"。

《本草纲目》："泻肾经及隧道水湿，脚气，阴囊肿坠，痰迷癫痫，噎膈痞塞"。

## 大　戟《本经》

【性味归经】　苦、寒，有毒。入肺、肾、大肠经。

【药物功效】　逐水泻饮，消肿散结。

【临床应用】

1. 泻水逐饮：用于胸水，腹水，水肿胀满，常与甘遂、芫花同用。又用于痰饮积聚，咳喘满，胸胁胀痛，痰迷心窍而致的癫痫，常与甘遂、白芥子同用，如《三因方》控涎丹。

2. 消肿散结：外用治疗痈肿疮毒，痰凝结核，瘰疬。常与山慈姑、雄黄等伍用，如紫金锭。

【本草通论】　《本经》："主蛊毒十二水，腹满急痛，积聚中风，皮肤疼痛，吐逆"。

《别录》："颈腋痈肿，头痛，发汗，利大小肠"。

《药性论》："下恶血癖块，腹内雷鸣。通月水，善治瘀血。能堕胎孕"。

## 芫　花《内经》

【性味归经】　辛、苦、温，有毒。入肺、肾、大肠经。

【药物功效】　泻水逐饮，祛痰止咳，杀虫疗疮。

【临床应用】

1. 泻水逐饮：善泻胸胁之水，用于痰饮停于胸胁而致的悬饮咳嗽喘，胸胁引痛，心下痞硬，实证水肿，常与甘遂、大戟、大枣同用，如十枣汤。

2. 祛痰止咳：用于痰饮阻肺而致的咳嗽，喘息，与大枣同煮治疗慢性气管炎属寒饮者有良效。

亦可用于痰饮而致的癫痫，精神分裂症，神经官能症。

3. 杀虫疗疮：用于虫积腹痛。和雄黄、猪油调膏外敷，可治疗白秃，头疮，顽癣，冻疮。

【本草通论】　《本经》："咳逆上气"。

《别录》："治胸中痰水喜唾，水肿"。

《药性论》："主通利血脉，治恶疮，风痹湿，一切毒风，四肢拳急不能行走，能泻水肿胀满"。

《本草纲目》："治水饮痰癖，胁下痛"。

## 牵　牛　子《别录》

【性味归经】　苦、寒，有毒。入肺、肾、大肠经。

【药物功效】　利水通便，消痰涤饮，杀虫消积。

【临床应用】

1. 利水通便：用于水肿胀满，二便不通的阳水实证，与茴香同用，如禹功散；与大戟、甘遂、芫花、大黄同用，如舟车丸。对肾炎水肿，尿毒症有效。

2. 消痰涤饮：用于痰饮壅肺，咳喘气逆，面目浮肿者，常与杏仁、葶苈子、陈皮、姜、枣同用，如牵牛子散。临床可用于慢性气管炎，胸膜炎属痰饮者。

3. 杀虫消积：能驱虫杀蛔，绦虫，蛲虫，并借泻下之力排出虫体，治疗虫积腹痛，与槟榔伍用，如《普济方》牛榔散。

【本草通论】　《别录》："主下气，疗脚满水肿，除风毒，利小便"。

《药性论》："治痃癖，气块，利大小便，除水气虚肿，落胎"。

《本草纲目》："逐痰消饮，通大肠气秘，风秘，杀虫"。

## 商　　陆《本经》

【性味归经】　苦、寒，有毒。入肺、脾、肾、大肠经。

【药物功效】　行水通便，消肿散结。

【临床应用】

1. 行水通便：用于水肿胀满，大便秘结，小便不利的实证，常与槟榔、茯苓、木通、大腹皮同用，如疏凿饮子。临床用治急慢性肾炎，肝硬化腹水，血吸虫病腹水，心源性水肿有效。

2. 消肿散结：用于疮疡肿毒，对肿坚不溃者，可用鲜品捣敷，或加食盐共敷。

【本草通论】　《本经》："主水肿，疝瘕，痹。熨除痈肿"。

《日华子诸家本草》："通大小肠，泻蛊毒，堕胎，消肿毒，敷恶疮"。

《本草纲目》："其性下行，专于行水"。

## 千　金　子《开宝本草》

【性味归经】　辛、温，有毒。入肝、肾、大肠经。

【药物功效】　逐水退肿，破血消癥。

【临床应用】

1. 逐水退肿：通过泻下及利尿以攻逐体内水邪。用于水肿，二便不利之实证。可去油单用，或与防己、桑白皮、槟榔等伍用。

2. 破血消癥：用于瘀血而致的癥瘕，闭经，与行气药同用，其效更佳。

【本草通论】　《开宝本草》："主妇人血结月闭，瘀血癥瘕疙癖，除蛊毒……冷气胀满，利大小肠，下恶滞物"。

《图经本草》："下水最速。然有毒损人，不可过多"。

## 巴　　豆《本经》

【性味归经】　辛、热，有大毒。入胃、大肠、肺经。

【药物功效】　泻下寒积，逐水退肿，祛痰利咽，蚀疮消痈。

【临床应用】

1. 泻下寒积：本品温通峻下，用于胃肠寒积，宿食积滞，心腹冷痛，大便不通者，常与干姜、大黄同用，如《金匮要略》三物备急丸。

2. 逐水退肿：用于腹水膨胀，如肝硬化腹水，血吸虫病腹水等，与莪术、陈皮、干漆同用，即巴漆丸，可消除膨胀腹水。

3. 祛痰利咽：用于喉痹痰阻，气逆喘促，可用本品去油，研细吹喉，可治白喉及喉炎引起的喉梗阻，能豁痰开咽，利呼吸，作急救之用。亦可治疗胸膈窒塞，痰涎壅盛的结胸症，与桔梗、贝母同用，如三物小白散。

4. 蚀疮消痈：用于疮疡痈肿，脓成可溃者，与乳香、没药、木鳖子等伍用，如验方咬头膏，可使痈肿破溃而排出脓液。

【本草通论】　　《本经》："主伤寒温疟寒热，破癥瘕积聚，坚积，留饮痰癖，大腹水肿、荡涤五脏六腑，开通闭塞，利水谷道，去恶肉"。

《珍珠囊》："导气消积，去脏腑停寒，治生冷硬物所伤"

《大明本草》："破血，排脓，消肿毒，杀腹脏虫，治恶疮，瘜肉及疥癞疔肿"。

## 二、利水消肿药

### 茯　　苓《本经》

【性味归经】　甘、淡，平。入心、脾、肺、肾经。

【药物功效】　利水渗湿，健脾补中，宁心安神。

【临床应用】

1. 利水渗湿：用于水湿停滞而致的水肿，小便不利。偏阳虚者，多用白茯苓、常与猪苓、泽泻、白术、桂枝同用，如五苓散。偏湿热者，多用赤茯苓、常与赤芍、山栀、当归、灯心草同用，如《和剂局方》的五淋散。亦可用治水湿内停而致的痰饮眩悸，常与桂枝、白术、甘草同用，如苓桂术甘汤。

2. 健脾补中：用于脾虚倦怠，食少便溏，脉虚无力，常与党参、白术、甘草同用，如四君子汤。若泄泻者，可配参苓白术散服用，以健脾渗湿止泻。

3. 宁心安神：用于心虚惊悸，失眠多梦，常与酸枣仁、知母、川芎等同用，如酸枣仁汤。亦适宜于心脾两虚而致的心悸、失眠诸症，如归脾汤。安神多用茯神。

【本草通论】　　《本经》："主胸胁逆气，惊恚惊邪恐悸……利小便，久服安魂养神"。

《别录》："大腹淋沥，膈中痰水，水肿淋结，开胸腑，调脏气，伐肾邪"。

《汤液本草》："泻膀胱，益脾胃，治肾积奔豚"。

## 猪　苓《本经》

【性味归经】　甘、淡，平。入肾、膀胱经。

【药物功效】　利水渗湿，通淋。

【临床应用】

1. 利水渗湿：能通利水道，利尿作用比茯苓强。用于水湿停滞，水肿胀满，小便不利，常与泽泻、茯苓、白术同用，如四苓散。亦可用治水湿泄泻，肠鸣尿少，常与苡仁、茯苓、车前子同用，取利小便而实大便之功。

2. 通淋：用于热淋，血淋，小便不利，淋沥涩痛，赤白带下，常与泽泻、滑石、黄柏、车前子等同用。

【本草通论】　《本经》："利水道"。

《本草纲目》："开腠理，治淋肿脚气，白浊带下，妊娠子淋胎肿，小便不利"。

## 泽　泻《本经》

【性味归经】　甘、淡，寒。入肾、膀胱经。

【药物功效】　利水渗湿，泄热通淋。

【临床应用】

1. 利水渗湿：用于水湿壅滞而致的水肿胀满，小便不利，水湿泄泻，常与猪苓、白术、茯苓同用，如四苓散。亦可用于水饮痰湿而致的眩晕，与白术同用，如《金匮要略》泽泻汤。

2. 泄热通淋：有清泄下焦湿热之功。用于小便淋沥涩痛，可与石韦、苡仁、滑石、土茯苓等同用。治阴虚火旺，配熟地、山药、山萸等，如六味地黄丸。

【本草通论】　《别录》："治消渴淋沥，逐膀胱、三焦停水"。

《药性本草》：“治五淋，宣通水道”。

《本草纲目》：“渗湿热，行痰饮，止呕吐，泻痢，疝痛，脚气”。

## 薏　苡　仁《本经》

【性味归经】　甘、淡，微寒。入脾、胃、肺、大肠经。

【药物功效】　利水渗湿，祛风通痹，清热排脓，健脾止泻。

【临床应用】

1. 利水渗湿：用于水湿停滞而致的水肿，脚气，小便不利，常与茯苓、滑石、通草等同用。

2. 祛风通痹：用于风湿阻滞经络而致的痹痛，四肢拘挛，常与防己、麻黄、海风藤同用。亦可用于湿温，头痛身重，胸脘满闷，常与滑石、白蔻仁、杏仁、滑石等同用，如三仁汤。

3. 清热排脓：用于肺痈，胸痛，咳吐脓痰，常与芦根、冬瓜仁、桃仁等同用，如千金苇茎汤。用于肠痈，与附子、败酱草同用，如附子薏苡败酱散。亦可配入大黄牡丹皮汤应用。

4. 健脾止泻：用于脾虚湿盛泄泻，常与山药、白术、党参、扁豆等同用，如参苓白术散。

【本草通论】　《本经》：“主筋急拘挛，不可屈伸，风湿痹，下气”。

《别录》：“除筋骨邪气不仁，利肠胃，消水肿，令人能食”。

《药性论》：“主肺痿肺气，呕脓血，咳嗽涕唾，上气，煎服破毒肿”。

## 赤　小　豆《本经》

【性味归经】　甘、酸，平。入心、小肠经。

【药物功效】　利水消肿，解毒排脓。

【临床应用】

1. 利水消肿：通利水道而引湿外出，用于水肿胀满，脚气浮肿,小便不利,常与泽泻、茯苓、车前子、苡仁等同用。亦可用于外有表证的湿热黄疸,与麻黄、连翘等同用,如麻黄连翘赤小豆汤。本品为滋补性利水消肿药,可与鲤鱼煮烂食之,治疗肾炎水肿,肝硬化腹水,营养不良性水肿有效。

2. 解毒排脓:用于痈肿疮毒,研末外涂,或与赤芍、地丁、银花等煎服。

【本草通论】　《本经》:"主下水,排痈肿脓血"。

《别录》:"利小便,下胀满"。

《药性论》:"能消热毒痈肿,散恶血不尽,烦满,治水肿皮肌胀满"。

### 冬　瓜　皮《本经》

【性味归经】　甘,微寒。入肺、胃、小肠经。

【药物功效】　利水消肿,清暑止渴。

【临床应用】

1. 利水消肿:用于水肿胀满,小便不利,常与猪苓、茯苓、车前子等同用。

2. 清暑止渴:用于暑热烦渴,小便短赤。常与西瓜皮同用。

### 泽　漆《本经》

【性味归经】　辛、苦,微寒。入肺、大肠、小肠经。

【药物功效】　利水退肿,化痰止咳,散结解毒。

【临床应用】

1. 利水消肿:用于腹水胀满,尿少浮肿,治疗肝硬化腹水,血吸虫病腹水有效,可单用,亦与泽泻、白术、猪苓等利水渗湿药同用。

2. 化痰止咳:用于肺热咳嗽,痰饮喘促,咽喉不利,常与鱼腥草、黄芩、瓜蒌同用。治痰饮咳喘,与半夏、紫菀、前胡、桂枝、人参等同用,如《金匮要略》泽漆汤。

3. 散结解毒:用于瘰疬结核,可用本品熬膏内服或外敷。

治淋巴肉瘤可与黄药子、牡蛎、贝母等伍用；治癣疮，可用本品外敷。

【本草通论】　《本经》："主皮肤热，大腹水气，四肢面目浮肿"。

《别录》："利大小肠"。

## 防　己《本经》

【性味归经】　苦、辛，寒。入肾、膀胱、脾经。

【药物功效】　利水消肿，通痹止痛。

【临床应用】

1. 利水消肿：用于水湿停留而致的水肿脚气，小便不利，常与葶苈子、椒目、大黄等同用，如《金匮要略》己椒苈黄丸。若属气虚水肿则与黄芪、白术、甘草同用，如防己黄芪汤。

2. 通痹止痛：用于风湿阻络而致的风湿痹痛，筋脉拘急。偏湿热者，与滑石、蚕沙、苡仁等同用，如《温病条辨》宣痹汤。偏寒湿者，与茯苓、白术、桂心、乌头、人参同用，如《千金方》防己汤。

【本草通论】　《本经》："主风寒湿疟，热气诸痫，除邪，利大小便"。

《别录》："疗水肿，风肿，去膀胱热，伤寒寒邪热邪气，中风手脚挛急，止泻，散痈肿恶结，诸痛疥癣，虫疮，通腠理，利九窍"。

《本草拾遗》："治风用防己，治水用汉防己"。

# 第十二节　行　气　药

气机以通为畅，以通为降。反之则会引起气滞，气逆等诸多病证，可用行气药治之。行气药可疏通气机，消除气滞，又各有所偏，如胃气不降而致的脘腹胀痛，恶心呕吐，嗳气吞酸，大便秘结，泻痢不爽等，可用行气和胃的药物；肝气郁结

而致的胸胁，乳房胀痛，月经不调，疝气癥瘕，肝脾肿块等气
滞血瘀诸证，可用疏肝理气药；肺失宣降而致的胸痛，咳嗽，
气喘，可用偏于理脾气的药物治疗。

另外，气行则血行，气滞则血瘀，气滞则邪留，故行气药
不仅用于气滞不通为主的病症，如血瘀，其他邪气的阻塞亦需
配用行气药，其效更佳。

## 枳　实《本经》

【性味归经】　辛、苦，温。入脾、肺经。

【药物功效】　行气导滞，消痰除痞。

【临床应用】

1. 行气导滞：用于脾胃气滞、食滞不化而致的脘腹胀满，
嗳气吞酸，食滞纳呆，常与白术、砂仁、木香同用，如枳术
丸，亦可与保和丸同用。又常用于肠胃实热积滞，腹胀疼痛，
大便秘结不通，常与大黄、厚朴、芒硝同用，如大小承气汤。
亦可用于泻痢后重。泻而不畅者。

2. 消痰除痞：用于痰气互阻，胸脘痞满，胸痹结胸，咳
喘痰阻。常与瓜蒌、薤白、桂枝同用，如枳实薤白桂枝汤用治
胸痹。与黄连、瓜蒌、半夏同用，如《温病条辨》的小陷汤加
枳实汤用治痰热结。

本品行气作用较强，比喻有冲墙倒壁之力。用治腑气不通
而致诸病，如肠梗阻等急腹症。又常用以治疗胸痹，胸膜炎，
气管炎，冠心病等病。亦可配伍治疗胃扩张，胃下垂，脱肛，
子宫脱垂等症。有增加血流量，兴奋平滑肌的作用。

【本草通论】　《本经》："除寒热结，止痢，长肌肉，利五
脏"。

《别录》："除胸胁痰癖，逐停水，破结实，消胀满，心下
急痞痛，逆气，胁风痛，安胃气，止溏泻，明目"。

《本草纲目》："大抵其功能皆利气，气下则痰喘止，气行
则痞胀消，气通则痛刺止，气利则后重除"。

## 陈　　皮《本经》

【性味归经】　辛、苦，温。入脾、肺经。

【药物功效】　行气健脾，燥湿化痰，降逆和胃。

【临床应用】

1. 行气健脾：用于脾胃气滞而致的脘腹胀满，疼痛，不思饮食，泄泻。常与厚朴、苍术、甘草同用，如平胃散。脾虚可与四君子汤，木香、砂仁等同用，如香砂六君子汤。治肝气乘脾而致的泄泻，常与防风、白术、白芍等同用，如痛泻要方。

2. 燥湿化痰：用于痰湿滞塞气管、肺道而致的咳嗽痰多，胸闷气逆咳喘，常与半夏、茯苓、甘草同用，如二陈汤。

3. 降逆止呕：用于胃气不降，痰湿上逆而致的呃逆，呕吐，常与生姜、竹茹、半夏、党参等同用，如《金匮要略》橘皮汤和橘皮竹茹汤。

【本草通论】　《本经》："主胸中痰热，逆气，利水谷，久服去臭，下气"。

《别录》："下气，止呕咳，治气冲胸中，吐逆霍乱，疗脾不能消谷"。

《本草纲目》："疗呕哕反胃嘈杂，时吐清水，痰痞，痎疟，大肠闭塞，妇人乳痈"。

## 青　　皮《图经本草》

【性味归经】　辛、苦，温。入肝、胆、胃经。

【药物功效】　疏肝破气，消气化滞。

【临床应用】

1. 疏肝破气：用于肝胆气滞而致的胸胁胀痛，常与柴胡、香附、枳壳等同用。乳房胀痛，结节肿块者，常与柴胡、夏枯草、大贝母、鳖甲等同用；乳痈常与桔叶、瓜蒌、银花、公英等同用；疝气肿痛常与台乌、木香、小茴香等同用。

2. 消积化滞：用于食滞不化，脘腹胀痛，以及气滞血瘀结聚之症。常与草果、山楂、神曲、麦芽同用，如青皮丸。

临床常用于肝郁气滞而致的胃病，肝硬化，腹水，腹内肿瘤，疝气，胆腑不利而致的胆囊炎，胆结石等有良效。

【本草通论】　《图经本草》："主气滞，下食，破积结及膈气"。

《本草纲目》："治胸膈气逆胁痛，小腹疝气，消乳肿，疏肝胆，泻肺气"。

《本草衍义补遗》："青皮乃肝胆二经气分药，故人多怒，有滞气，胁下有郁积，或小腹疝痛用之，以疏通二经，行其气也"。

## 佛　　手《图经本草》

【性味归经】　辛、苦，温。入肝、脾、胃、肺经。

【药物功效】　疏肝和胃，行气化痰。

【临床应用】

1. 疏肝和胃：用于肝气犯胃而致的胸胁脘腹胀满，呃逆嗳气，呕吐吞酸，食欲不振，常与柴胡、木香、青皮等同用。

2. 行气化痰：用于肺气壅塞而致的胸闷作痛，咳嗽痰多，常与瓜蒌、半夏、茯苓等同用。

【本草通论】　《滇南本草》："补肝暖胃，止呕吐，消胃寒痰，治胃气疼痛，止面寒疼，和中行气"。

《本草从新》："治气舒肝，和胃化痰，破积，治噎膈反胃，消癥瘕瘰疬"。

## 厚　　朴《本经》

【性味归经】　苦、辛，温。入脾、胃、肺、大肠经。

【药物功效】　行气燥湿，下气导滞，降逆平喘。

【临床应用】

1. 行气燥湿：用于湿阻中焦，胸腹胀满，食少纳差，呕恶便溏，常与陈皮、苍术、甘草同用，如平胃散，有良好的燥湿除满，宽中下气之效。亦可用于湿温内阻，常与薏苡仁、白蔻仁、木通等同用，如三仁汤。

2. 下气导滞：用于气滞食积，脘腹胀满，大便秘结，常与大黄、枳实同用，如厚朴三物汤。又常用于实热内结的阳明腑实证，与大黄、枳实、芒硝同用，如大承气汤，有消除有形实满的作用。

3. 降逆平喘：用于肺气下降，痰饮阻肺的咳喘，常与苏子、陈皮、半夏等同用，如苏子降气汤。还有如《伤寒论》的桂枝加厚朴杏子汤，《金匮》厚朴麻黄汤。

【本草通论】　《别录》："消痰下气，疗霍乱及腹疼胀满，胃中逆冷及胸中呕不止"。

《药性本草》："治积年冷气，腹内雷鸣虚吼，宿食不消"。

《汤液本草》："主肺气胀满，膨而喘咳"。

## 木　香《本经》

【性味归经】　辛、苦，温。入脾、胃、大肠、胆经。

【药物功效】　行气止痛，消食导滞。

【临床应用】

1. 行气止痛：用于肝郁气滞而致的胸胁胀痛，肝区痛，胆绞痛，常与柴胡、香附、郁金等同用。又用于胃肠气滞而致脘腹疼痛，泻痢腹痛，里急后重，常与枳实、川楝子、白芍等同用。亦可用于疝气痛，睾丸痛，常与台乌、荔枝核等同用。

2. 消食导滞：用于脾胃虚弱，食滞不化而致的脘腹胀痛，呕恶食少，消化不良等症，可与党参、白术、茯苓、砂仁等同用，如香砂六君子汤。亦可用于湿热泻痢，湿热黄疸气机阻滞不畅者。

【本草通论】　《日华子诸家本草》："治心腹一切气，膀胱冷痛，呕逆反胃，霍乱，泄泻，痢疾，健脾消食，安胎"。

《珍珠囊》："散滞气，调诸气，和胃气，泄肺气"。

《本草衍义》："木香专泄决胸腹间滞塞冷气"。

## 香　　附《别录》

【性味归经】　辛、微苦，平。入肝、三焦经。

【药物功效】　理气解郁，调经止痛。

【临床应用】

1. 理气解郁：长于疏肝理气，常用于肝郁气滞而致的胸胁脘腹胀痛，疝气疼痛，常与柴胡，枳壳，川芎等同用，如柴胡疏肝散。又为散郁之要药，用治气、血、痰、火、湿、食六郁之证，常与川芎、栀子、苍术、神曲同用，如越鞠丸。为疏理气机之要药，有"气病之总司"之称。

2. 调经止痛：用于肝脏疏泄不利，气血郁阻而致的月经不调，少腹胀痛，痛经，乳房胀痛，如四制香附丸，又常与四物汤等方配合，是治疗妇科病之要药，故有"妇科之主帅"之誉。

【本草通论】　《本草纲目》："利三焦，消饮食积聚，痰饮痞满，跗肿腹胀，脚气，止心腹，肢体、头目、齿耳诸痛……妇人崩漏带下，月候不调，胎前产后诸病。"

## 乌　　药《本草拾遗》

【性味归经】　辛，温。入肺、肾、膀胱经。

【药物功效】　行气止痛，温肾散寒。

【临床应用】

1. 行气止痛：用于一切寒凝气滞不通而致的疼痛。胸腹胀痛，常与沉香、人参、槟榔同用，如四磨饮子；寒疝腹痛牵引睾丸者，常与小茴香、青皮、川楝子等伍用，如天台乌药散；妇女气滞气瘀痛经者，常与元胡、香附、木香等同用，如加味乌药汤。

2. 温肾散寒：用于肾阳不足，膀胱虚冷而致的小便频数，小儿遗尿，常与益智仁、山药同用，如缩泉丸。临床可用于寒凝而致的无精症，输卵管不通，附件炎等。

【本草通论】　《本草拾遗》："主中恶心腹痛……膀胱，肾间冷气攻冲背膂，妇人血气"。

《本草纲目》："治脚气，疝气，气厥头痛，肿胀喘急，止小便频数及白浊"。

## 沉　香《别录》

【性味归经】　辛、苦，温。入脾、胃、肾经。

【药物功效】　行气止痛，温中止呕，降逆平喘。

【临床应用】

1. 行气止痛：用于寒凝气滞而致的胸腹胀痛，常与乌药、槟榔、木香同用，如沉香四磨汤，若阴寒内盛，手足厥冷，脐腹疼痛，痛极欲绝者，应配附子、丁香、麝香，如《百代医宗》的接真汤。有温通之功。

2. 温中止呕：用于胃寒气逆而致的呕吐、呃逆之证，常与旋覆代赭汤同用，亦可用治梅核气。

3. 降逆平喘：本品善降气逆，可纳气归肾用治气机不降，肾不纳气的咳喘，常与附子、肉桂、补骨脂等同用，如黑锡丹。

【本草通论】　《本草纲目》："治上热下寒，气逆喘急，大肠虚秘，小便气淋，男子精冷"。

《医林纂要》："坚骨，补命门，温中，燥湿，泻心，降逆气，凡一切不正之气，皆能调之"。

## 檀　香《别录》

【性味归经】　辛，温。入脾、胃、肺、心经。

【药物功效】　开胸行气，止痛开胃。

【临床应用】

1. 开胸行气：用于气郁胸膈而致的胸胁胀闷疼痛，常与枳壳、青皮、川楝子同用。临床用治气滞血瘀而致的胸痹，心绞痛，常与丹参、菖蒲、川芎、瓜蒌等同用。

2. 止痛开胃：用于胃肠气滞，胃寒作痛，呕恶食少等，常与沉香、藿香、白豆蔻、砂仁、丁香、乌药同用，如《直指方》沉香磨脾散。

【本草通论】　《本经逢原》："善调膈上诸气……兼通阳明之经，抑郁不舒，呃逆吐食宜之"。

《日华子诸家本草》："治心痛，霍乱，肾腹痛"。

《本草备要》："调脾胃，利胸膈，为理气要药"。

## 槟　榔《别录》

【性味归经】　辛、苦，温。入胃、大肠经。

【药物功效】　行气导滞，杀虫截疟，利水消肿。

【临床应用】

1. 行气导滞：用于肠胃气滞，食滞不化而致的脘腹胀，食少便秘，常与枳实、厚朴、莱菔子等同用。又常用于积滞泻痢，里急后重者，常与木香、青皮、大黄等同用，如木香槟榔丸。

2. 杀虫截疟：可驱杀绦虫，蛔虫，钩虫等多种寄生虫，又能泻下通便，排出虫体，常与南瓜子，使君子等同用。亦可截杀疟疾，治疟疾寒热久发不止，常与常山、草果、知母等同用，如截疟七宝饮。

3. 利水消肿：用于水肿脚气，二便不利，常与商陆、泽泻、茯苓、木通同用，如疏凿饮子。治脚气的鸡鸣散。

【本草通论】　《别录》："主消谷逐水，除痰癖，杀三虫伏尸，疗寸白"。

《药性论》："宣利五脏六腑壅滞，破坚满气，下水肿，治心痛，风血积聚"。

《本草纲目》："治泻痢后重，心腹诸痛，大小便气秘，痰气喘急，疗诸疟，御瘴疠"。

## 薤　白《本经》

【性味归经】　辛、苦，温。入肺、心、胃、大肠经。

【药物功效】　通阳散结，下气行滞。

【临床应用】

1. 通阳散结：用于阴寒阻胸，阳气不通而致的胸闷作痛，甚或痛彻胸背，喘息咳逆，短气胸痹之证，常与瓜蒌、枳实、半夏、桂枝、白酒等同用，如瓜蒌薤白白酒汤，瓜蒌薤白半夏汤，枳实薤白桂枝汤，均为《金匮》治胸痹之名方。现代用治冠心病，心绞痛，胸膜炎，气管炎，肋软骨炎，肋间神经痛，均有良效。

2. 下气行滞：用于寒凝气滞的脘腹疼痛，常与黑附子、甘松、木香等同用。用治下痢后重，常与木香、秦皮等同用。

【本草通论】　《别录》："温中，散结气"。

《用药法象》："治泻痢下重，解泄下焦阳明气滞"。

《本草纲目》："治胸痹刺痛"。"温补助阳道"。

## 川　楝　子《本经》

【性味归经】　苦，寒。入肝、小肠、膀胱经。

【药物功效】　行气止痛，杀虫止痒。

【临床应用】

1. 行气止痛：用于气滞而致的胸胁脘腹胀痛，疝气作痛，常与元胡等同用，如金铃子散。能通肝脉，用于湿热壅滞肝经的少腹坠痛，睾丸红肿，常与黄柏、荔枝核、牛膝等同用。如属寒滞肝脉者，则与吴萸、小茴香、木香等同用，如导气汤。

2. 杀虫止痒。用于虫积腹痛，常与使君子、槟榔等同用。研细调膏可治疥癣瘙痒。

【本草通论】　《本经》："主……大热烦狂，杀三虫，疥疡，利小便水道"。

《用药法象》："入心及小肠，止上下部腹痛"。

## 荔　枝　核《本草衍义》

【性味归经】　辛，温。入肝、胃经。

【药物功效】　行气止痛，温经散寒。

【临床应用】　用于肝经寒凝气滞而致的疝气作痛，睾丸引痛、胃脘痛，痛经等症，有温通经脉之功，常与桂枝、小茴香、台乌同用。

【本草通论】　《本草衍义》："治心痛及小肠气"。

《本草备要》："入肝肾，散滞气，辟寒邪，治胃脘痛，妇人血气痛"。

## 第十三节　活血祛瘀药

凡以通利血脉，消散瘀滞为主要作用的药物称为活血祛瘀药。

人体以血为本，血以通为用，脏腑等各个组织器官才能得到充分的营养，从而保持正常的生理功能。如血行不畅而瘀滞，则产生诸多的病证。常用的如血瘀闭经，痛经，产后瘀阻，癥瘕痞块，跌打损伤，瘀血肿痛，以及关节痹痛，半身不遂，肢体麻木，疮疡肿毒等。总之，各种病邪的侵入都可干扰气血运行，各种疾病的产生均与血瘀有关，均可用活血化瘀药治疗。故活血化瘀在各种疾病的治疗中均有着重要的意义。活血化瘀药可治疗急症，重症，对宫外孕，急腹症，脉管炎，疗效卓然，减少了病人的手术痛苦。又能扩张冠状动脉，增加冠脉血流量、减少和消除血管内沉积物，是治疗心血管系统疾病的主要药物。又有改善微循环的作用，对休克，中毒，缺氧，代谢等方面的疾病均有治疗和改善作用。还对感染，增生性疾病，有消除，软化，吸收作用，对各种炎症，肿块，粘连性疾病，肿瘤等也有治疗作用。故活血化瘀药的应用有着广泛的前景。

应用活血化瘀药，还应根据病情，正确的配伍用药，才能取得更好的疗效。如气滞导致血瘀，或兼见气郁者，需配行气药同用，使气行血行。如寒凝血瘀者，需伍温通散寒药，使寒散而血行。痹痛者需与祛风湿药同用，疮疡肿毒者需与清热解毒药同用，气虚血瘀者需与补气药同用。使之更能适应病机，治愈病证。

## 川　芎《本经》

【性味归经】　辛，温。入肝、胆、心包经。

【药物功效】　活血行气，祛风止痛。

【临床应用】

1. 活血行气：本品辛散温通，能开气血之郁滞，为活血行气之主药。用于气滞血瘀而致的月经不调，闭经，痛经。产后瘀阻，胞衣不下，癥瘕积聚等证，常与当归、地黄、白芍、桃仁、红花同用、如桃红四物汤。用治肝郁气结而血瘀不畅的胸胁疼痛，常与柴胡、香附、白芍、枳壳、陈皮同用，如柴胡疏肝散。对胸膜炎，肝胆疾患，肋软骨炎，肋间神经痛，胃痛等胸胁痛均有良效。又用治心脉痹阻而致的胸痹，冠心病，心绞痛，常与丹参、红花、降香、赤芍同用，如冠心Ⅱ号方。还可用治痈肿疮毒，常与解毒排脓药同用，使血脉通利，疮肿消散。

2. 祛风止痛：本品性善疏通，上行头目，通窍止痛，用治偏正头痛。属风寒者，多与防风、白芷、细辛、羌活等同用，如川芎茶调散；属风热者，多与菊花、僵蚕、石膏等同用，如川芎散。血虚，血瘀，肾虚，痰浊等内伤头痛者，则与补血，活血，补肾，化痰药同用，为治头痛之要药。对鼻窦炎头痛，神经性头痛，血管性头痛，脑震荡后遗症头痛，脑动脉硬化头痛均有良效。本品又辛温走散，可散在经在络之风邪瘀阻，常用治风湿痹痛，与防风、羌活、独活、桑枝、细辛等同用。如三痹汤，独活寄生汤等。笔者近年来用桂枝葛根汤加川芎治疗颈椎病，亦获良效。

【本草通论】　《本经》："主中风入脑，头痛，寒痹，筋挛拘急，金创，妇人血闭无子"。

《药性论》："治腰脚软弱，半身不遂，主胞衣不出，治腹内冷痛"。

《珍珠囊》："上行头目，下行血海"。

《药品化义》："气香上行，能升清阳之气，居上部功多，因其时辛温，能横行利窍，使血流气行，为血中之气药。以其气升，主治风寒头痛，三焦风热，头面游风，暴赤眼肿，血虚头晕，用之升解。以其升散，主治胸膈郁滞，胁肋疼痛，腰背拘急，腿足酸痛，寒痹筋挛，癥结瘿瘰，用之疏散。以其性温行血海，能通周身血脉，宿血停滞，妇人经水不调，一切胎前产后，用之温养"。

## 丹　参《本经》

【性味归经】　苦，微寒。入心、心包、肝经。

【药物功效】　活血祛瘀，消癥散结，凉血消肿，清心除烦。

【临床应用】

1. 活血化瘀：用于血瘀为患的多种病症。若治血瘀月经不调，闭经，痛经，产后恶露不尽，腹痛者，可单用，如《妇人明理论》的丹参散，有"一味丹参功同四物汤"之效，亦常与益母草、当归、川芎、丹皮等同用，为妇科之良药。若治气滞血瘀胸胁疼痛，常与柴胡、元胡、郁金、赤芍等同用；若治心脉痹阻的冠心病，真心痛，常与降香、川芎、红花同用，如冠心Ⅱ号方。此外还对缺血性中风，脑震荡后遗症，血管神经性头痛，癫痫等病亦有良效。

2. 消癥散结：本品有通经活络，消癥散结之功，常用治癥瘕积聚之证，与三棱、莪术、牡蛎、鳖甲等同用。现代临床用治肝硬化，肝脾肿大，常与郁金、鳖甲、当归、香附等同用，可软化和缩小肝脾，改善肝功能，也是治疗肝炎的良药。治宫外孕，子宫肌瘤，常与桃仁、红花、大黄、泽兰等同用。此外还用治硬皮病，肿瘤，粘连性疾病，增生性疾病，均取其消癥散结之功。

3. 凉血消肿：用于热痹，关节红肿热痛，常与忍冬藤、络石藤、黄柏、赤芍等同用，共奏消肿通络之功。用于痈肿疮毒，常与银花、连翘、地丁、乳香、瓜蒌、穿山甲等同用，如消乳疡，治乳痈效佳。

4.清心安神：本品能通心窍，除血中之热，可用于温病热入营血，心烦不寐，常与生地、元参、犀角、麦冬、黄连等同用，如清营汤。亦可用于心肾阴虚，心悸失眠之证，常与酸枣仁、柏子仁、麦冬、生地等同用，如天王补心丹。

【本草通论】　《本经》："主心腹邪气……寒热积聚，破癥除痕，止烦满，益气"。

《大明本草》："养神定志，通利关节，治冷热劳，骨节疼痛，四肢不遂，排脓止痛，生肌长肉，破宿血，补新血……止血崩带下，调妇人经脉不匀，血邪心烦，恶疮疥癣，瘿赘肿毒，丹毒。头痛，赤眼，热温狂恶"。

## 泽　兰《本经》

【性味归经】　辛、苦，微温。入肝、膀胱经。

【药物功效】　通经活血，利水消肿，通利水道。

【临床应用】

1.通经活血：用于血瘀闭经，痛经及产后腹痛，常与丹参、当归、芍药、甘草同用，如泽兰汤。又用于跌打损伤，瘀血肿痛，常与乳香、没药、当归、三七等同用。捣敷外用，可治痈肿疮毒。

2.利水消肿：用于小便淋沥涩痛，产后浮肿，常与车前子、益母草、茯苓等同用。有活血行水之功。尤适宜于血瘀水肿者，有"血行则水行"之意。笔者临证中常用治肝硬化腹水，肺郁血水肿，肺心病，肾炎水肿均有良效。

【本草通论】　《本经》："主乳妇内衄，中风余疾，大腹水肿，身面四肢浮肿，骨节中水，金创痈肿"。

《雷公炮炙论》："能破血，通久积"。

《本经逢原》："专治产后血败，流于腰股，拘挛疼痛，破宿血，消癥瘕，除水肿，身面四肢浮肿"。

## 益　母　草《本经》

【性味归经】　辛、苦，微寒。入心、肝、膀胱经。

【药物功效】 活血祛瘀，利尿解毒。

【临床应用】

1. 活血祛瘀：用于血瘀闭经，痛经，月经不调，血滞难产，胎衣不下，产后血瘀腹痛及癥瘕。是妇科良药，故有"益母"之称。亦可用于跌打损伤，瘀血肿痛。

2. 利尿解毒：本品有利尿消肿之功，用治小便不利，水肿胀满，故临床多用于肾炎水肿，可大量单味煎服，或与车前草、白茅根、茯苓、黄柏等同用。又能清热解毒，治疗痈肿疮毒，通过活血消散而取效。

【本草通论】 《本草纲目》："活血破血，调经解毒。治胎漏产难，胎衣不下，血晕，血风，血痛，崩中漏下，尿血，泻血，疳痢痔疾，打扑内损瘀血，大便小便不通"。

## 牛　　膝《本经》

【性味归经】 苦、酸，平。入肝、肾经。

【药物功效】 通经活血，强筋壮骨，通利关节，利尿通淋，引血下行。

【临床应用】

1. 通经活血：用于血瘀闭经，月经不调，痛经，癥瘕，产后瘀阻、难产、胞衣不下，跌打损伤等。本品性善下行，常于通经活血，祛瘀止痛，为妇科、骨伤科之良药。

2. 强筋壮骨：用于肝肾不足，腰膝酸痛，筋骨无力，骨骼发育不良，骨折不愈等，常与熟地、虎骨、锁阳、龟板等同用，如虎潜丸。

3. 通利关节：用于风湿痹痛，关节屈伸不利，半身不遂等，以腰以下病证为优。与黄柏、苍术、薏苡仁同用，为四妙丸，可治湿热下注，腰膝痹痛，脚气胫肿。与独活、寄生、秦艽、防风、杜仲等同用，即独活寄生汤，主治下半身风寒痹痛，筋脉拘挛。

4. 利尿通淋：用于血淋尿道涩痛，常与萹蓄、瞿麦、冬葵子等同用，如牛膝汤。亦可用治肾炎水肿。

5. 引血下行：用于血热吐衄及阴虚火旺的牙龈肿痛，口舌生疮等上部火热症，常与生石膏、知母、生地、麦冬同用，如玉女煎。又用于肝阳上亢而致的头痛头晕，目胀耳鸣，高血压，中风等。笔者在临症中配伍牛膝，治疗倒经有效，亦即取其引血下行之功。

【本草通论】 《本经》："主寒湿痿痹，四肢拘挛，膝痛不可屈伸，逐血气，伤热火烂，堕胎"。

《本草经疏》："走而能补，性善下行"。

## 桃　仁《本经》

【性味归经】 辛、苦，平。入肝、肺、大肠经。

【药物功效】 活血祛瘀，消痈通便。

【临床应用】

1. 活血祛瘀：用于血瘀闭经，痛经，癥瘕，常与四物汤合用，如桃红四物汤。又可化瘀生新，治疗产后瘀血腹痛，常与当归、川芎、炮姜同用，如生化汤。用于跌打损伤，瘀血肿痛，常与大黄、山甲、红花等同用，如复元活血汤。

2. 消痈通便：用于血瘀毒盛的肠痈，常与大黄、丹皮、冬皮仁等同用，如大黄牡丹皮汤。用治肺痈，又与苇茎、冬瓜子、薏苡仁同用。如千金苇茎汤，又有润肠通便之功，用于肠燥血亏之便秘，常与杏仁、郁李仁等同用，如五仁丸。

此外，本品还有止咳平喘之功，可用于肺气不降之咳喘。

【本草通论】 《本经》："主瘀血，血闭瘕，邪气，杀小虫"。

《别录》："止咳逆上气，消心下坚，除卒暴出血，破癥瘕，通月水，止痛"。

《珍珠囊》："治血结血秘血燥，通润大便，破蓄血"。

## 红　花《开宝本草》

【性味归经】 辛，温。入肝、心经。

【药物功效】 通经活血，消肿止痛。

【临床应用】

1. 通经活血：用于血瘀闭经，痛经，常与苏木、三棱、莪术、肉桂、木香等同用，如通经活血汤。还可用于产后血晕，难产死胎，癥瘕积聚等。用治心脉瘀阻而致的冠心病，心绞痛，常与丹参、降香、川芎等同用。

2. 消肿止痛：用于跌打损伤，瘀血肿痛，关节肿痛，痈肿疮毒，斑疹透发不畅等。

【本草通论】 《开宝本草》："主产后血晕，口噤，腹内恶血不尽，绞痛，胎死腹中"。

《本草纲目》："活血，润燥，止痛，散肿，通经"。

## 苏　木《新修本草》

【性味归经】　辛，平。入心、肝经。

【药物功效】　活血祛瘀，祛风通经。

【临床应用】

1. 活血祛瘀：用于血瘀闭经，痛经，产后瘀阻，常与当归、红花、川芎、牛膝等同用，如《类证治裁》通经丸。治跌打损伤，瘀血肿痛，常与乳香、没药、血竭、自然铜等同用，如八厘散，可消肿止痛。

2. 祛风通络：张元素谓："苏木发散表里风气"，用于中风不遂，语言不利，常与地龙、防风、当归、胆南星、天麻等同用，有祛风通络之功。用治风疹瘙痒，常与荆芥、蝉衣、防风、白蒺藜、当归等同用。

【本草通论】 《新修本草》："主破血，产后血胀闷欲死者"。

《大明本草》："治妇人血气心腹痛，月候不调蓐劳。排脓止痛，消痈肿扑损瘀血"。

《医学启源》："《主治秘决》云，发表里风气"。

## 刘　寄　奴《别录》

【性味归经】　苦，温。入心、脾经。

【药物功效】　破血通经，消胀止痛。

【临床应用】

1. 破血通经：用于血瘀闭经，产后瘀阻，胞衣不下，常与紫葳、元胡、当归等同用，如紫葳散。用于跌打损伤，瘀血肿痛，常与骨碎补、元胡同用，如刘寄奴散。

2. 消胀止痛：用于食滞不化，脘腹胀痛，常与消食药同用。与大黄、枳实等通腑药同用，用治肠梗阻，肠麻痹有效。

【本草通论】　《新修本草》："破血下胀。"

《日华子诸家本草》："心腹痛，下气，水胀，血气，通妇经脉，癥结。"

## 姜　　黄《新修本草》

【性味归经】　辛、苦，温。入肝、脾经。

【药物功效】　破血行气，通经止痛，祛风行痹。

【临床应用】

1. 破血行气、通经止痛：用于气滞血瘀而致的闭经，痛经，月经不调，常与莪术、川芎、当归等同用，如姜黄散，用于气滞血瘀而致的胁肋胀痛或刺痛，常与柴胡、香附、元胡、川楝子同用。与温里药同用，可治寒凝血瘀的脘腹疼痛，用于跌打损伤及痈肿疼痛，常与大黄、白芷、黄柏、陈皮等同用外敷，如如意金黄散。

2. 祛风行痹：用于风寒湿阻滞经络而致的痹痛证，常与防风、羌活、当归等同用，如蠲痹汤。又长于治疗肩臂痛，为臂痛之要药。亦可用于风疹瘙痒。

【本草通论】　《新修本草》："主心腹结积，疰忤，下气破血，除风热，消痈肿"。

《大明本草》："治癥瘕血块，痈肿，通月经，治仆损瘀血，消肿毒，止暴风痛，冷气下食"。

《本草纲目》："治风痹臂痛"。

## 乳　香《别录》

【性味归经】　辛、苦，温。入心、肝、脾经。
【药物功效】　活血通经，消肿生肌。
【临床应用】

1. 活血通经：本品芳香走窜，内通脏腑，外达经络，为活血通经之品，可用治血瘀诸痛之症。用于血瘀闭经，痛经，产后腹痛，常与丹参、当归、没药、元胡等同用；用于血瘀胸胁疼痛，脘腹刺痛，常与香附、五灵脂等同用；用治风湿痹痛，中风不遂，肢体拘挛，常与地龙、木瓜、没药、川芎等同用；用于跌打损伤，瘀滞肿痛，常与没药、血竭、麝香、红花等同用，如七厘散。

2. 消肿生肌：用于痈肿疮毒，瘰疬痰核，常与没药、麝香、雄黄等同用，如醒消丸，用于疮疖红肿者，常与白芷、银花、皂刺等同用，如仙方活命饮；若治疮疡破溃，久不收口，则常与黄芪、没药、桂心等同用，或配散剂，膏剂外敷，共奏托疮祛腐生肌之功。

附：没药与乳香同功，常相须为用。

【本草通论】　《本草纲目》："消痈疽诸毒，托里护心，活血，定痛，伸筋，治妇人难产，折伤"。

《本草求真》："香窜入心，既能使血宣通而筋自伸，复能入肾温补，使气与血互相通活，脾气不令血阻，血亦不被气碍，故云功能生血。究皆行气活血之品耳"。

## 莪　术《开宝本草》

【性味归经】　辛、苦，温。入肝、脾经。
【药物功效】　破血行气，消积止痛，抗肿瘤。
【临床应用】

1. 破血行气：用于气血瘀阻而致的闭经，癥瘕痞块，常与三棱、川芎、鳖甲等同用。

2. 消积止痛：用于食积，痰积，脘腹胀痛，常与三棱、半夏、木香、神曲、麦芽等同用。

3. 抗肿瘤：用于宫颈癌，宫外孕，外阴癌，皮肤癌，肝癌等。可与其它药伍用，或制成针剂注射，或制为乳剂、栓剂，膏剂外用，对癌细胞有直接杀灭作用。

附：三棱与莪术作用相同，二药常相须为用。

【本草通论】　《大明本草》："治一切气，开胃消食，通月经，消瘀血，止仆损痛，下血及内损恶血等。"

《本草通玄》："专走肝家，破积聚恶血，疏疾食作痛。"

### 延　胡　索《开宝本草》

【性味归经】　辛、苦，温。入肝、脾、心包、肺经。

【药物功效】　活血祛瘀，行气止痛。

【临床应用】　本品辛散温通，能行气活血，用治各种气滞血瘀而致的疼痛，以达通则不通之目的。用于胸痹，心绞痛，常与瓜蒌、薤白、丹参同用；用于胁痛，胃脘痛，腹痛，与川楝子、五灵脂、青皮等同用，如金铃子散；用于疝气作痛，常与小茴食、台乌等同用；用于血瘀腰痛，痛经，常与桂枝、白芍、当归等同用；用于跌打损伤，瘀肿作痛，常与乳香、没药、血竭、红花等同用。

【本草通论】　《开宝本草》："主破血，产后诸病因血所为者；妇人月经不调，腹中结块，崩中淋露，产后血晕，暴血冲上，因损下血"。

《大明本草》："除风治气，暖腰膝，破癥瘕仆损瘀血，落胎及暴腰痛"。

《本草纲目》："活血利气，止痛，通小便。"

### 水　　蛭《本经》

【性味归经】　辛、咸，平。入肝经。

【药物功效】　破血、逐瘀、消癥。

【临床应用】　用于血瘀阻滞而致的经闭，癥瘕积聚及跌打损伤，或蓄血发狂，少腹痛而拒按者，常与三棱、莪术、桃仁、当归同用。

附：虻虫、䗪虫作用与水蛭基本相同，均可破血逐瘀消癥，治疗以上诸症。䗪虫又可续筋接骨。

【本草通论】 《本经》："治恶血，瘀血，破血瘕积聚……利水道"。

《别录》："逐瘀血，破血积坚痞，癥瘕寒热，通利血脉及九窍"。

## 五 灵 脂 《开宝本草》

【性味归经】 咸，温。入肝经。

【药物功效】 通利血脉，活血止痛，化瘀止血。

【临床应用】

1. 通利血脉，活血止痛：可使血脉通利而瘀去，是治疗诸瘀诸痛之良药。用于血瘀闭经，痛经，产后腹痛，胸胁脘腹刺痛，常与蒲黄合用，如失笑散。又如《医学心悟》手拈散，与元胡、香附、没药等同用。临床与冠心Ⅱ号方合用治疗冠心病，心绞痛。与海螵蛸、瓦楞子、元胡、川楝子、甘松等同用，治疗胃十二指肠溃疡有效。

2. 化瘀止血：用于瘀血阻滞，血不归经的月经过多，崩漏，色黑有块者，常与三七、茜草炭、焦蒲黄等同用。

附：蒲黄作用与此相同，常相须为用，蒲黄又可利尿通淋，用治血淋最优。

【本草通论】 《开宝本草》："心腹冷气，小儿五疳，辟疫，治肠风，通利气脉，女子血闭"。

《本草衍义补遗》："凡血崩过多者，半炒半生，酒服，能行血止血，治血气刺痛等证"。

# 第四章 以通为主的方剂

人体脏腑以通为用，气血经络以通为畅，人体疾病多以不通而起。法从证立，方从法出，以法通方，用以通为主的药物，可组成以通为主的方剂，以治疗不通为主的病证，治本又治标，一通而解。以通为主的方剂有通表、通里、通窍，通利头目、通利咽喉，通乳，通络，通阳，消食，行气，活血剂等。临证可根据病情，选择应用。

## 第一节 通 表 剂

### 辛温通表汤（自拟经验方）

【组成】 麻黄3克，桂枝6克，荆芥9克，白芷9克，紫苏9克，细辛6克，板蓝根15克，葱白6克，淡豆豉9克。

【用法】 用温水浸泡药物10分钟，微火煎20分钟，取药汁200ml，温水送服。取微汗益佳，每日1剂，分2次服。

【功效】 辛温通表，通窍止痛。

【主治】 时疫外感，四时外感风寒表实证。证见恶寒发热，无汗，头痛，全身酸痛，鼻塞，打喷嚏，轻咳，舌苔薄白，脉象浮。

【方解】 风寒侵袭肌表，毛窍闭塞，肌表气血不畅，故恶寒发热，无汗，头痛身痛；寒邪郁闭肺窍则鼻塞，咳嗽。方中以麻黄、桂枝辛温发汗通表，驱邪外出，又可温经通阳，畅通营卫；辅以荆芥、紫苏以加强辛温通表之功，则寒热、无汗、头痛身痛可除；白芷、细辛疏散风寒邪气，又善通窍止痛，为治外感头痛身痛之要药。方中麻、桂用量轻，可免伤津之弊，又恐药力不够，故方中加入辛温而不燥热的葱豉汤，宣通卫阳，疏达肌表，组成一个有效稳妥方剂；又佐用寒凉的板蓝根，治时行热毒，为时疫外感之要药，又可防辛燥药伤阴，入里化热。本方集麻桂、荆防、葱豉诸方之优，用量恰当而不伤阴，又结合现代抗病毒的观点而组方。共奏通表驱邪，通窍止痛之功。为治外邪郁闭肌表，营卫不通，恶寒，头痛，身痛之良方。

【临床应用】　凡外邪闭塞肌表，营卫不通的四时外感，时行外感，以恶寒，头身痛，鼻塞为主症者均可应用。笔者临证惯用此方，据有案可查的 215 例病例，结果：痊愈 184 例，占 80.2%，有效 31 例，占 19.8%，总有效率 100%。

## 辛凉通表汤（自拟经验方）

【组成】　银花 12 克，连翘 9 克，薄荷 9 克，荆芥 6 克，大青叶 15 克，柴胡 10 克，黄芩 10 克，葛根 10 克，桑叶 10 克，山豆根 12 克，牛蒡子 10 克，白茅根 15 克。

【用法】　每日 1 剂，水煎分 2 次服，药后盖被取微汗。

【功效】　辛凉通表，宣肺利咽。

【主治】　风热郁于肌表，肺卫不利而致的发热，微恶风寒，有汗或无汗，头痛，咽痛，口渴，或咳嗽，舌苔薄白或微黄，脉浮数。

【方解】　风热上受，首犯肺卫，郁于肌表则见发热微恶风寒，汗出不畅或无汗；风热入于肺系则失其清肃而出现咽痛，口渴，咳嗽等上呼吸道症状。治宜宣透肌表之风热，清利肺系之温邪。方中以银花、连翘、大青叶清热解毒，辛凉透表；辅以荆芥、薄荷、桑叶、葛根发散，开皮毛而逐邪外出，以增银花、连翘、大青叶清热透表之功。本病以发热为主，方中柴胡、黄芩有良好的透邪退热之效。主入少阳，又可防热邪入里传变；山豆根、牛蒡子、白茅根宣肺利咽，可消除肺系炎症。诸药合用辛凉透表，宣肺利咽。符合《素问·至真要大论》："风淫于内，治以辛凉，佐以苦甘"之训，深得配伍变通之妙。

【临床应用】

1. 本方常用于风热外感，发热，急性扁桃腺炎，咽喉炎，上呼吸道感染者。笔者用本方治疗外感发热，咽痛者 400 余例，均获良效，一般一剂后发热好转，2～4 日痊愈。并可减少并发症肺炎的发生。

2. 本方有抗病毒作用，可用于流行性感冒、麻疹、腮腺炎、流脑、乙脑等热性流行性疾病。

3. 笔者曾用本方治疗产后感染，发热不退 12 例，均获痊愈，有明显的抗感染、消炎、退热之功。

4. 临床加减应用：发热在 38.5℃ 以上者，重用银花、连翘、大青叶；咽喉肿痛明显者，加元参、板蓝根；咳嗽痰多者加贝母、瓜蒌；无汗、恶寒明显者，重用荆芥、薄荷；鼻衄者，去荆芥，重用白茅根；口渴明显者加天花粉；食滞纳呆者，加莱菔子、焦三仙。

## 鼻渊通汤（自拟经验方）

【组成】 炙麻黄 10 克，杏仁 10 克，生石膏 30 克，生甘草 6 克，白芷 10 克，辛夷 10 克，细辛 6 克，苍耳子 10 克，黄芩 10 克，鱼腥草 20 克，银花 15 克，丝瓜络 6 克。

【用法】 每日 1 剂，水煎分 2 次服。

【功效】 清肺化痰，通窍止痛。

【主治】 急慢性鼻炎，鼻窦炎，症见鼻塞流浊涕，嗅觉失敏，头痛。

【方解】 本病多由风热犯肺或风寒化热，湿热聚为痰热，循经上犯肺窍所致。故鼻塞流浊涕，不闻香臭，头痛。治疗以清为主，方中用麻杏石甘汤清肺化痰，驱邪外出。鼻以通为用，用白芷、细辛、辛夷、苍耳子通窍止痛，消除主症。本病鼻腔充血水肿，病久入络，故用川芎、丝瓜络以活血通络。共奏清肺化痰，通窍止痛之功。切中病机，故有良效。

【临床应用】 笔者用本方治疗急慢性鼻渊 128 例，均经 X 片或五官科检查确诊，基本治愈 58 例，占 45.3%；显效 45 例，占 35.1%；好转 15 例，占 11.7%；无效 10 例，占 7.9%，总有效率 92.1%。

## 小 柴 胡 汤《伤寒论》

【组成】　柴胡 12 克，黄芩 9 克，半夏 9 克，党参 15 克，炙甘草 6 克，生姜 9 克，大枣 4 枚。

【用法】　一剂药加水煎煮二次，合并药液，每日分 2 次服。

【功效】　和解少阳，通利三焦。

【主治】

1. 少阳病，症见寒热往来，胸胁苦满，默默不欲饮食，心烦喜呕，口苦，咽干，目眩，舌苔薄白，脉弦。妇人热入血室，疟疾等。

2. 三焦气机不利而致的诸病，如感冒，耳聋，中耳炎，气管炎，肺炎，胸膜炎，胆囊炎，胆结石，肝炎，黄疸，大便不通，产后感染发热，阳痿，输卵管不通等。

【方解】　本方乃仲景之名方，为临证常用，方解从略。

【临床应用】

1. "上焦得通"①用治精神忧郁，少阳气机不利而致的斑秃。一夜间头发突然脱落的"鬼剃头"，上海中医学院附属岳阳医院内科运用小柴胡汤治愈本病 30 余例，疗效甚佳。②用治少阳经实热，气机不利而致的耳鸣耳聋，鼓膜充血，流脓，外耳道溃烂，急性中耳炎等。笔者曾用本方加菖蒲、茵陈、路路通治愈链霉素中毒性耳聋 2 例。有疏利通窍之功。③本方加山豆根、鱼腥草治疗上呼吸道感染，气管炎，肺炎有效；加丝瓜络、瓜蒌、赤芍、葶苈子治疗胸膜炎亦有良效。

2. 疏利肝胆：①本方加茵陈、大黄、炒栀子名柴胡茵陈蒿汤，用于黄疸，肝炎，胆囊炎，胆结石有良效。②笔者在临床上用本方加茵陈、丹参、公英、川楝子治疗胆汁返流性胃炎 32 例，疗效颇佳。

3. 通利二便：①用于少阳气机不利，津液不下而致的便秘，大便不通。②用于三焦不利，气郁水气不行而致的小便不利，心下悸动，加茯苓、泽泻，名柴胡茯苓汤。

4. 用治阳痿：根据北京中医药大学刘渡舟教授经验，少阳气机不利，阳郁所致的阳痿，用小柴胡汤治疗有效，主要取其解郁通阳之功，笔者在临床亦遇此证，用此方治疗，确有良效。

5. 妇科诸疾：①用治肝郁气滞而致的月经不调，痛经，闭经。②用本方加黄柏、蚤休治疗产后感染，发热不退，有良好的抗感染、退热之功。③本方加路路通、夏枯草可治疗少阳气郁，肝经郁热而致的输卵管不通。

## 防风通圣散《宣明论方》

【组成】　防风、连翘、荆芥、麻黄、薄荷、当归、川芎、炒白术、黑山栀、酒蒸大黄、芒硝各 15 克，生石膏、黄芩、桔梗各 30 克，滑石 90 克，甘草 60 克。

【用法】　共研细面，每服 6 克，1 日 2 次。或水泛为丸，绿豆大，每服 6～9 克，每日 1～2 次。

【功效】　解表通里，泄热解毒。

【主治】　风热壅盛，表里俱实。症见憎寒壮热，头晕目眩，目赤肿痛，口苦口干，咽喉不利，胸膈痞闷，咳嗽喘满，便秘尿赤，以及疮疡肿毒，肠风痔漏，丹斑瘾疹等。

【方解】　本方通达表里，治三焦实热。为临证常用，方解从略。

【临床应用】

1. 用于表里俱实的风热外感，流感。如无便秘可用制大黄，去芒硝；有汗去麻黄加桂枝，咳嗽者加杏仁、半夏。

2. 通利头目：①用于风热、火热，热毒而致的头痛如裂，面红口渴者。②用于五官科疾病，如结膜炎，虹膜炎，前房积脓，中耳炎，咽喉肿痛，口腔溃疡，牙周炎等。

3. 消痈肿疮病：用于风热毒邪而致的痈肿疔疮，皮肤溃烂，斑疹丹毒。

4. 降脂消痰：减肥降压，可用于高脂血症，肥胖，高血压病。

5. 亦可用治高温病，高山反应病。

# 第二节　通　下　剂

## 大 承 气 汤《伤寒论》

【组成】　大黄 12 克，厚朴 15 克，枳实 12 克，芒硝 9 克。

【用法】　先煎枳、朴，次入大黄；后冲芒硝，煎 2 次合兑，温分服，服后便通，即可停服。

【功效】　峻下热结，通腑消胀，清热解毒，通利肝胆，活血化瘀。

【主治】

1. 阳明腑实证：症见发热，脘腹痞满，硬痛拒按，大便不通，矢气频转，烦躁谵语，甚则神志不清，目睛不和，手足濈然汗出，舌苔黄燥起刺，或焦黑燥裂，脉沉实。

2. 热结旁流：下利清水臭秽，脐腹疼痛，按之坚结有块，口舌干燥，脉滑实。

3. 里热实证之热厥，痉病或发狂。

4. 中毒及血瘀症。

【方解】　从略。

【临床应用】

1. 用于急性单纯性肠梗阻，麻痹性肠梗阻，蛔虫性肠梗阻。天津市南开医院研究表明，本方治疗急性肠梗阻有可靠疗效。近年采用保守疗法治疗此病时，基本用此方。笔者用本方加甘遂，冰片，以藿香正气水调糊敷脐，名承气甘遂糊，治疗 12 例麻痹性肠梗阻，均获痊愈。据《天津医药》1987 年第 3 卷 3 期报道：江西省西山县运用大承气汤加减（生大黄、元明粉、莱菔子、延胡索、川楝子、花槟榔、广木香、炒枳壳）治疗 17 例小儿蛔虫性肠梗阻，大多数患者一剂即效，少数服 2 剂。17 例均获痊愈。

2. 用于急性黄疸型肝炎，急性胆囊炎，胆结石，急性胰腺炎。有通腑消胀，疏利肝胆，清热消炎之效，即"六腑以通为用""通则不痛"。急性黄疸型肝炎，加茵陈蒿汤；急性胆囊炎，胆结石加茵陈、金钱草、柴胡、鸡内金等疏肝利胆之品。四川医学院附属医院中医科用柴芩承气汤加减（柴胡、黄芩、忍冬藤、蒲公英、金铃子、陈皮、大黄、芒硝）治疗急性水肿型胰腺炎 97 例，痊愈 94 例，占 96.9%；减轻 2 例，占 2.06%，总有效率 98.96%。

3. 用于急性阑尾炎，急性菌痢，热结旁流，术后肠胀气，幽门梗阻。可通腑消胀，通因通用，清热消炎。

4. 用于某些热病过程中，因胃肠燥实而致的高热神昏谵语，惊厥，发狂。笔者在临证中曾用本方加菖蒲、珍珠母、远志、治愈一例因实热而致的精神分裂症。使腑气通，热浊降，神明清。

5. 用于火热炽盛而致的头痛如裂，肺炎，咽喉脓肿，取上病下治，釜底抽薪之效。火热头痛如裂加川芎、白芷；肺炎合麻杏石甘汤；咽喉脓肿加银花、桔梗。

6. 亦能泻浊解毒，用于药物中毒，农药，中药，鱼胆中毒等。可使毒邪速从二便排解。

7. 用于外伤性颅内血肿，腹内血块。血瘀闭经属实证者，亦有一定疗效，但需中病即止。

附方：

（1）小承气汤：出自《伤寒论》。大黄 12 克，厚朴 6 克，枳实 9 克。有轻下热结之功，主治阳明腑实证。症见大便秘结，胸腹痞满，潮热谵语，或里急后重，舌苔老黄，脉滑疾。

（2）谓胃承气汤：出自《伤寒论》大黄 12 克，芒硝 12 克，甘草 6 克。主治阳明肠胃燥热证。

## 甘遂杏仁通结汤《浙江中医杂志》

【组成】　甘遂末 1~1.5 克（吞服），大黄 10~15 克（后下），枳壳 6~10 克，杏仁 12 克，川朴 12 克，当归 12 克，炒莱菔子 15 克，槟榔 15 克。

【用法】　每日 1 剂，水煎服。

【功效】　通关开结，降逆消胀。

【主治】　肠梗阻。症见大便不通，腹痛腹胀，呕吐，可见肠型或蠕动波，有压痛或轻度的肌紧张及反跳痛，尿少而黄，舌质红，苔黄燥，脉弦滑数。

【方解】　肠梗阻属中医的肠结，系热结气滞不通而致。方中大黄荡涤肠腑，泻热通便，行瘀解毒为君药；辅以甘遂末破癥坚积聚，借其攻下之力，使二便畅通，助大黄共开肠结，使热结去，肠腑升清降浊之功能恢复；佐以槟榔、川朴、枳壳行气消胀除满；莱菔子行气滞消食；当归活血止痛；肺与大肠相表里，以杏仁宣利肺气，则大肠气易于通降。诸药配伍，共奏泻下热结以通关行气，降逆消胀之功。

【临床应用】　本方主要用于肠梗阻。如气滞腹胀甚者，加广木香、青皮；血瘀明显者，加桃仁、乳香、没药；如属蛔虫性肠梗阻，加乌梅、川楝子、使君子；痛甚加元胡、乌药；呕吐加半夏、竹茹。笔者用本方治疗 22 例肠梗阻，其中粘连性肠梗阻 9 例，蛔虫性肠梗阻 4 例，麻痹性肠梗阻 2 例，粪便性肠梗阻 2 例，其他 5 例。治疗结果，一剂即通者 5 例，服 2 剂便通者 10 例，服 3 剂便通者 5 例，2 例在 24 小时内症状加剧转行手术。

附方：

(1) 升清通结汤：出《四川中医》。

【组成】　大黄 10 克，升麻 9 克，枳实 6 克，厚朴 10 克。

【功效主治】　有通闭消胀之功，主治小儿肠结（小儿肠梗阻）。

(2) 甘遂通结汤：出《中医杂志》。

【组成】　甘遂末 1 克（吞服），桃仁 9 克，牛膝 9 克，赤芍 15 克，厚朴 10 克，木香 12 克，大黄 10 克（后下）。水煎服或胃管给药。

【功效主治】　有通里攻下之功。主治肠结（急性肠梗阻）。

(3) 通阻汤：出《四川中医》。

【组成】 生大黄 15 克，厚朴 10 克，枳实 15 克，番泻叶 10 克，莱菔子 30 克，元明粉 10 克（溶），红花 6 克。

【功效主治】 有泻热通便，行气破结之功。主治肠结（急性肠梗阻）。

(4) 大黄导滞通腑汤：出《浙江中医杂志》。

【组成】 大黄 6 克（后下），枳壳 5 克，槟榔 6 克，陈皮 5 克，厚朴花 3 克，木香 3 克，沉香 3 克，乌药 3 克。水煎服，每日一剂。

【功效主治】 有通腑导滞，行气通便之功。主治初生儿胎粪性肠结（胎粪性肠梗阻）。

## 大黄附子汤《金匮要略》

【组成】 大黄 9 克，附子 9 克，细辛 3 克。

【用法】 水煎服，每日 1 剂，分 2 次服。

【功效】 温经散寒，通便行滞。

【主治】 寒积里实。症见腹痛便秘，胁下满痛，手足厥逆，舌苔浊腻，脉沉弦。

【方解】 本方是温下法的代表方。方解从略。

【临床应用】

1. 用于里寒内盛而致的十二指肠球部溃疡，幽门梗阻，术后腹胀，大便不通。气虚者加入黄芪、党参；食滞者加入枳实、焦三仙。

2. 临床报道：中国人民解放军 230 医院外一科治疗急性肠梗阻 51 例，其中 5 例肠道实寒症，用温下汤（大黄、附子、细辛、莱菔子、木香、枳壳、元明粉）治愈。有 3 例是寒实证，用复方大承气汤屡攻不下，改用温下汤后，只服 2 剂，病人即排气排便。无一例发生肠坏死或死亡。（中国人民解放军 230 医院《医学资料》1976.4）。

## 三物备急汤《金匮要略》

【组成】 大黄、巴豆霜、干姜各 30 克。

【用法】　上药共研细粉，炼蜜为丸如梧子大（或作散用），每次服 0.6～1.5 克，温开水送服，小儿酌减，口噤不开者，可用鼻饲法给药。

【功效】　开通壅塞，攻逐寒积。

【主治】　寒实冷积。症见卒然脘腹胀痛，痛如锥刺，大便不通，甚则气急口噤肢厥，脉沉紧。

【方解】　略。

【临床应用】

1. 用于急性单纯性肠梗阻，慢性痢疾属寒积者。据报道：贵州省铜红地区医院外科用三物备急丸治疗肠梗阻 35 例。服药后一般 30 分钟左右肠鸣活跃，最快 1 小时排便，一般服药后 3 小时排便。治愈 27 例。（77.1%）。27 例中 5 例为寒证，其余为热证，但皆取得疗效。（《中西医结合治疗急腹症通讯》1976.2）

2. 笔者曾用本方治疗偏寒而卒发的心绞痛 5 例，均获良效。如用冠心Ⅱ号方煎汤冲服，则其效更佳。有温阳通脉止痛之功。

3. 据《上海中医药杂志》1964 年 5 期报道；治疗食滞，用保和丸，枳实导滞丸，承气汤以及润肠，灌肠等法，皆未能取效。改用三物备急丸后积滞即得下逐，症状亦得缓解。

附方：

（1）三物白散：出《伤寒论》。巴豆 10 克，贝母、桔梗各 30 克。共研细末，每服 2.5～3 克，温水送下。有通下寒实之功，主治寒与痰水互结的结胸症。亦可用于肺痈，咳吐腥臭痰浊。

（2）温脾汤：出《备急千金要方》。大黄 12 克，附子 9 克，干姜 6 克，人参 9 克，甘草 3 克。有温通脾阳，攻下冷积之物。主治冷积便秘，或久痢赤白，腹痛，手足不温，脉沉弦。

## 麻子仁丸《伤寒论》

【组成】　麻子仁 500 克，芍药 250 克，炒枳实 250 克，熟大黄 500 克，厚朴 250 克，炒杏仁 250 克。

【用法】　共为细末，炼蜜为丸，如梧桐子大，每服 9 克，每日 1～2 次，温开水送服。

【功效】　润肠泄热，行气通便。

【主治】　肠胃燥热，大便秘结，小便频数，脘腹胀痛，或痔疮肛裂，肠结。

【方解】　本方为常用润卜剂。方解从略。

【临床应用】

1. 用于习惯性便秘，老年人便秘，产后便秘，痔疮便秘，肛裂便秘，术后便秘。如痔疮便血者加槐花、地榆。

2. 临床报道：麻子仁丸可用于防止肛门手术后第一次排便时由于大便干燥引起的疼痛及出血。亦用于治疗各种痔疮手术，肛瘘，肛周脓肿手术，肛裂切除术，直肠脱垂术后，所治 500 例，有效 479 例，占 95.8%，是肛肠外科手术后的一种理想缓下剂。(《中医杂志》1965 年 10 期)。

3. 用加味麻仁汤（加乌梅、槟榔、陈皮）为主，治疗 47 例蛔虫性肠梗阻，全部治愈。(《中草药通讯》1973 年 4 期)

附方：

(1) 济川煎：出《景岳全书》。

【组成】　当归 9～15 克，牛膝 6 克，肉苁蓉 6～9 克，泽泻 4.5 克，升麻 1.5～2 克，枳壳 3 克。水煎 2 次，食前温服。

【功效】　温肾益精，润肠通便。

【主治】　老年肾虚，大便秘结，腰膝酸软，头目眩晕，小便清长。

(2) 润下降逆汤：出《中医杂志》。

【组成】　桃仁 45 克，杏仁 30 克，柏子仁 45 克，郁李仁 10 克，松子仁 30 克，火麻仁 60 克，旋覆花 15 克，代赭石 30 克，党参 15 克，法半夏 15 克，生姜 3 片，大枣 5 枚，甘草 6

克。每日一剂，水煎服。

【功效】　润下通腑，降逆止呕。

【主治】　嗳气（幽门梗阻）。症见胃脘胀痛，食后腹胀，嗳气呕吐，大便干燥，舌红，苔黄脉细数。

（3）通幽汤：出《中医方药手册》。

【组成】　桃仁9克，红花6克，生地12克，熟地12克，当归身15克，炙甘草3克，升麻3克。水煎服，每日一剂。

【功效】　活血化瘀，润燥通便。

【主治】　血瘀血燥而致的噎膈便秘。食道癌，胃癌，以及溃疡造成的幽门不完全梗阻便秘，呕吐。

# 第三节　通 窍 剂

## 安宫牛黄丸《温病条辨》

【组成】　牛黄、郁金、犀角、黄连、黄芩、山栀、朱砂、雄黄各30克，冰片、麝香各7.5克，珍珠15克，金箔衣。

【用法】　上药研极细末，炼蜜为丸，每丸重3克，金箔为衣。日服1～2丸，分2～4次服。散剂每次15克，日2～3次，温水调服。小儿酌减。

【功效】　通窍开闭，清热解毒。

【主治】　热性病，邪陷心包。高热烦躁，神昏谵语，中风痰迷，惊厥。

【方解】　略。

【临床应用】

1.退热：用于急性传染病高热不退，有防止热极生风之功。

2.抗昏迷，止痉：用于各种热病的昏迷，抽搐，如乙脑，流脑，脑血管意外，肝昏迷，中毒昏迷，有苏醒神志之功。

笔者曾试用本药治疗小儿癫痫15例。每服半丸，每日一剂。有明显的预防和治疗作用。

附方：

至宝丹：紫雪散，均有通窍清热，化浊解毒之功。与安宫牛黄丸共称"三宝"，是凉开通窍的代表方。三方功用，各有所长。安宫牛黄丸长于清热解毒，紫雪散长于镇痉，至宝丹长于开窍。临床可辨证施用。

### 苏 合 香 丸《和剂局方》

【组成】　苏合香 30 克，安息香（为末，用酒 500 毫升熬膏）、沉香、麝香、丁香、青木香、白术、乌犀屑、炒香附、白檀香、朱砂（水飞）、诃子肉（煨）、荜茇各 60 克，冰片（研）、薰陆香（乳香）各 30 克。

【用法】　上药研为细末和匀，用安息香膏和炼白蜜为丸，每丸 3 克，每服 1 丸，温开水送服。小儿减半，牙关紧闭者可鼻饲。

【功效】　通窍醒神，行气散寒。

【主治】　中风，气厥或感受时行瘴疠之气。突然昏倒，牙关紧闭，不省人事。或中寒气闭，心腹绞痛，甚则昏厥，小儿惊风，昏迷。

【方解】　略。

【临床应用】

1. 本方为急救温开通窍之剂，用于中风，气厥之寒闭，症见牙关紧闭，两手握固，气粗声长，脉实有力。

2. 可用于心绞痛（寒郁型），脑震荡（昏迷期），脑血管意外（热象不明显者），尿毒症。

3. 临床报道：①用苏合香丸救治木薯中毒 2 例。患者因食木薯而中毒，轻者发冷，头晕，胸闷，呕吐；重者呈半昏迷状态，并有肢冷，脉伏，手足微抽，面青，唇绀，鼻扇，气促等。磨苏合香丸一粒灌服后，中毒症状消失（《广东医学》1966 年 1 期）。②苏合香丸配合相应的汤剂，治疗气膈，胸痹，乳痈，腹痛（乳腺炎）四个不同的病例，均取得较好疗效。（《浙江医学》1960 年 3 期）。③苏合香合温胆汤加减治疗癫狂证取得满意效果。处方：川连 1.5 克，法夏、陈皮、石菖蒲各 5 克，龙齿、茯神、珍珠母各 12 克，天竺黄 3 克，枳实、郁金、川贝各 6 克，胆南星 2.4 克，琥珀 1.2 克。苏合香丸研冲服 2 粒。(《浙江中医杂志》1960 年 4 期)。

4. 冠心苏合丸由苏合香丸衍化而来，(苏合香、冰片、乳香、朱砂、檀香、青木香)，用于冠心病心绞痛，心肌梗死，以及风湿性心瓣膜病引起的心绞痛。上海华山医院试用本方治疗心绞痛 43 例，其中冠心病心绞痛 35 例，服冠心苏合丸后，显效 31 例，好转 9 例，有效率达 93%。

### 通　关　散《丹溪心法附余》

【组成】　猪牙皂角、细辛各等份。

【用法】　上药共研细末，和匀，装瓶备用，取少许吹鼻取嚏。

【功效】　通关开窍。

【主治】　突然昏厥，不省人事，牙关紧闭，面色苍白，痰涎壅盛。

【方解】　略。

【临床应用】

1. 用通关散搐鼻取嚏配合人工呼吸，针刺人中穴抢救烫伤过敏性休克 1 例。取嚏后呼吸恢复。吸去喉中痰液，灌服猴枣散，神识即清。继服苏合香丸，翌日神志恢复正常。(《广东医学》1965 年 5 期)。

2. 应用通关散吹鼻法治疗各类精神病收到良好的效果。因精神系统疾病，大多与痰扰心窍有关，用通关散吹鼻，可使患者吐出痰浊，而神志清醒。尤以癫狂效佳。

## 第四节　通　络　剂

### 小　活　络　丹《和剂局方》

【组成】　川乌、草乌（炮）、地龙、天南星（炮）、各 180

克、乳香、没药（研）各60克。

【用法】 上药共研细末，如炼蜜制成蜜丸，每丸重3克，用陈酒或温开水送服，一次1丸，1日2次。

【功效】 祛风通络，除湿化痰，活血止痛。

【主治】 风寒湿邪痹阻经络而致的关节疼痛，屈伸不利，肢体筋脉挛痛，或中风，手足麻木，肢体沉重难举，瘰疬痰核。

【方解】 略。

【临床应用】

1. 笔者用小活络丹剂量，配制马前了25克。研制为散，每服3克，1日2次。治疗风寒性关节炎，类风湿性关节炎42例，显效28例，有效12例，总有效率为95％。

2. 笔者用小活络丹内服，芒硝、硫黄外敷，治疗淋巴结核、寒性脓肿4例，1例消散，其余3例疖肿缩小。

## 通　痹　方《辽宁中医杂志》

【组成】 地龙15克，牛膝15克，桑寄生20克，秦艽15克，五加皮15克，海风藤20克，海桐皮15克，没药15克。

【用法】 水煎服，每日1剂。

【功效】 祛风胜湿，通络止痛。

【主治】 痹证（风湿性关节炎）。证见肢体关节疼痛，游走不定，肿胀，或屈伸不利，舌苔白，脉弦。

【方解】 痹证乃风寒湿杂合而致，风胜则游走不定。关节肿胀，屈伸不利为邪组经络。方中海桐皮祛风除湿，通络止痛为君药；辅以秦艽、五加皮助君药之力；桑寄生、牛膝祛风湿，强筋骨，行气血，补肝肾；佐以海风藤、地龙通经活络，驱散在经之风湿，又以没药活血化瘀，使之通则不痛。共奏祛风胜湿，通络止痛之功。

【临床应用】

1. 以本方为主治疗风痹，关节疼痛游走。如属寒痹痛甚者，可加附子、桂枝、川乌各10克；如属湿痹沉重者，可加防己、苍术各 10 克，生薏米 30 克；如属热痹肿痛者，可加忍冬藤 30 克，黄柏 10 克，赤芍 10 克。

2. 据报道：用本方治疗风湿性关节炎 100 例。其中寒痹 32 例，热痹 30 例，久病肝肾不足者 28 例。治疗结果：治愈 70 例（症状消失，血化验检查正常），占 70%；好转 16 例（症状部分消失，但血化验检查尚未正常），占 16%；有效 10 例（症状时轻时重，血化验检查时有所恢复），占 10%；无效 4 例（症状，化验均未改变），占 4%。总有效率为 96%。

## 散风通络汤 《辽宁中医杂志》

【组成】 豨莶草 15 克，老鹳草 12 克，桑枝 20 克，牛膝 12 克，秦艽 12 克，木瓜 10 克，地龙 10 克，海风藤 15 克，丹参 12 克，赤芍 10 克，土鳖虫 10 克，全蝎 6 克，僵蚕 10 克。

【用法】 水煎服，每日 1 剂。

【功效】 祛风通络

【主治】 中风（脑血栓形成后遗症）。症见昏迷后，言语不利，半身不遂，痰多，舌质红，苔黄腻，脉弦滑。

【方解】 本方所治脑血栓形成后遗症，属中风范畴。昏迷后见言语不利，半身不遂，是风邪中脏腑而未去；痰多，苔黄腻，脉弦滑是痰热之证。因此，治疗上应以祛风为主，兼以通络，祛痰湿之法。方中全蝎祛风除湿通络为君；臣以土鳖虫活血化瘀；秦艽、豨莶草祛风湿，通络，活血；僵蚕祛风通络。佐以牛膝、地龙、丹参、赤芍活血通络；海风藤、桑枝祛风湿，通经络；老鹳草祛风湿，活血通络，木瓜舒筋活络。诸药合用，共成祛风通络之剂。

【临床应用】

1. 本方所治以中风昏迷之后，半身不遂，苔腻，脉弦滑为辨证要点，脉虚者不宜应用。痰多者，加胆南星 10 克，竹沥 30 克；言语不利者，加蝉衣；高血压者，加钩藤 20 克（后下），黄芩 10 克。

2. 据道道：本方治疗 18 例脑血栓形成后遗症。其中男 11

例，女 7 例。年龄 60 岁以上者占三分之一。病程最长者 4 年，最短者 1 个月。治疗结果，6 例症状改善（卧床者可自己坐立，拄杖而行者能增加路程），占 33.3％；12 例显效（卧床者能下地拄杖而行，拄杖而行者可弃杖而行，言语清楚），占 66.7％；总有效率为 100％。

## 搜风通络汤《新中医》

【组成】　全蝎 9 克，蜈蚣 2 条，鹿衔草 30 克，乌蛇 15 克，当归 15 克，川芎 15 克，自然铜 15 克。

【用法】　每日一剂，水煎服。

【功效】　祛风通络，止痛。

【主治】　眩晕（颈椎综合征）。证见眩晕，颈肩疼痛，上肢麻木，严重者昏仆倒地，舌质黯红，苔薄白，脉弦细。

【方解】　本方所治颈椎综合征，属眩晕范畴。表现为风邪滞于经脉，血脉不利。治宜祛风通络，方中全蝎为君，祛风通络；蜈蚣助君药之力；乌梢蛇祛风湿，通经络，均作臣药。佐以鹿衔草（鹿蹄草、破血丹、紫背金牛草）祛风除湿，强筋骨；自然铜散瘀止痛，续筋骨；当归、川芎养血和血。诸药配伍，共奏祛风通络之功。

【临床应用】

1. 本方证以眩晕，颈、肩、上肢麻木，舌质黯红，苔薄白，脉弦细为辨证要点。若颈部强直疼痛，加葛根 30 克；眩晕昏仆者，加钩藤 15 克（后下），地龙 10 克，泽泻 10 克；上肢麻木疼痛较重者，加桑枝 30 克，丝瓜络 15 克；若气候剧变时加重者，加木瓜、防己各 12 克，秦艽 10 克。

2. 本方治疗 19 例颈椎综合征，其中男 16 例，女 3 例。年龄最小者 39 岁，最大者 62 岁。19 例均有颈肩部疼痛；向上肢放射，上肢麻木感；3 例颈部强直，活动受限；5 例当头部转动到某一方位时即感眩晕，甚至昏仆，当头部脱离该方位时症状迅速消失或明显好转。经 X 线片提示颈椎骨质增生。治疗结果，11 例症状完全消失或基本消失，占 58％；5 例主要症状显著改善，占 26%；3 例无明显变化，占 16%，总有效率为 84%。服药最少者 15 剂，最多者 60 剂，平均 36 剂。

### 活血通络散《湖北中医杂志》

【组成】　马钱子（香油炸成焦黑为度）60 克，牛膝 62 克，鸡血藤 45 克，乳香 31 克，桃仁 31 克，制川乌 31 克，灵仙 31 克，没药 31 克，桂枝 31 克，千年健 31 克，当归 31 克，丹参 31 克，独活 31 克，海风藤 31 克，寻骨风 31 克，苍术 31 克，甘草 20 克。

【用法】　上药为一料剂量，共为细末备用。每次服 3 克，日服 2 次，白酒为引。疼痛严重者，日服 3 次。

【功效】　舒筋活络，化瘀通络，祛风止痛。

【主治】　腰痛，腿痛，痹证（坐骨神经痛）。症见患肢麻木，微疼，行走困难，严重者瘫痪无力，步履艰难，生活难以自理，苔腻，脉弦。（以上四方均摘于《临床奇效新方》）。

### 桂枝通络汤（作者自拟方）

【组成】　桂枝 12 克，白芍 10 克，生姜、大枣、炙甘草各 6 克，葛根、伸筋草、鸡血藤各 20 克，地龙、路路通、川芎各 9 克。

【用法】　每日 1 剂，水煎分 2 次温服。药后盖被取微汗益佳。

【功效】　疏通经脉，调和营卫。

【主治】　颈椎病而致的头痛头晕，颈项肩臂疼痛，麻木，肌肉萎缩，肢体活动受限等。

【方解】　颈椎乃太阳经通路，如风寒湿邪侵入，则太阳经脉不利，营卫不和，而产生颈椎病。方中桂枝汤加葛根疏通太阳经脉，祛散在经之风寒湿邪，具有温养经络，改善颈部血液循环，对颈椎病有重要的调节治疗作用。故《伤寒论》曰："太阳病，项背强几几，反汗出恶风者，桂枝加葛根汤主之"。颈椎病又以经脉阻滞，血瘀为患，故方中加入伸筋草、鸡血藤、路路通、川芎、地龙舒筋通络，活血化瘀，以达"通则不痛"之目的，又可解除增生对神经的压迫，以缓解和治疗颈椎病。

【临床应用】

1. 用本方治疗颈椎病 80 例，基本治愈 21 例（自觉症状与阳性体征消失，半年未复发者），占 26.3%；显效 38 例（自觉症状基本消失或大部分消失，阳性体征明显好转），占 47.5%；有效 17 例（主要症状好转，仍有部分症状无改善），占 21.2%；无效 4 例（症状无改善者）；占 5%。总有效率为 95%。

2. 颈椎病头晕甚者，加天麻、钩藤；头痛甚者，加白芷、细辛；失眠多梦者，加夜交藤、炒枣仁；手臂麻木者，加木瓜、地鳖虫；肌肉萎缩者，加白术、熟地。

# 第五节　通　阳　剂

## 四　逆　汤《伤寒论》

【组成】　附子 5～10 克，干姜 6～9 克，炙甘草 6 克。

【用法】　水煎 2 次，每日一剂，分 2 次服。

【功效】　通阳救逆。

【主治】　用于阳气衰微而致的四肢厥逆，恶寒倦卧，神疲欲寐，腹中冷痛，呕吐，下利清谷，口干不渴，鼻出冷气，面色苍白，汗出，舌淡苔白滑，脉沉微迟弱。

【方解】　本方及通阳救逆的代表方，方解从略。

【临床应用】

1. 用于休克与心衰，属阳气衰微而致者，症见四肢厥逆，面色苍白，大汗淋漓，口唇发绀，四肢青紫，神疲欲寐，或昏迷，血压下降，脉微欲绝者。可用本方救治。①丹东市中医院内科以四逆汤注射液配合复方红参注射液（参、芪、红花）加入 10% 葡萄糖 500 毫升静脉滴注，抢救休克病人（中毒性休克，心源性休克，药物过敏性休克），属脏腑虚寒阳气虚脱者，取得满意效果（《辽宁中医》1978.1）。②用于本方治疗急性心肌梗死，患者面色苍白，心悸气短，恶寒冷汗，四肢厥逆，或下利清谷，甚者指端青紫，唇青面黑，舌紫黯，大小便失禁，脉微欲绝或结代者，效果满意。（《新中医》1974.4）

2. 用于腹泻：《伤寒论》用本方治疗少阴病下利清谷，现临床用治虚寒腹泻效佳。据报道，用四逆汤加黄连制成浓缩剂，治小儿泄泻70例，有效率达94%，其中痊愈58例，好转8例，无效4例，治愈日数最长7天，最短1天，平均4天。又报道，夏令急性腹泻，症属寒证，见四肢厥逆汗出，脉微欲绝者，亦用四逆汤加味治疗而获效。（《浙江中医杂志》1964.8）。

3. 用于放射性白细胞减少症：据报道，用加味四逆汤治疗8例，结果3例治愈，2例显效，3例较差。可能是本方有振奋骨髓造血机能的作用，即中医"阳生阴长"之意。

4. 笔者用本方加地龙、路路通，治疗寒型精索静脉曲张和血栓闭塞性脉管炎5例，均获良效，有温通血脉之功。

5. 本方还可用于虚寒便秘，阳虚发热，阴黄重症肝炎，麻疹逆证，寒喘，阳虚水肿等。

附方：

（1）四逆加人参汤：出《伤寒论》

【组成】　四逆汤加人参3克（另煎兑入）。

【用法】　通阳益气，救逆固脱。

【主治】　四肢厥逆，恶寒倦卧，脉微而复自下利，利虽止而余证仍在。

（2）白通汤：出《伤寒论》。

【组成】　葱白4茎，干姜3～5克，附子5～10克，水煎服。

【功效】　通阳破阴。

【主治】　少阴病，下利，脉微者。若利不止，厥逆无脉，干呕烦者，加猪胆汁20毫升，人尿50毫升，名"白通加猪胆汁汤"。

3.通阳四逆汤：出《伤寒论》。

【组成】 炙甘草 6 克，附子 15 克，干姜 9 克。水煎服。

【功效】 破阴回阳，通达内外。

【主治】 少阴病，下利清谷，里寒外热，手足厥逆，脉微欲绝，身反不恶寒，其人面色赤，或腹痛，或干呕，或咽痛，或利止脉不出者。

## 炙甘草汤《伤寒论》

【组成】 炙甘草 15 克，人参 6 克（或用党参 15 克），生地 30 克，桂枝 9 克，阿胶（烊化）10 克，火麻仁 10 克，生姜 9 克，大枣 10 枚。

【用法】 酒水各半同煎 2 次分服。

【功效】 通阳复脉，益气养血，滋阴安神。

【主治】 气虚血亏，心阳不通而致心动悸，脉结代，舌光无苔。或虚劳肺痿，干咳无痰，或咳吐涎沫，形瘦气短，心烦不眠，自汗或盗汗，咽干舌燥，大便干燥，脉虚数者。

【方解】 略。

【临床应用】

1. 在《伤寒论》就提出用本方治疗脉结代，心动悸。现在用治各种原因所致的心律不齐有效。如将方中火麻仁改用柏子仁、炒枣仁则效更佳。心悸甚者加琥珀、朱砂。

本方还可用于风湿性心脏病，肺心病，甲亢心律不齐，心房纤颤等心脏疾病，证属气阴两亏者。

2. 笔者在临证中，用本方去生地、加丹参、生山楂各 20 克，三七、檀香各 60 克，治疗心绞痛 32 例，结果显效 23 例，改善 8 例，无效 1 例。

3. 据报道：用炙甘草汤随证加减治疗心脏期前收缩症 4 例，结果：对结脉之 2 例收效较显著，代脉和结脉并存 2 例较差。似与古人所述代脉较结脉难治的经验相符。（《中医杂志》1964.7）。用炙甘草汤治疗心律不齐 28 例，其中男性 12 例，女性 16 例；年龄最大者 56 岁，最小者 4 岁；病程最短者 3 个月，最长者 2 年。治疗结果：显效 23 例，有效 4 例，无效 1 例。(《新中医》1974.5)。

### 瓜蒌薤白白酒汤《金匮要略》

【组成】　全瓜蒌 18～30 克，薤白 9～12 克，白酒（即米酒）30～60 克。

【用法】　前 2 味水煎，去渣取汁，加入白酒分 2 次温服。

【功效】　通阳散结，行气祛痰。

【主治】　胸痹证。胸部满痛，甚则胸痛彻背，喘息咳唾，短气，舌苔白腻，脉沉弦或紧。

【方解】　略。

【临床应用】

1. 本方为治胸痹之要方。胸痛较剧，痰多者，加半夏、陈皮；胸痹胀闷者，加枳壳、厚朴；慢性气管炎而咳喘者，去白酒加苏子、当归、紫菀、冬花；心绞痛者加丹参、三七、桃仁、红花、生山楂。

2. 笔者用本方加佛手、灵仙、丝瓜络、柴胡、郁金、甘松、莪术，治疗肋间神经痛 38 例。结果痊愈 26 例，显效 6 例，有效 6 例，总有效率 100%。

3. 据报道：用瓜蒌薤白白酒汤合冠心Ⅱ号方（瓜蒌 30 克，薤白、丹参、赤芍、红花、川芎、降香各 11 克）。水煎服。治疗心绞痛 44 例，患者除心绞痛症状外，尚有头晕、胸闷、心悸、脉弦，或舌质紫黯，苔薄白或白腻等症。结果症状缓解 23 例，改善 20 例，疗效较单用冠心Ⅱ号方有所提高。（《陕西新医药》1974.1）。

附方：

(1) 瓜蒌薤白半夏汤：出《金匮要略》。

【组成】　全瓜蒌 15 克，薤白、半夏各 9 克，白酒适量。水煎服。

【功效】　通阳行气，豁痰散结。

【主治】　胸痹。胸背痛较剧，短气，不能平卧。

（2）枳实薤白桂枝汤：出《金匮要略》。

【组成】　枳实 12 克，厚朴 12 克，薤白 9 克，桂枝 6 克，瓜蒌 12 克。水煎服。

【功效】　通阳散结，祛痰下气。

【主治】　胸痹，胸满而痛，甚或胸痛彻背，喘息咳唾，短气，气从胁下上呛心，舌苔白腻，脉弦沉或紧。

## 强　心　汤《新中医》

【组成】　熟附片 9～15 克（先煎），党参 15～30 克，黄芪 15～30 克，茯苓 15～30 克，泽泻 15～30 克，炒白术 15 克，车前子 15 克（另包），甜葶苈 30 克。

【用法】　每日一剂，水煎服。

【功效】　温阳益气，利水消肿。

【主治】　心性水肿（慢性充血性心力衰竭），证见面色苍白，心悸，喘息，气短，动则更甚，下肢浮肿，尿少，口唇青绀，舌质紫黯，苔白腻，脉细结代。

【方解】　本方所治慢性充血性心力衰竭，其临床所见，属于喘证，水肿范畴。乃心肾之阳气衰弱，阴寒内盛，水湿内停所致。心肾阳虚，即元阳不足，不能温煦，气血不宣畅，寒象由之而生，故面色苍白而唇舌紫黯。心阳虚，心气自弱，加之水气凌心，则心悸，脉结代；肾阳衰，肾气自弱，肾不主气，则尿少；水湿不行致下肢浮肿，苔白腻；肾不纳气，则喘息，气短，动则更甚。治疗宜温补心肾元阳，散阴寒之邪，使阳气能温煦全身，气血因而畅通，并兼以利水祛湿。方中大辛大热之附子温补心肾之阳气，散阴寒之邪，其力专温阳强心为君。臣以黄芪、党参、白术大补元气，气旺阳自复。君臣药配伍，已俱参附汤，芪附汤，术附汤三方之意，具有温阳益气之功。佐以茯苓、泽泻、车前子利水道，渗湿邪。此三药利水而不伤阴，葶苈泻肺气之壅滞而平喘，利于心气之舒展而有强心作用，并且使肺气肃降，以通调水道，下输膀胱，各药配伍，共收温阳益气，利水消肿之功。

【临床应用】

1. 本方治疗慢性充血性心力衰竭，亦可用于肺心病。方中党参如易以红参，益心气之力更好。可酌加麦门冬、五味子合人参则是生脉散，可从多方面改善心肌功能。若心悸严重，可酌加磁石 30 克，龙骨、牡蛎各 30 克；若紫绀严重，可酌加丹参 30 克，红花 15 克；若见四肢厥冷，可加桂枝 10 克。

2. 本方治疗 24 例慢性充血性心力衰竭病人，均取得较好的效果，尤其对阳虚型慢性心衰具有较明显的疗效。治疗结果，显效 16 例（药后心衰控制，证未复发），占 66％；有效 8 例（药物心衰控制，但时有复发），占 34％。总有效率为100％。（摘于《临床奇效新方》）

## 第六节　通利头目剂

### 菊花茶调散《和剂局方》

【组成】　菊花、僵蚕、薄荷各 240 克，川芎、荆芥各 120克，白芷、羌活、甘草各 60 克，防风 45 克，细辛 30 克。

【用法】　上药共研细末，每服 9 克，茶水调服。亦可用饮片酌减为常用量水煎服。

【功效】　疏散风热，通利头目。

【主治】　风热上犯清窍而致的偏正头痛，头晕目眩等。

【方解】　略。

【临床应用】

1. 本方为治头痛专剂，临床可用于感冒头痛，偏头痛，神经性头痛，三叉神经痛，脑震荡后遗症头痛，鼻炎及鼻窦炎头痛，偏风热者均可应用。

2. 本方去菊花、僵蚕即川芎茶调散。适用于治疗各种头痛偏风寒者，临床亦很常用。

3. 笔者用本方加地龙、豨莶草，治疗血管神经性头痛 32

例。结果治愈 21 例，占 65.6%；显效 8 例，占 25%；有效 2 例，占 6.2%；无效 1 例，占 3.2%，总有效率为 96.8%。本方加磁石、白芍，治疗脑震荡后遗症头痛 3 例，亦获良效。

## 平肝明目汤（自拟经验方）

【组成】　生石决明 30 克，菊花 15 克，龙胆草、生栀子、黄芩、夏枯草、蝉衣、白蒺藜各 10 克，茺蔚子、赤芍各 9 克，连翘 12 克，甘草 6 克。

【用法】　水煎服，每日一剂。

【功效】　平肝明目，疏风清热。

【主治】　肝经风热，肝火上炎而致的目赤红肿，羞明流泪，视物模糊，目生翳膜，烦躁易怒，口苦，小便短赤，舌质红，脉弦数。

【方解】　方中石决明、菊花入肝经而清肝明目，平肝息风为主药；辅以龙胆草、生栀子、黄芩清泻肝胆火热，以消除目赤肿痛。夏枯草、白蒺藜、蝉衣疏散肝经风热，以除羞明流泪，并助君药清肝明目而退翳，可恢复视力。茺蔚子、赤芍凉肝活血，对消除局部炎症充血及翳膜均有良效，连翘清热解毒而散结。又以甘草解毒泻火，调和诸药。共成平肝明目，疏风清热，通利头目之剂。

【临床应用】

1. 本方可治结膜炎，单纯疱疹病毒性角膜炎，中心性视网膜炎，属肝经风热，肝火上攻者。以目赤肿痛，羞明流泪，视物模糊，结膜、睫状体或混合性充血，角膜点片状溃疡，舌红，脉数为辨证要点。

2. 本方治疗单纯性疱疹，病毒性角膜炎 26 例。男性 17 例，女性 9 例，年龄最大者 65 岁，最小者 13 岁。结果全部治愈（临床症状消失，角膜溃疡愈合，角膜荧光素染色阴性）。11 例留有云翳，原方加密蒙花、青葙子治疗后消失，均未留有后遗症。

3. 本方亦有降压作用，可用于肝阳，肝火而致的高血压，头目眩晕。

## 达原复听汤（自拟经验方）

【组成】 槟榔 12 克，厚朴、草果各 9 克，知母、黄芩各 10 克，白芍 15 克，甘草 6 克，柴胡 10 克，石菖蒲 10 克，木通 6 克，路路通 6 克。

【用法】 水煎服，每日一剂。

【功效】 透达少阳，通窍利耳。

【主治】 邪郁少阳，耳窍不利而致的耳聋，耳鸣。可用于继发性耳聋，神经性耳聋。

【方解】 病邪循经上犯，或肝胆气逆，阻塞耳窍，致耳聋，耳鸣。本方乃达原饮加味而成。方中槟榔行气破滞，厚朴除湿化痰，草果辛香辟秽，行气燥湿，宣透邪气。三药同用，气味辛散，能透达少阳耳窍，使邪气溃散，速离病位，共为主药；辅以柴胡、白芍、黄芩、知母和解少阳，清利肝胆之热邪；又以菖蒲、路路通而通窍活血，使耳道通畅；不通引邪下行；甘草清热解毒，调和诸药。共奏透达少阳，驱邪外出，通窍利耳之功。

【临床应用】

1. 本方用治外感邪气，阻塞耳窍而致耳聋者。风热型可加菊花、桑叶；风寒型可加细辛、辛夷。

2. 笔者用本方治疗链霉素中毒性耳聋 5 例，结果痊愈 3 例，好转 2 例。炎性所致的耳聋，主要是咽鼓管黏膜充血水肿，以致发生阻塞，用本方加银花、赤芍治疗，亦有良效。

## 第七节 通利咽喉剂

### 咽喉消肿汤《湖北中医杂志》

【组成】 银花 30 克，山豆根 12 克，硼砂 1.5 克（化服），生甘草 9 克。

【用法】　每日一剂，水煎服。儿童酌减，严重者，每日2剂。

【功效】　清热解毒，利咽止痛。

【主治】　喉蛾证（急性扁桃腺炎）。症见发热，头痛，咽喉肿痛，口渴喜饮，舌质红，苔黄，脉浮数。

【方解】　方中君以银花清热解毒；臣以山豆根清热解毒，利咽喉；佐以硼砂清热化痰，"破癥结喉痹"；生甘草配银花清热解毒，和中利咽，并调和诸药兼以为使。药仅四味，按法组方，力专效宏，有清热解毒，利咽止痛之效。

【临床应用】

1. 本方证以咽喉肿痛，伴发热头痛，口渴喜饮，舌质红，苔黄，脉浮数为辨证要点。如肿痛甚，脓成者，可加皂角刺50克，煎水趁热入壶内，张开口腔，以此药液热熏咽喉，一日连续3～5次。熏后再以锡类散吹喉，如见大便秘结者，加大黄、芒硝各10克；如见口干舌燥，脉细数者，加玄参、生地黄各20克。

2. 本方治疗187例急性扁桃腺炎。其中男84例，女103例。年龄最小者5岁，最大者55岁。起病3天者155例，4天以上者32例。治疗结果，10天内临床症状完全消失，3个月内未见复发者151例，占80.7%；用药10天以上临床体征改善，获得显效，但有复发者32例，占17.2%；用药10天以上未见效果者4例，占2.1%。总有效率97.9%。（摘于《临床奇效新方》）

### 养阴利咽汤（自拟经验方）

【组成】　生地30克，麦冬18克，元参24克，丹皮、贝母、牛蒡子、桔梗各10克，甘草、薄荷各6克，木蝴蝶3克。

【组成】　水煎服，每日一剂。

【功效】　养阴清肺，消肿利咽。

【主治】　阴虚肺热而致的咽喉肿痛不利，喉痹失音，咽痒痰黏，口干咽燥，舌质红，脉细数。

【方解】　咽喉乃肺之门户，热邪伤阴日久，阴虚肺燥均可导致慢性咽喉疾病，宜用本方治疗。方中以大剂量生地、元参滋阴降火，生津利咽为主药，辅以麦冬养阴润肺；赤芍、丹皮凉血化瘀，可消除咽喉部炎性充血水肿；薄荷、牛蒡子清热散邪而清肺，共为臣药，以桔梗、甘草解毒利咽，宣降肺气而助发音为佐使药。合而用之，共奏养阴清肺，通利咽喉之功。

【临床应用】

1. 本方适用于慢性咽喉疾患，如慢性扁桃腺炎，慢性咽炎，慢性声带炎症，声带麻痹失音，梅核气。

2. 如咽喉肿痛、发热者，加山豆根、银花；如咳痰不易咯出者，加贝母、瓜蒌；胸部闷胀者，加枳壳；声音嘶哑甚者，加蝉衣、僵蚕；大便秘结者，加瓜蒌仁、郁李仁；梅核气者，加苏梗、代赭石。

3. 笔者用本方治疗慢性咽炎82例，年龄15～56岁，其中男性48例，女性34例。病程为1月～5年。治疗结果，临床治愈61例（咽部黏膜充血，水肿消退，疼痛消失），占74.4%；有效20例（自觉症状减轻，咽部充血水肿好转），占24.4%；无效1例（自觉症状无改变），占1.2%。总有效率为98.8%。又用本方治疗慢喉喑（声带麻痹）3例，结果治愈1例，改善2例。

# 第八节　通乳剂

## 通乳丹《傅青主女科》

【组成】　人参30克，黄芪30克，酒当归60克，麦冬15克，木通1克，桔梗1克，猪蹄2个。

【用法】　水煎服，每日一剂。

【功效】　益气补血，通乳。

【主治】　产后气血两亏，乳汁不下。

【方解】　乳汁乃气血津液所化生，依赖肝的疏泄和经脉畅通而下行。若产后气血不足，则乳汁不能化生而缺乳。方中人参、黄芪补气生乳为君；辅以当归、麦冬、补阴血而化乳汁；木通通经下乳，桔梗开肺气，疏肝气而行乳；又以猪蹄血肉有情之品而增乳，共奏补益气血，通经下乳之功。对气血不足，乳汁不通者有良效。

【临床应用】

1. 肝郁气滞，乳房胀痛，乳汁不下者，去人参、加郁金、路路通、穿山甲、川楝子；脾胃虚弱，食欲不振而乳少者，加白术、茯苓、炒神曲、王不留行、通草；大便秘结，乳汁不行者，去人参加瓜蒌、火麻仁、枳壳、通草。

2. 临床治疗 64 例因气血不足而致的乳汁不下，或乳汁少者。2 剂乳通者 23 例，占 36%；4 剂乳通者 36 例，占 56.2%；5 剂以上乳通者 5 例，占 7.8%。总有效率100%。

## 乳　娘　汤《四川中医》

【组成】　黄芪、无花果（俗称乳娘）各 30 克，当归 15 克，王不留行、赤芍各 10 克，桃仁、通草各 6 克，炮山甲 8 克，猪蹄一对。

【用法】　先将猪蹄洗净煮熟，取汤与上药同煎，分 2 次服，每日一剂。

【功效】　补血活血，通络催乳。

【主治】　产后乳汁不下。

【方解】　乳汁乃气血所生。妇人产后气血虚弱，初产妇又多气血壅滞。故方中以黄芪、当归益气补血，滋源生乳为君药；辅以无花果、王不留行、赤芍、穿山甲、通草活血化瘀，通络催乳；佐以猪蹄生乳通乳，为乳汁不下之要药。共奏补血活血，通络下乳之功。

【临床应用】　据张道诚医师报告，此方是杨寿之老中医经验方，他们临床用 20 余年，疗效显著，一般 2～3 剂乳下。笔者经临床验证，确有疗效。

## 通乳消肿汤《揣摩有得集》

**【组成】**　泽兰叶 12 克，蒲公英 15 克，炒青皮、贝母、瓜蒌、地肤子、白芍各 10 克，山甲珠 3 克，乳香、没药、当归各 9 克，甘草 6 克。

**【用法】**　水煎服，每日一剂。

**【功效】**　清热解毒，通乳消肿。

**【主治】**　乳痈（急性乳腺炎），症见乳房红肿胀痛，发热恶寒，口干口渴，舌质红，或有瘀斑，脉弦数。亦可用于乳癖证（乳腺增生）。

**【方解】**　乳痈，乳癖多为热毒蕴结，气滞血瘀而致。方中以蒲公英、泽兰叶清热解毒，消痈散结为君；辅以瓜蒌、贝母、地肤子清热化痰，消散瘀滞；青皮疏肝行气，乳香、没药、白芷、当归活血化瘀，软坚散结，为治痈肿之要药；又以山甲珠通乳化瘀，疏通乳腺，甘草解毒，调和诸药为佐使。诸药合用，消散热邪痰毒，气血瘀滞，共奏清热解毒，通乳消肿之功，则乳痈可消，乳癖可散。

**【临床应用】**

1. 用本方治疗乳痈，红肿疼痛，发热 38℃ 以上者，加生石膏、知母；大便秘结者，加大黄、芒硝；乳痈脓成者，加皂刺、薏米仁。

2. 用本方治疗急性乳腺炎 42 例，化脓者 5 例。其中初产妇 28 例，经产妇 14 例。哺乳期 32 例，非哺乳期 10 例。乳房单侧发病者 36 例，双侧发病者 6 例，病程最短者 2 天，最长者 15 天。治疗结果：痊愈 34 例（14 日内局部症状完全消失），占 80.9%，有效 8 例（14 日内明显减轻），占 19.1%，总有效率 100%。

3. 治疗乳腺增生：用本方内服，配合外敷膏外敷（芒硝、露蜂房、水蛭、胆南星）。共治 12 例，结果痊愈 7 例（增生肿块完全消散），占 58.3%；有效 4 例（肿块缩小者），占 33.3%；无效 1 例（肿块无变化者），占 8.4%。总有效率91.6%。

# 第九节　消　导　剂

## 保　和　丸《丹溪心法》

【组成】　炒山楂 180 克，半夏、茯苓各 90 克，陈皮、莱菔子、连翘各 30 克，神曲 60 克。

【用法】　共研细末，水泛为丸，每服 6～9 克，温开水送下。亦可按一般可量改为汤剂，水煎服。

【功效】　消食和胃，化湿散结。

【主治】　一切食积。症见胸腹痞满胀痛，嗳气吞酸，不思饮食，或呕吐泄泻，舌苔厚腻，脉滑实。

【方解】　略。

【临床应用】

1. 本方为消食导滞的常用方剂。慢性胃炎等肠胃疾病，有食滞见症者均可应用。如食滞较甚，大便秘结者，可加炒槟榔、枳实、大黄、恶心呕吐者，可加藿香、竹茹等。

2. 笔者用本方加大枣肉、枯矾、干酵母，共为散剂，名消食止泻散。每服 6～10 克，1 日 2 次。治疗消化不良性小儿泄泻 124 例，结果痊愈 102 例（一周内泄泻消失者），占 82.3%；有效 22 例（一周内泄泻减轻，但未完全停止者），占 17.7%，总有效率 100%。

附方：

枳实导滞丸：出《内外伤辨惑论》。

【组成】　大黄 30 克，枳实、炒六曲各 15 克，茯苓、黄芩、黄连、白术各 9 克，泽泻 6 克。

【用法】　共研细末，六曲打糊为丸，小豆大。每服 6 克，一日 2～3 次，温开水送服。亦可按一般剂量改为汤剂，水煎服。

【功效】　消导积滞，清热利湿。

【主治】　湿热积滞，壅阻肠胃，症见脘腹痞满，下痢泄泻，里急后重，或大便秘结，小便黄赤。舌苔黄腻，脉沉实。

### 枳实消痞丸《兰室秘藏》

【组成】　枳实、黄连各 15 克，厚朴、半夏曲、炒麦芽、人参（或党参 15 克）、炒白术、茯苓各 9 克，干姜、炙甘草各 6 克。

【用法】　共研细末，六曲糊为丸，及豆大，每次 6 克，每日 2~3 次，温开水送下。亦可按一般用量改为汤剂，水煎服。

【功效】　消积除满，健脾和胃。

【主治】　气机壅塞，痰食互结而致心下痞满，食欲不振，神疲乏力，大便不畅者。

【方解】　略。

【临床应用】

1. 本方可用治慢性胃炎，慢性泄泻，梅核气，胃十二指肠壅积症，幽门梗阻，有以上症状者。

2. 用本方治疗寒热互结型慢性浅表性胃炎 42 例。其中男 26 例，女 16 例。年龄最大者 56 岁，最小者 21 岁。病情最长者 6 年，最短者 40 天。治疗结果：显效 31 例（主要症状和体征消失），占 73.8%；好转 9 例（主要症状和体征减轻），占 21.4%；无效 2 例，占 4.8%。总有效率 95.2%。

又用本方加沉香 6 克，大黄 10 克，治疗十二指肠壅积症 3 例，全部症状消失。

### 消 食 散《辽宁中医杂志》

【组成】　厚朴 10 克，茯苓 12 克，陈皮 9 克，木香 10 克，槟榔 10 克，神曲 10 克，谷芽 20 克，麦芽 20 克，石斛 10 克，灯心 10 扎。

【用法】　每日一剂，水煎分两次服。

【功效】　行气消积。

【主治】　疳积（小儿食滞）。证见纳呆，腹部胀满，嗳腐吞酸，口渴喜饮，手足心热，大便或干或溏，夜寐不安，苔腻。

【方解】 本方所治小儿食滞，属疳积范畴，食滞是儿科常见病，多发病。四季皆可见到，夏秋之季尤多。发病原因，常以饮食不节，饥饱失常或喜食生冷油腻，损伤脾胃，或因脾胃素虚，兼感外邪而影响脾胃运动功能，以致饮食停积中焦，气滞不行而成。本方证乃脾胃不和，食积中焦之证，治以行气消积之法。方中以槟榔为君，行气导滞，杀虫。臣以麦芽、神曲、谷芽消食和胃，木香醒脾行气止痛。佐以厚朴、陈皮、茯苓行气和中祛湿，石斛养胃阴；灯心清心除湿。诸药配伍，共奏行气消积之功。

【临床应用】

1. 本方证以纳呆，腹胀，嗳腐吞酸，口渴，夜寐不安，苔腻为辨证要点。若见神疲，肢倦乏力，舌质淡苔白，脉弱者，加白术 10 克，莲子肉 15 克，扁豆 15 克。

2. 用本方治疗 1000 例小儿食滞患者，痊愈 914 例，占 91.4%；好转 57 例，占 5.7%；无效 29 例，占 2.9%。总有效率为 97.1%，1～3 天治愈 569 例，4～7 天治愈 290 例，8 天以上治愈 112 例。（摘于《临床奇效新方》）。

# 第十节 通利肝胆剂

## 柴胡疏肝散《景岳全书》

【组成】 柴胡 9 克，炒枳壳 6 克，炒白芍、制香附各 9 克，陈皮、川芎各 6 克，炙甘草 3 克。

【用法】 水煎服，每日一剂。

【功效】 疏肝行气，活血止痛。

【主治】 肝郁气滞而致的胸胁，脘腹胀痛，嗳气吞酸，寒热往来，脉弦。

【方解】 略。

【临床应用】

1. 用于肝郁气滞而致的各种疼痛，如头痛，胸痛，肝胆痛，胃痛，腹痛，睾丸坠痛，痛经，肋间神经痛。均有良效。

2. 用于肝胆，胃肠等炎症性疾病。用于慢性肝炎，可加丹参、板蓝根、五味子；乙肝加虎杖、半枝莲；胆囊炎加金银花、茵陈；胃炎可加丹参、蒲公英、厚朴；结肠炎可加痛泻要方；睾丸炎可加黄柏、连翘、川楝子；附件炎加荔枝核、连翘、鱼腥草。

3. 笔者用本方加丹参、蒲公英、厚朴、川楝子、乌梅、名醒萎汤。治疗慢性萎缩性胃炎 68 例，其中男性 39 例，女性 29 例。年龄 25～30 岁者 6 例，31～40 岁者 22 例，41～50 岁者 31 例，51 岁以上者 9 例。病程最长者 12 年，最短者 6 个月。治疗结果，基本治愈 38 例（自觉症状和体征消失，胃镜复查无萎缩改变者），占 55.9%，好转 24 例（自觉症状和体征减轻），占 35.2%；无效 6 例（自觉症状及体征未改变者），占 9.9%。总有效率为 91.1%。

## 逍　遥　散《和剂局方》

【组成】　柴胡、当归、炒白芍、炒白术各 9 克，茯苓 12 克，炙甘草 4.5 克，薄荷 1.5 克，煨姜 2 片。

【用法】　水煎服，每日一剂。

【功效】　疏肝解郁，养血调经。

【主治】　肝郁血虚，脾不健运而致的胸胁胀痛，寒热往来，头痛目眩，口燥咽干，神疲食少，月经不调，痛经，乳房胀痛，脉弦而虚者。

【方解】　略。

【临床应用】

1. 疏利肝胆，用治肝胆疾患。慢性肝炎气滞血瘀型，加枳壳、陈皮、丹参、郁金等；早期肝硬化，加鳖甲、莪术、䗪虫等；慢性胆囊炎加茵陈、虎杖、金钱草；胆结石者，加大黄、木香、鸡内金。

2. 疏肝健脾和胃，用治胃肠疾患。用于慢性胃炎，因情志内伤，肝失疏泄，肝气太过，木克脾土，而肝胃不和者。症见精神抑郁，胸胁及胃脘胀痛，饮食减少，呃逆吞酸，苔薄白，脉弦。本方加乌梅、佛手、青皮、木香之类，以疏肝理气，和胃止痛。(《辽宁中医杂志》1980.2)。用于十二指肠球部溃疡，本方加白及、枳实、香附、瓦楞子。用于慢性结肠炎，本方加陈皮、防风、葛根、炒薏米、秦皮。

3. 肝失疏泄，情志异常疾患，用于癔症(脏躁)，加生地、小麦、炒枣仁、龙骨、茯神。用于神经官能症(梅核气)，本方加厚朴、茯苓、苏梗、枳壳。用于失眠，加夜交藤、柏子仁、合欢花。

4. 肝郁血虚而致的妇科诸疾。用于月经不调，闭经，痛经，经前紧张症。乳腺增生者，加牡蛎、夏枯草、鳖甲，经行吐衄者，加丹皮、栀子、白茅根、牛膝。

5. 笔者用本方加路路通、夏枯草、泽兰、牛膝，治疗妇女输卵管不通8例。结果痊愈5例(经X光片复查输卵管畅通者)，有3例受孕。

### 茵 陈 蒿 汤《伤寒论》

【组成】　茵陈18克，栀子9克，大黄6克。

【用法】　先煎茵陈、后入栀子、大黄，加水煎煮两次，合并药液，分三次服，一日服完。

【功效】　利胆退黄，清热利湿。

【主治】　湿热黄疸。症见一身面目尽黄，黄色鲜明，小便黄赤，胸腹满闷，口渴，大便不畅(或秘结)，苔黄腻，脉弦滑数。

【方解】　略。

【临床应用】

1. 本方为治疗湿热黄疸的第一要方。如兼风热表证，可加银花、薄荷；风寒表证者，去大黄，加荆芥、麻黄、杏仁；有寒热往来，半表半里证者，加柴胡、黄芩；高热烦躁；大便秘结者，加生石膏、知母、板蓝根；皮肤瘙痒者，加白鲜皮、地肤子；如黄疸逐渐加深，高热，神志不清，或抽搐，出现急黄（重型肝炎）者，应加凉血解毒，息风开窍之品，如生地、丹皮、菖蒲、郁金、羚羊角等，或用紫雪丹、安宫牛黄丸。

2. 本方常用于急性黄疸型肝炎，暴发型肝炎，阻塞性黄疸属湿热者。据临床报道：近年来应用茵陈蒿汤治疗 1184 例急性病毒性肝炎，近期治愈率均在 95％ 以上，有效率为 100％。

3. 本方加金钱草、虎杖、赤芍、郁金、银花，治疗急慢性胆囊炎均有良效。有人用本方为主治疗胆道蛔虫症及胆系感染 121 例，总有效率 97.4％。（《武汉医学院学报》）又报道：用茵陈蒿汤口服，治疗新生儿高胆红素血症 40 例，只 3 例换血，有效率为 92.5％（《新医药学杂志》1977.3）。

附方：

茵陈利胆汤：为经验方。

【组成】　茵陈蒿 30 克，栀子 9 克，大黄 6 克，柴胡 30 克，黄芩 9 克，木香 9 克，枳壳 9 克。水煎服，每日一剂。

【主治】　湿热黄疸，胆结石，胆囊炎。

【组成】　柴胡 10 克，白芍 20 克，郁金 10 克，丹皮 10 克，黄芩 10 克，大黄 10 克，枳实 10 克，法半夏 10 克，干姜 6 克。

【用法】　每日一剂，水煎服。

【功效】　疏肝利胆，行气止痛，排石。

【主治】　腹痛（胆囊炎，胆石症）。证见上腹部疼痛拒按，寒热往来，口苦口干，尿黄，便秘或黄疸，口渴，躁扰谵妄，吐血、衄血、便血，舌质红，苔白腻或黄腻，脉滑数或弦数。

【方解】　本方所治胆囊炎，胆石症，其临床表现乃肝胆与脾胃气机郁滞，蕴热在里，积滞不化，脏气不通。证类《伤寒论》中少阳与阳明合病。治宜调和肝胆与脾胃的生理关系，采用行气泻热通便，止痛排石之法。方中柴胡疏畅肝胆气机为君；芍药养营和肝，缓急止痛；枳实破脾胃之气滞，泻肺气之壅滞；大黄泻热通便，通胃肠腑气，三者为臣。佐以黄芩清泄胆，胃，肠之热；郁金行气解郁，止痛，丹皮凉血瘀散，泄肝经之郁火；法半夏行气和胃，止呕；干姜辛散，散脾经之凝滞，以止疼痛。诸药配伍，共成疏肝理脾，行气止痛，以成排石之剂。

【临床应用】

1. 本方证以上腹疼痛拒按，寒热往来，口苦口干，舌红苔腻，脉滑数为辨证要点。若见躁扰谵语，吐血，衄血，便血者，或兼见皮肤有瘀血，瘀点（斑疹，紫黑色）者，可选加黄连 10 克，生地黄 50 克，乌贼骨 40 克，犀角 2 克或广牛角 50 克。若见胆囊肿大，壮热不退，舌红绛，舌苔黄者，选加银花 20 克，连翘 20 克，栀子 20 克，黄连 10 克。若见四肢厥逆，脉微欲绝者，或浮大无根者，加人参 20 克，麦冬 15 克，五味子 10 克，再加羚羊角 3～5 克。

2. 用本方治疗 627 例胆囊炎，胆石症。其中男 271 例，女 356 例，年龄最小者 17 岁，最大者 81 岁。病程最短者 1 年，最长者 28 年。治疗结果，临床治愈 606 例（症状，体征消失，血象，肝功能，谷丙转氨酶，黄疸指数，尿胆原恢复正常），占 96.6%，中转手术者 27 例，占 3.4%，其中术后死亡 5 例，因病情加重而自动出院 2 例，余 14 例治愈出院。对 124 例患者进行大便筛查，结果有 85 例查出结石，排石率占被检查者的 69.5%。排石时间最短为服药后 7 小时，最长为服药后 3 天，个别病例排石时间长达 18 天之久，最多者一次排出碎小结石 168 块，收集到的最大结石为 2.4×4.5 厘米。

### 疏肝消核方《广州中医学院三十周年校庆论文选》

【组成】　柴胡 12 克，白术 12 克，郁金 12 克，香附 12 克，延胡索 12 克，蒌皮 12 克，当归 10 克，橘核 10 克，茯苓 15 克，莪术 15 克，炙甘草 6 克。

【用法】　每日一剂，水煎服。

【功效】　疏肝散结，健脾化痰，活血止痛。

【主治】　胁痛（乳腺增生病）。证见乳房胀痛而有肿块，经前加重，月经不调，痛经，两胁胀痛，上述各症与情绪变化有关，嗳气，心烦，失眠，多梦，苔薄白，脉弦。

【方解】　本方所治乳腺增生病，属乳癖范畴。乃肝气郁结，气血阻滞，脾虚痰聚所致。《外科正宗》云："乳癖乃乳中结核……随喜怒而消长，多由思虑伤脾，恼怒伤肝，气血郁结而生。"从上可以看出乳癖产生与肝胃经关系密切。方中以柴胡疏肝之气滞为君。臣以橘核行气消满散结；莪术活血祛瘀；延胡索，郁金行气活血止痛。佐以香附，行肝胃之气滞，蒌皮行气化痰散结；当归养阴血以和肝；白术、茯苓健脾祛湿。甘草和中并调诸药为使。各药配伍，共成疏肝散结，健脾化痰，活血止痛之剂。

【临床应用】

1. 本证以乳房肿块，且疼痛与目事和情绪变化有关，脉弦为辨证要点。胀痛甚者可酌加青皮 10 克，川楝子 10 克，麦芽 15 克。若肿块久不消，酌加牡蛎 30 克，昆布 15 克，海藻 15 克。体弱，脉细弱者，为气血两亏，加黄芪 20 克，太子参 30 克，当归 5～10 克。兼见腰酸痛者，加川断 10 克，川杜仲 15 克；兼见腰冷痛者，加淫羊藿 10 克，仙茅 10 克。

2. 以本方治疗乳腺增生 427 例。年龄最大者 67 岁，最小者 17 例，以 21～40 岁发病率最高，共有 330 人，占 77%。病程最短者 7 天，最长者 20 年。以一年以内为多，占 59%，未婚 106 人，已婚 321 人。治疗结果，临床治愈 29 例（症状和体征消失），占 7%；显效 112 例（症状消失，肿块缩小一半以上），占 26%；有效 264 例，（症状明显减轻，肿块缩小变软，稳定），占 62%；无效 22 例（症状体征无变化），占 5%。总有效率为 95%。（以上两方均摘于《临床奇效新方》）

## 疏肝和胃汤（自拟经验方）

【组成】　柴胡、枳壳、白芍、香附各 10 克，白及 9 克，丹参 20 克，蒲公英 15 克，元胡、草蔻、瓜蒌仁、焦神曲各

10 克，炙甘草 6 克。

【用法】　水煎服，每日一剂。

【功效】　疏肝和胃，行气止痛。

【主治】　胃脘痛（慢性胃炎，胃十二指肠球部溃疡，食道炎，胃肠神经官能症）。症见胃脘胀痛，或连及胸胁，嗳气吞酸，恶心呕吐，纳呆，食欲不振，食后饱胀，舌苔薄白，脉弦。

【方解】　本方所治诸症，均由肝胃不和所致。方中柴胡疏肝解郁为主药；辅以枳壳，香附行气和胃，使肝郁得舒，胃气和降，白芍柔肝养营，缓急止痛；又根据慢性胃炎，溃疡病，久病入络以及病变局部血运障碍的特点，而加入丹参、元胡活血化瘀，通络止痛，增强胃壁营养，可促进胃黏膜的修复。又根据病变局部炎性水肿之特点，加入公英清热散邪而消炎。佐以焦神曲、草蔻健胃消食，瓜蒌仁润腑通便，使腑气畅通；甘草益气和胃，调和诸药。共奏疏肝解郁，行气和胃，化瘀而消炎愈疡。比较适合于慢性胃炎，溃疡之病因病理，故能奏效。

【临床应用】

1. 本方适应于慢性胃痛。如嗳气甚者，加代赭石、沉香、生姜；剧痛者，加蒲黄、五灵脂；反酸明显者加海螵蛸，瓦楞子；出血者，加三七、仙鹤草。

2. 近年来慢性胃炎，十二指肠球部溃疡的发病率较高，笔者用本方治疗上述胃痛 212 例，男性 131 例，女性 81 例。年龄最大者 62 岁，最小者 15 岁。慢性胃炎 164 例，胃、十二指肠球部溃疡 47 例。治疗结果，痊愈 152 例（主要症状和体征消失），占 71.7%；好转 60 例（主要症状和体征减轻），占 28.3%。总有效率 100%。

附方：

利胆和胃汤：出《中医杂志》。

【组成】　柴胡、青蒿、枳实、茯苓、郁金、陈皮、法半夏、白芍各 10 克，威灵仙 15～30 克，甘草 3 克。水煎服，每日一剂。

【功效】　疏肝利胆和胃。

【主治】　腹痛（慢性胆囊炎，胆汁返流性胃炎）。症见有两胁及胃脘胀痛，口苦口干，纳差，或黄疸，发热，恶心呕吐，舌质红，苔黄腻，脉弦数。

# 第十一节　通利水道剂

## 十　枣　汤《伤寒论》

【组成】　甘遂、芫花、大戟各等份，大枣 10 枚。

【用法】　将甘遂、芫花、大戟共研细末，每服 1.5～3 克，每日 1 次，清晨空腹时，以大枣 10 枚煎汤，去皮核后，调服。

【功效】　通利水道，攻逐水饮。

【主治】　1. 悬饮：水停胁下，咳唾胸胁引痛，干呕短气，心下痞硬，头痛目眩，或胸闷气短不得息，舌苔滑，脉沉弦。

2. 水肿，肚腹胀大，二便不利。

【方解】　略。

【临床应用】　1. 本品为逐水峻剂，用时应从小剂量开始，泻后如水邪未净，患者精神尚可支持者，次日再服 1～2 次。如泻后精神衰疲，应停药养息观察，再决定用药与否。亦可与补益剂交替使用，或先补后攻，或先攻后补。病情好转后，注意饮食调节，正气内充，邪气自退。

2. 用治胸膜炎：用十枣汤治疗渗出性胸膜炎 51 例，疗效满意。对象：症状体征和胸部 X 线检查证实有胸水。用法：甘遂、大戟、芫花各等份为末，每服 3 克，大枣 10～15 枚煎汤，早晨空腹送服，隔日一次。结果：胸水在 11 天内改善者达 96%；在 22 天完全消失者达 88.2%，积液平均消失时间为 16.2%。本方副作用极微，腹痛者 19 例，恶心呕吐者 6 例，少数积液吸收后，遗留胸痛现象。（《解放军中医学杂志》1965，2）

3. 用于尿毒症及肾病综合征。①尿毒症：患者因全身关节酸痛，胸部出现蝴蝶斑，诊断为盘状红斑狼疮。一日突然腰痛，全身浮肿，伴有腹水，尿少，恶心呕吐，诊断为红斑狼疮合并尿毒症。证属脾肾阳虚，水毒泛滥。十枣汤空腹连服8次，水肿消失，后服肾气丸善其后。②肾病综合征：患肾病一年，因肺部感染，肾病复发，经用两药炎症消失，但全身肿势不退，脉沉弦，苔白腻。证属水邪壅盛，用十枣汤6次后，水肿尽消，后以补脾胃之品，以善其后。（《辽宁中医杂志》1980，12）

4. 本药敷脐治疗肝硬化腹水。据有关医学刊物报道，用十枣汤治疗本病的不少，但均有伤正之弊。笔者近年来用大戟、甘遂、芫花、冰片研末敷脐，治疗肝硬化腹水4例，均获良效。药效从脐部渗透入里，攻逐水邪作用明显，又不因毒性损害肝功。实为治病之良法。

附方：

舟车丸：出《景岳全书》。

【组成】　黑丑120克，甘遂、芫花、大戟各30克，大黄60克，青皮、陈皮、木香、槟榔各15克，轻粉3克。

【用法】　上药共研细末，水泛为丸，如小豆大。每次1.5～1.8克。温水送下。

【功效】　行气逐水。

【主治】　气机阻滞，水热内壅而致的水肿水胀，口渴，气粗，腹坚，大小便秘，脉沉数有力。

## 大陷胸汤《伤寒论》

【组成】　大黄6～9克，芒硝9～15克，甘遂0.6～0.9克（研末）。

【用法】　水煎服。先将水煮沸后，入大黄，再沸后即可把芒硝、甘遂末冲入，待温后分服。一般先服二分之一，1～2小时后，便未下者再服，如已得便，则余药勿服。

【功效】　通下逐水。

【主治】　水热互结的结胸症。症见心下至少腹硬满而痛不可近，气短烦躁，下午小有潮热，口干口渴，大便秘结，脉沉紧而有力。

【方解】　略。

【临床应用】

1. 本方用于多种疾病而致的胸水，腹水，胸腹硬满疼痛，大便秘结者。笔者在临床中，用治胸膜炎而致的胸水，腹水，与抗痨药同用，疗效颇佳，所治3例，胸、腹水均在10日内消失，如不用本方，单用抗痨药物，则胸、腹水消失时间在用药20日以后。

2. 用于肠梗阻，急性胰腺炎，阻塞性黄疸。胰腺炎需加银花、蚤休、黄芩；阻塞性黄疸需加虎杖，茵陈。

3. 笔者用本方加栀子、胆南星，治疗痰热阻扰心窍而致的精神分裂症，服药后泻下粪球及浊水数升，病症霍然而愈。

## 五　苓　散《伤寒论》

【组成】　猪苓、茯苓、泽泻、白术各9克，桂枝4.5克。

【用法】　水煎服，每日一剂。

【功效】　利水渗湿，通阳化气。

【主治】

1. 外感风寒，水湿内停而致的头痛发热，烦渴欲饮，水入即吐，小便不利，舌苔薄白，脉浮。

2. 水湿内停而致的水肿，小便不利，或暑湿吐泻。

3. 痰饮内停而致的脐下悸动，头晕目眩，吐涎沫，或气短而咳。

【方解】　略。

【临床应用】

1. 本方常用治急性肾炎，心脏病，肝硬化等病所出现的浮肿，小便不利。亦可用于腹部手术后排尿困难，前列腺肥大，肾衰竭而致的尿潴留，以及肠炎水泻，小便不利等。

2. 古人云："治湿莫过于通阳，通阳不在温，而在利小便，"又云："治湿不利小便，非其治也。"五苓散是通阳化气，利小便，逐水饮的代表方，由此衍变出诸方，属苓桂剂类。如本方去桂枝，名四苓散，属一般的健脾利湿方剂，主治脾虚湿阻，脘腹胀满，浮肿，小便不利，本方加茵陈，名茵陈五苓散，主治湿热黄疸，小便不利，湿热泄泻。如与平胃散合方，名胃苓汤，可治中焦湿阻，脘腹痞满，泄泻等。故只要属水湿内阻，气化不利者，均可在此方基础上加减变化，以扩大治疗范围。

3. 用于眼科疾病：如青光眼，泪囊炎等。药后有降低眼压，减轻视神经盘水肿，消除脓液和炎症，恢复视力等作用。

4. 用于脑积水：用重剂五苓散治疗脑积水 3 例，脑脊膜膨出症合并脑积水 1 例，收到一定效果。治疗方药：茯苓、大腹皮各 15 克，猪苓、泽泻、牛膝、车前子各 10 克，白术 5 克，桂枝 2 克，水煎频服。（《新医药学杂志》1978.8）

5. 笔者用五苓散加石决明、钩藤、黄芩，治疗梅尼埃综合征 12 例。结果痊愈 10 例（服 3 剂痊愈者 4 例，5 剂痊愈者 4 例，7 剂痊愈者 2 例）；好转 2 例。总有效率 100％。

6. 笔者还用本方加泽兰、车前子、牛膝，治愈输卵管积水（经妇科及 X 线检查确诊）1 例。此病人输卵管积水治愈后，又合并输卵管阻塞，仍用五苓散加路路通、鳖甲、夏枯草而治愈。

附方：

猪苓汤：出《伤寒论》

【组成】　猪苓、茯苓、泽泻各 9 克，滑石、阿胶各 12 克。水煎服，每日一剂。

【功效】　通利水道，清热养阴。

【主治】　水热互结，小便不利，渴欲饮水，心烦不得眠，或兼有咳嗽，呕恶，下利，以及淋病，尿血少，腹满痛。

## 五　皮　饮　《中藏经》

【组成】　茯苓皮 15 克，桑白皮、大腹皮、生姜皮、陈皮各 9 克。

【用法】　水煎服，每日一剂。或共研粗末，水煎去滓，不计时温服，每日 2～3 次。

【功效】　利水消肿，行气健脾。

【主治】　水肿。四肢头面悉肿，肢体沉重，脘腹胀满，咳嗽气喘，小便不利，妊娠水肿。

【方解】　略。

【临床应用】

1. 本方为治水肿常用方，兼有风邪，腰以上肿者，加浮萍、荆芥、麻黄；湿热下盛，腰以下肿者，加赤小豆、泽泻、车前子、防己；气虚明显者，加黄芪、防己、白术；大便不通者，加枳实、大黄；兼湿热黄疸者，加茵陈、车前子。

2. 用银翘四皮汤（即五皮饮去生姜皮加银花、连翘、桔梗、玄参、白茅根、生地、甘草），治疗急性肾炎 20 例，痊愈 17 例。（《上海中医杂志》1965.6）

附方：

疏凿饮子：出《济生方》。

【组成】　羌活、秦艽、槟榔、大腹皮、茯苓皮、川椒目、泽泻、商陆、木通、赤小豆、生姜皮各等份，共制粗末，每服 15 克，水煎去渣温服。

【功效】　发汗行水，通利二便。

【主治】　阳水证。遍身水肿，胸腹胀满，肢体关节肿胀，呼吸喘促，口渴，大便秘结，小便不利，脉实有力。

## 真　武　汤《伤寒论》

【组成】　茯苓 12 克，炮附子、白术、白芍、生姜各 9 克。

【用法】　水煎服，每日一剂。

【功效】　温阳利水。

【主治】

1. 用于阳虚水停而致的肢体浮肿，小便不利，腹痛下利，四肢沉重疼痛，舌苔白滑，脉沉。

2. 用于水气上逆而致的心悸，头眩，身瞤动，振振欲摇。

【方解】 略。

【临床应用】

1. 用于心源性水肿，属充血性心力衰竭水肿者，本方加泽兰、益母草、黄芪、五味子、北五加皮；属肺心病水肿者，本方合葶苈大枣泻肺汤。

2. 用于慢性肾炎水肿：本方加益母草、炒薏米、生黄芪各30克，山萸肉10克，红花6克。共治24例，结果痊愈16例（自觉症状消失，尿常规化验正常，三个月内未复发者），占66.7%，好转7例（浮肿消失，尿化验结果有改善者），占29.0%；无效1例（症状与化验无改善者），占4.3%。总有效率95.7%。

3. 用于梅尼埃综合征（耳源性眩晕），属于阳虚，水湿上蒙清窍者。本方加泽泻、钩藤、半夏、天麻，共治18例，结果治愈15例，占83.3%；好转3例，占16.7%。总有效率100%。

4. 笔者用本方治疗震颤麻痹2例，属肾阳不足，水气内动者，本方加全蝎、牡蛎，结果2例均痊愈。（《中医杂志》1991.1.35）

附方：

通窍化瘀利水汤：出《上海中医药杂志》。

【组成】 麝香0.1克（或白芷5克），桃仁7.5克，红花、赤芍、地龙、怀牛膝各5克，黄芪、骨碎补各12克，木通5克。水煎服，每日一剂。

【功效】 通窍活络，化瘀利水、补肾。

【主治】 小儿脑积水。

通肾汤：出《四川中医》。

【组成】 熟地、女贞子、胡芦巴各30克，山萸肉、淫羊藿、小茴香、泽兰、泽泻、鸡内金、桃仁各10克，牛膝15克，甘草6克。

【功效】 温肾壮阳，行气活血利水。

【主治】　肾积水。阳虚者以生地易熟地，阴虚者以补骨脂易女贞子，并随证酌情加入瞿麦、海金沙、马鞭草、猪苓、威灵仙、台乌、莪术、黄芪等。

# 第十二节　通　淋　剂

## 八　正　散《和剂局方》

【组成】　萹蓄、瞿麦、车前子、滑石各9克，生山栀、熟大黄各6克，木通4.5克，甘草梢3克，灯心草1.5克。

【用法】　水煎服，每日一剂，或制成散剂，冲服。

【功效】　清热泻火，利水通淋。

【主治】　湿热下注而致的热淋，血淋，石淋，尿频，尿急，尿道涩痛，或癃闭不通，少腹坠胀，口渴心烦，或大便秘结者。

【方解】　略。

【临床应用】

1. 本方为清热通淋的代表方。血淋，宜加白茅根、小蓟；石淋，宜加海金沙、金钱草、鸡内金；膏淋，宜加菖蒲。现代常用治泌尿系感染，泌尿系结石，急性前列腺炎，急性肾盂肾炎，急性肾小球肾炎，附件炎等。

2. 急性肾盂肾炎：应用莲钱八正汤（八正散去大黄，加半枝莲、金钱草、石韦、牛膝），治疗急性肾盂肾炎24例，均获满意疗效，尿路刺激症状消失时间：3～4日者12例，5～6日者9例，7日以上者3例。尿蛋白及白细胞消失时间：4～6日者7例，11～15日者9例，16日以上者1例。（《安医学报》1976.4）

3. 泌尿系结石：38例泌尿系结石患者，均为男性。其中肾结石8例，输尿管结石26例，膀胱结石4例。以X线检查确诊者32例，临床表现均有肾绞痛和血尿等症状。给服金琥八正，（即八正散加金钱草30克，琥珀粉9克，分冲）清热利尿，通淋化石后，治愈 35 例（其中排出结石者 29 例，余 6 例经 X 线摄片复查，结石阴影消失），治愈率为 92.1%。3 例经治疗后，疼痛消失，带药回家，未跟踪观察。治愈时间最长者62 日，最短者 3 日。（《湖南科技情报》1973.7）

## 金龙排石汤《新中医》

【组成】　鸡内金 9 克，金钱草 30 克，火硝 6 克（冲服），硼砂 4 克（冲服），白芍药 30 克，怀牛膝 12 克，广地龙 12克，茯苓 15 克，泽泻 10 克，车前子 10 克，滑石 30 克，生甘草梢 9 克。

【用法】　每日一剂，水煎服。

【功效】　清热利湿，通淋排石。

【主治】　石淋（泌尿系结石）。证见腰酸而痛，小便涩痛，频数而急，尿黄而赤，大便偏干，尿中有砂石，或血尿，舌质红，苔薄黄，脉弦数。

【方解】　本方所治泌尿系结石，属石淋，砂淋，腰痛范畴。小便涩痛，伴见舌质红苔黄，脉数，为湿热之证，故治以清热利湿，通淋排石之法。方中君以金钱草清热利湿，通淋排石。臣以鸡内金消滞化石；火硝清热软坚，《神农本草经》谓其"能化七十二种石"，地龙清热通络，以扩张输尿管和尿道，并能利尿。佐以车前子、滑石、泽泻清热利尿通淋；茯苓渗湿，硼砂清热化痰以化石；怀牛膝补肝肾，引血下行，使结石下行；白芍药敛阴，缓急止痛。生甘草梢清热，止茎中痛，合芍药以酸甘化阴，并调和诸药兼以为使。各药配伍成为清热利湿，通淋排石之剂。

【临床应用】

1. 本方证以腰痛，小便涩痛，频数而急，尿黄，舌红苔黄，脉弦数为辨证要点。腰痛甚者，加川断 10 克，杜仲 10克，桑寄生 20 克；发热，口干渴者，加金银花 15 克，蒲公英30 克；胃脘疼痛者，加乌贼骨 20 克，牡蛎 30 克。

2. 用本方治疗 504 例泌尿系结石患者，其中男 351 例，

女 153 例。年龄 15 岁以下者 12 例，16～30 岁者 142 例，31～
55 岁者 302 例，56 岁以上者 48 例。肾结石 154 例中，排石者
86 例，排石率为 55.8%，输尿管结石 349 例，排石者 279 例，
排石率为 79.9%。排石者 366 例中，服药 2～30 剂者 99 例，
服 31～80 剂者 171 例，服 81 剂以上者 96 例，最多者 200 剂，
结石排出。（摘于《临床奇效新方》）

附方：

通淋排石汤：出《新中医》。

【组成】　萆薢 15 克，金钱草 30 克，瞿麦 12 克，川芎 6
克，当归 12 克，猪苓 12 克，大腹皮 10 克，冬瓜皮 12 克，泽
泻 10 克。水煎服。

【功效】　清热利湿，通淋排石。

【主治】　石淋（泌尿系结石）。症见腰痛，尿痛，或尿中
有砂石，或小便时有中断，尿血，舌质红或黯红，苔薄白或黄
腻，脉弦滑。

## 前 列 通 方（作者经验方）

【组成】　萹蓄、木通、车前子、穿山甲、地龙、牛膝各
10 克，虎杖 15 克，青皮、荔枝核各 10 克，元参 12 克，泽兰
9 克，甘草梢 6 克。

【用法】　水煎服，每日一剂。

【功效】　清热通淋，化瘀通络。

【主治】　前列腺炎，前列腺肥大。症见少腹坠胀隐痛，尿
频数，余沥不尽，小便短涩，或见排尿困难，腰腹酸痛，舌质
红，或有瘀斑，脉弦。

【方解】　本病多因湿热下注，前列腺水肿充血，腺体分泌
物潴留，血流阻滞，水道不利而致。方中萹蓄、木通、车前子
清热利湿，利水通淋；虎杖入肝经，清热利湿，散瘀解毒；青
皮、荔枝核理气散结；牛膝、泽兰活血化瘀；穿山甲通经络以
散瘀滞；地龙通络利尿，扩张输尿管及尿道；甘草梢清热解
毒，止茎中痛。诸药配伍，共奏清热通淋，散瘀通络之功。

【临床应用】

1. 本方治慢性前列腺炎偏于湿热瘀滞者。淋漓涩痛明显者，宜加瞿麦、海金沙；少腹胀明显者，宜加台乌、川楝子；前列腺肿大，有硬度者，宜加鳖甲、莪术；遗精，早泄者，宜加金樱子、五味子、锁阳。

2. 用本方治疗慢性前列腺炎 62 例，年龄 20～25 岁者 2 例，26～30 岁者 15 例，31～45 岁者 41 例，46 岁以上者 4 例。治疗结果，治愈 34 例（主要症状消失，前列腺液化验正常，前列腺体变软，触痛消失），占 54.8％；好转 28 例（主要症状消失或减轻；停药后又复发者），占 45.2％。总有效率 100％。

# 第十三节　理　气　剂

## 越　鞠　丸《丹溪心法》

【组成】　香附、苍术、川芎，神曲、炒栀子各等份。

【用法】　共研细末，水泛为丸，每服 6 克，每日 2 次，温开水送下。亦可酌量水煎服。

【功效】　行气解郁。

【主治】　气、血、痰、火、湿、食诸郁而致的胁膈痞闷，脘腹胀痛，嗳腐吞酸，恶心呕吐，消化不良等。

【方解】　略。

【临床应用】

1. 气郁偏重者，宜加柴胡、枳壳；胃气不降者，宜加木香、厚朴；血瘀偏重者，宜加丹参、桃仁、红花；火郁偏重者，宜加黄连、知母；湿郁偏重者，宜加茯苓、薏米；食郁偏重者，宜加焦山楂、焦麦芽、莱菔子；痰偏重者，宜加半夏、陈皮；大便秘结者，宜加大黄；小便不利者，宜加猪苓、车前子。二便通利，有助诸郁得解。

2. 本方可用于慢性胃炎，慢性胆囊炎，慢性肠炎，妇女痛经，附件炎，更年期综合征等属于诸郁而致者。

3. 笔者用本方加山豆根、威灵仙、茵陈、酒军，治返流性食道炎 24 例。结果：痊愈 18 例（自觉症状消失，胃镜检查食道黏膜充血水肿消失）。占 75%；有效 6 例（自觉症状减轻），占 25%。总有效率 100%。加莪术、鳖甲、对食道癌亦有一定的缓解作用。

附方：

木香顺气丸

【组成】　香附（生一半，醋制一半）120 克，乌药、木香、炒枳壳、陈皮、炒六曲、炒山楂、炒麦芽、莱菔子、茯苓各 60 克，槟榔，青皮，甘草各 45 克。

【功效】　行气导滞，和胃降逆。

【主治】　气滞食停而致的胸脘胀满，脘腹胀痛，嗳气吞酸，恶心呕吐，胃呆食少，泄泻腐臭，大便不爽等。亦可用于慢性胃炎，慢性肝炎，早期肝硬化、慢性肠炎等疾病有上述症状者。

## 半夏厚朴汤《金匮要略》

【组成】　半夏、茯苓各 12 克，紫苏 6 克，厚朴 9 克，生姜 5 片。

【用法】　水煎服，每日一剂。

【功效】　行气散结，降逆化痰。

【主治】　气滞痰壅而致的梅核气。症见咽部如有梗物，吞之不下，吐之不出，胸闷不舒，或两胁胀满，或咳或呕。

【方解】　略。

【临床应用】

1. 本方又名"四七汤"，常用治梅核气，若加山豆根、威灵仙、沉香、玫瑰花则效更显。亦可用治胃肠神经官能症，胸痹，咳喘，胃炎等。

2. 笔者用本方加山豆根、威灵仙、沉香、玫瑰花名"消核汤"，治疗梅核气 146 例。治疗结果：痊愈 123 例（自觉症状全消失，一月内未复发者），占 84.2%；其中 2 剂而愈者 48例，4 剂而愈者 53 例，6 剂以上而愈者 22 例。好转 23 例（自觉症状减轻），占 15.8%。总有效率 100%。

附方：

天台乌药散。

【组成】 台乌药、小茴香（炒）、木香、高良姜、青皮各15 克，川楝子 9 克，槟榔 6 克，巴豆 70 粒。共为细末，每服3 克。

【功效】 疏肝行气，散寒止痛。

【主治】 小肠疝气，少腹牵引睾丸作痛，偏坠肿胀。

## 苏子降气汤《和剂局方》

【组成】 紫苏子、前胡、清半夏各 9 克，陈皮、当归各 6克，厚朴 4.5 克，肉桂 1.5 克，炙甘草 4.5 克，苏叶 1.5 克，生姜 2 片，大枣 2 枚。

【用法】 水煎服，每日一剂。

【功效】 降气平喘，止咳化痰。

【主治】 肺气不降，肾不纳气而致的咳嗽气喘，短气，呼多吸少，胸膈满闷，痰多呕恶，腰胁酸软，肢体倦怠，或肢体浮肿，舌苔白滑。

【方解】 略。

【临床应用】

1. 本方常用于慢性气管炎，支气管哮喘，肺气肿，肺心病而见上述症状者。喘甚者，宜加莱菔子、葶苈子；胸闷甚者，宜加枳壳、菖蒲；腹胀甚者，宜加厚朴、大腹皮；大便秘结者，宜加瓜蒌仁、甜杏仁；口唇紫绀者，加五加皮、泽兰；浮肿明显者，加益母草、茯苓皮。

2. 运用苏子降气汤加味治疗支气管哮喘 10 例，主症为胸闷气喘，声低息短，倚息不得卧，四肢无力，精神不振，心悸，多汗，动则喘甚，或肢凉形寒，面色淡白，喜热饮食，尿清便溏，脉沉弱无力，舌淡胖，苔薄白。治用温肾降气法，取

本方加沉香、白果、杏仁、五味子。结果，显效 5 例，有效 5
例。(《广东医学》1964.7)

## 旋覆代赭汤《伤寒论》

【组成】　旋覆花、代赭石、半夏、生姜各 9 克，党参 12
克，炙甘草 6 克，大枣 4 枚。

【用法】　水煎服，每日一剂。

【功效】　降气化痰，和胃降逆。

【主治】　胃气不降，痰气互阻而致的胸脘痞满，嗳气呃
逆，或恶心呕吐，咽喉如有梗物者。

【方解】　略。

【临床应用】

1. 本方为降逆和胃的常用方，各种疾病见有上述症状者，
均可应用。如虚寒较甚呃逆，呕恶者，宜加干姜、丁香、陈
皮；胃热呕逆者，宜加黄连、竹茹；兼有泄泻便溏者，宜加肉
蔻、炒薏米；梅核气者，可加厚朴、茯苓、沉香。

2. 本方适用于胃炎，十二指肠球部溃疡，胃神经官能症，
神经性呕吐，幽门不全梗阻，见有嗳气，呕逆者，均有一定
疗效。

3. 本方加山豆根、威灵仙、莪术、鳖甲、半枝莲、沉香，
治疗食道癌，胃癌有一定疗效。

附方：

降逆止呕汤：出《辽宁中医杂志》。

【组成】　生赭石 50 克，半夏 15 克，黄连 10 克，竹茹 10
克，枳实 15 克，干姜 5 克。

【功效】　降逆止呕。

【主治】　呕吐（神经性）。症见食少即吐，饮水下咽即吐，
精神欠佳，纳谷不香，舌质红，苔黄微腻，脉弦细。

行气散：出《江苏中医杂志》。

【组成】　郁金、香附、炒枳壳、广陈皮、元胡、木香、丹
参、佩兰、泽兰、金橘叶各 9 克，甘草 6 克。水煎服，每日

一剂。

【功效】 行气活络，活血止痛。

【主治】 胸胁内伤。症见胸胁疼痛，牵引背部，咳嗽及深呼吸时疼痛加剧，或胸胁肿块，青紫有压痛，舌质黯红有瘀点，苔薄白，脉弦缓。

## 食 道 通 方（作者经验方）

【组成】 旋覆花20克，代赭石60克，半夏、党参、山豆根、威灵仙、全瓜蒌各15克，牡蛎30克，莪术、沉香、半枝莲各10克，路路通9克，甘草6克。

【用法】 水煎服，每日一剂。

【功效】 降气活血，开郁散结。

【主治】 噎膈（食道癌，胃贲门癌，食道血管瘤，食道炎，食道神经官能症，贲门痉挛）。症见吞咽不利，饮食难下，或呕吐痰涎，或食入即吐，胸脘胀闷，形体消瘦，精神衰疲，大便秘结，舌质有瘀斑，脉弦滑。

【方解】 食道诸病，多因气、血、痰、毒瘀结，气机阻滞，腑气不降而致。方中旋覆花、代赭石重镇降逆，化痰行气而止呃；半夏化痰散结，降逆止呕；瓜蒌开胸利膈，清化痰热；山豆根、威灵仙清利咽喉，又有扩张食道的作用；牡蛎、莪术、半枝莲软坚散结，活血化瘀，抗肿瘤；党参、甘草益气健脾，扶正祛邪；又以沉香、路路通行气通络，疏通梗阻。诸药合用，以通散为主，行气活血，消痰散结，对食道肿瘤，炎症确有良效。

【临床应用】

1. 作者用本方治疗食道癌22例。缓解10例（吞咽不利，呃逆呕吐消失，能进饮食，半年之内病情稳定者），占45.5%；好转6例（进食困难等症减轻），占27.3%；无效6例，占27.2%。总有效率72.8%。有效病例中，一般服药3剂后即能进食，呃逆呕吐减轻，5～10剂后诸症减轻，精神转佳。

2. 用于食道静脉瘤：王某某，女，28 岁。胸前区疼痛，吞咽有异物感一年余，经医院胃镜检查，距门齿 25 厘米，食道背侧可见 0.6 厘米囊球形紫蓝色血管瘤。作者用本方 22 剂，诸症消失，胃镜复查食道血管瘤消失。随访未复发。

本方对食道炎，贲门梗阻，痉挛，梅核气，均有良效。对胃癌亦有缓解作用。

## 第十四节　活血化瘀剂

### 血府逐瘀汤《医林改错》

【组成】　桃仁 12 克，当归、生地、牛膝、红花各 9 克，柴胡、枳壳、赤芍、川芎、桔梗，各 6 克，甘草 3 克。

【用法】　水煎服，每日一剂。

【功效】　活血化瘀，行气止痛。

【主治】　血瘀而致的胸胁疼痛，痛如针刺，有定处，顽固性头痛，顽固性失眠，内热烦闷，惊悸怔忡，呃逆干呕，面目黧黑，舌质青，有瘀点瘀斑，脉涩或弦紧。

【方解】　略。

【临床应用】

1. 用于冠心病心绞痛，胸胁痛，粘连性胸膜炎胸痛，肋间神经痛，胸胁外伤疼痛，肝区痛，胃脘痛等属血瘀者。

2. 用于脑震荡后遗症，血瘀顽固性头痛。血瘀化热而致的顽闷头昏，失眠健忘，精神抑郁，精神分裂症等。

3. 用于血瘀腰痛，经闭。痛经，癥瘕积聚，输卵管不通，血栓闭塞性脉管炎，皮肤紫癜，白血病，白癜风，血素沉着。

4. 作者用本方治疗血管神经性头痛 28 例，男性 9 例，女性 19 例。经期发作者 12 例，病程最短者 3 个月，最长者 12 年。治疗结果，痊愈 13 例（头痛停止，6 个月未复发者），占 46.4%；好转 12 例（头痛停止，或明显减轻，但有复发者），占 42.9%；无效 3 例（症状无明显改善者），占 10.7%。总有效率89.3%。

5.《医林改错》曰："无论伤寒，瘟疫杂证，一见呃逆，速用此方"。作者曾治一女患者，呃逆，呕吐六月余。以妊娠反应，胃疼，神经性呕吐治疗皆无效。临诊时见舌质有瘀斑，便以血瘀呕吐治之，用本方二剂而呕吐止，四剂痊愈。以后用此方治顽固性呃逆数例，皆获痊愈。

6.血府逐瘀汤加大甘草用量，再加秦艽、板蓝根为基本方，随症加减治疗过敏性紫癜33例，结果痊愈29例，显效2例，无效2例。作者认为：活血化瘀是中国医学治疗血瘀证的根本疗法，凡是出现疼痛，肿块，瘀斑等症，即提示有瘀血存在。活血化瘀药物的作用是通过改善血循环，扫清病损部位的代谢障碍而取得疗效的。血府逐瘀汤除能改善毛细血管壁通透性外，还有抗感染，调节代谢过程及减轻变态反应性炎症等作用。(《广西卫生》1976.2)

附方：

(1) 膈下逐瘀汤：出《医林改错》。

【组成】　炒灵脂、当归、赤芍、桃仁、红花、香附、乌药、甘草各9克，川芎、丹皮、元胡、枳壳各6克。水煎服。

【功效】　活血化瘀，行气止痛。

【主治】　膈下血瘀，形成积块，或腹中及胁下癥瘕，疼痛不移者。

(2) 少腹逐瘀汤：出《医林改错》。

【组成】　当归、赤芍、生蒲黄、炒五灵脂、元胡各9克，川芎、没药各6克，炒小茴香4.5克，肉桂、干姜各3克。水煎服。

【功效】　活血祛瘀，温经止痛。

【主治】　少腹瘀血积块疼痛，或痛无积块，腰痛，少腹坠胀，闭经，痛经，月经不调，色黑有块，或产后血瘀崩漏腹痛者。

(3) 会厌逐瘀汤：出《医林改错》。

【组成】　桃仁、红花各15克，生地12克，玄参、赤芍、桔梗各 9 克，北柴胡、枳壳各 6 克，生甘草 3 克。水煎服。

【功效】　活血化瘀，养阴利咽。

【主治】　血瘀咽喉，肿痛，或不肿痛，声音嘶哑，或暴瘖无声，或喉中如有梗物，或饮水即呛等症。

（4）身痛逐瘀汤：出《医林改错》。

【组成】　桃仁、红花、当归、秦艽、怀牛膝各 9 克，炒灵脂、没药、地龙、香附、川芎、甘草各 6 克，羌活 3 克，水煎服。

【功效】　活血化瘀，通络止痛。

【主治】　血瘀及风湿阻滞经络而致的全身关节疼痛，经久不愈，或见关节变形肿大，舌质有瘀斑。

## 通窍活血汤《医林改错》

【组成】　桃仁、红花、赤芍各 9 克，川芎 6 克，鲜生姜 9 克，大枣 7 枚，老葱 3 根，麝香 0.1 克（冲服，或绢包后入煎）。

【用法】　水与黄酒适量煎服，每日一剂。

【功效】　活血通窍。

【主治】　血瘀头面、孔窍而致的耳聋久不愈，酒渣鼻，目青疼痛，昏暗不明，头发脱落，或紫斑，白癜风，以及妇女干血痨，小儿疳积。

【方解】　略。

【临床应用】　本方加地龙，磁石治疗外伤性头痛，脑震荡后遗症头痛 13 例，结果全部缓解，头痛消失。3～5 剂痊愈者 4 例，6～10 剂痊愈者 7 例，10 剂以上痊愈者 2 例。失眠多梦者，加夜交藤、珍珠母；食欲不振者加焦三仙；恶心呕吐加代赭石、竹茹；大便秘结者，加大黄。

## 复元活血汤《医学发明》

【组成】　柴胡 12 克，天花粉、当归、桃仁各 9 克，红花、炮山甲、酒大黄各 6 克，甘草 3 克。

【用法】 水煎服，每日一剂。

【功效】 疏肝解瘀，活血通络。

【主治】 跌打损伤，瘀血留于胁下而致的胸胁疼痛，或转侧不利者。

【方解】 略。

【临床应用】

1. 本方常用于胸胁部位跌打损伤，血瘀疼痛。对其他部位的软组织损伤肿痛亦有良效。伤在头部者，宜加川芎、地龙；伤在肩臂上肢者，宜加姜黄、桑枝、桂枝；伤在下肢者，加牛膝、木瓜；局部伤肿，按之软者，加行气药、如青皮、木香、香附；局部伤肿较硬者，加乳香、没药、苏木、刘寄奴。

2. 治疗肋间神经痛，肋软骨炎有效。作者用本方加元胡、川楝子、甘松、灵仙，治疗本病 12 例，一般服药 2 剂后疼痛减轻，5～10 剂基本痊愈。用治胸膜粘连的胸痛亦有良效。

## 桃核承气汤《伤寒论》

【组成】 桃仁 12 克，大黄（后下）9 克，桂枝、芒硝（冲服）、炙甘草各 6 克。

【用法】 水煎服，每日一剂。

【功效】 破血逐瘀，通下泻热。

【主治】 下焦蓄血。症见少腹急结，疼痛拒按，小便自利，大便色黑，至夜发热，谵语烦渴，甚则如狂，脉沉实。

【方解】 略。

【临床应用】

1. 用于妇科血瘀内阻诸疾。用治宫外孕，宜加丹参、三棱、莪术；用治闭经，或产后恶露不下，宜加益母草、牛膝；子宫肌瘤，卵巢囊肿，宜加鳖甲、牡蛎、莪术；胎盘滞留不下，宜加牛膝、麝香；输卵管不通，宜加夏枯草、路路通；急性盆腔炎，宜加败酱草、红藤、鱼腥草。

2. 用于急性跌打损伤，血肿疼痛，火热上攻的头痛，头晕、鼻衄、吐血紫黑者。用于腰椎骨折疼痛，尿闭，大便不通有良效。

3. 本方去桂枝、加枳实、厚朴，治疗肠梗阻，即大承气汤加桃仁，不但能通腑泄热，又可活血破瘀，能增加梗阻局部血液供给，防止肠坏死，有利于梗阻解除。

4. 用于血瘀而致的精神分裂症、癫狂。据（《江苏中医杂志》1965.7）报告：患者，27 岁，未婚。因精神刺激而失常，曾用镇肝安神等药未效。1 月后病势加重，不知饥渴，越垣跃屋，脱衣骂人，不避亲疏，脉洪数有力，面泛潮红，双目炯炯，口燥唇干，眼珠红丝。由情志不畅，郁火内发，血并于阳，肝胃热盛所致。方用桃仁承气汤：大黄 20 克（后下），芒硝 15 克（冲服），桃仁 12 克，桂枝 3 克，甘草 6 克。共服四剂，病即痊愈。观察 2 年未发。

## 生　化　汤《傅青主女科》

【组成】　当归 24 克，川芎、桃仁各 9 克，黑姜、炙甘草各 1.5 克。

【用法】　水煎服，或加黄酒同煎，每日一剂。

【功效】　活血化瘀，通经止痛。

【主治】　产后血瘀，恶露不尽，少腹疼痛。

【方解】　略。

【临床应用】

1. 本方为产后常用方，主要用于血瘀腹痛，恶露不尽。如需调血养血，则去桃仁、加黄芪为宜。如产后宫缩无力，可加益母草；如发热可加柴胡、黄芩；如乳汁不下，可加瓜蒌、王不留行。

2. 据报道：用加味生化汤（加益母草、丹皮、熟地、红花、艾叶）治疗小产后胎盘残留，有排出作用，治疗 22 例均获良效，其中 3 例曾刮宫 2 次以上无效。经服此方获效。少者服 2 剂，多者服 6 剂。重者日服 2 剂，轻者日服 1 剂。其残留胎盘即自动排出（《广东中医》1962.9）

3. 生化汤对产后有促进乳汁分泌，调节子宫收缩，减少

宫缩腹痛，及防止产褥感染等作用。(《江西中医药》1960.6)

## 补阳还五汤《医林改错》

【组成】　生黄芪 30～120 克，当归尾、赤芍、地龙、川芎、桃仁、红花各 9 克。

【用法】　水煎服，每日一剂。

【功效】　补气活血，通经活络。

【主治】　中风后遗证，半身不遂，口眼歪斜，语言不利，口角流涎，或下肢痿废，小便频数，或遗尿不禁，或大便干结。

【方解】　略。

【临床应用】

1. 本方是治疗气虚血瘀而致中风后遗证的首选方，确有良效。上肢不遂明显者，宜加桂枝、鸡血藤；下肢不遂明显者，宜加牛膝、木瓜；腰膝无力者，宜加桑寄生、杜仲；口眼歪斜重者，宜加全蝎、僵蚕；言语不利明显者，宜加菖蒲、地龙、南星；头晕，血压高者，宜加钩藤、天麻、豨莶草；上下肢疼痛明显者，宜加桑枝、灵仙、乳香、没药；症情顽固不愈者，可加虫类药，如全蝎、蜈蚣、僵蚕、䗪虫等。

2. 作者近年来共治疗气虚血瘀型的中风后遗证 46 例，其中男 31 例，女 15 例。年龄最小者 36 岁，最大者 72 岁。病程最短者 3 天，最长者 2 年。治疗结果：基本恢复 22 例(瘫痪肢体肌力恢复正常，口眼歪斜等症消失，生活自理)，占 47.8%；显著好转 11 例(肢体肌力增加 2 度以上，能独立行走，在别人协助下基本可自理生活)，占 23.9%，好转 10 例(患肢肌力增加一度以上)，占 21.7%；无效 3 例(治疗前后症状和体征无变化)，占 6.5%，总有效率 93.5%。

3. 本方亦可用于气虚血瘀型的四肢麻木，痿证，小儿麻痹后遗症，眼肌麻痹，面神经麻痹，末梢神经炎等。

## 冠心Ⅱ号方《北京地区防治冠心病协作组》

【组成】　丹参 30 克，川芎、赤芍、红花、降香各 15 克。

【用法】　水煎 2 次，合并药液，分 2~3 次服，一日服完。

【功效】　活血化瘀，行气止痛。

【主治】　冠心病心绞痛。

【方解】　冠心病心绞痛，乃心脏经脉瘀阻不通，心肌缺血所致。治宜活血化瘀，通行经脉。方中以丹参活血化瘀为主；辅以赤芍、红花助活血化瘀之效；川芎辛温香窜，走而不守，为血中之气药，活血行气；降香入气分，走血分，散瘀止痛。诸药合用，成活血化瘀，行气散结，止痛之良方。

【临床应用】

1. 临床报道：用本方治疗满 1 年的冠心病心绞痛 100 例，其中包括 1 年以上四十三例。结果：1 年疗程组心绞痛显效 41 例（41%），改善 45 例（45%），无效 14 例（14%），总有效率为 86%。其中心电图不正常的 88 例中，服药后显效 15 例（17.05%），好转 25 例（28.41%），总有效率 45.46%。1 年以上疗程组，43 例中，显效 22 例（51.56%），改善 17 例（39.53%），无效 4 例（9.3%），总有效率达 90.7%。其中心电图不正常者 38 例，治疗后显效 17 例（47.74%），好转 12 例（31.58%），总有效率为 79.32%。表明随着疗程的延长，心绞痛症状及心电图疗效均有提高。（《心血管疾病》1974.4）

2. 本方不仅对冠心病心绞痛有较好的疗效，而且也可用于其他因血瘀而致的诸病。现代临床可用治神经性头痛，血管神经性头痛，脑动脉硬化，脑震荡后遗症，脑血栓后遗症，外伤性截瘫，神经衰弱，面神经麻痹，多发性神经炎，慢性肝炎，慢性胃炎，肋间神经痛，慢性盆腔炎，慢性肾炎，陈旧性宫外孕，痛经，月经不调等。

附方：

冠心汤：出《吉林中医药》。

【组成】　当归 15 克，川芎、赤芍、丹参、降香各 12 克，桃仁、没药、郁金、瓜蒌各 10 克，麦冬 12 克，茯苓 15 克。

【功效】　活血祛瘀，行气止痛。

【主治】　冠心病。症见心胸刺痛，或心痛彻背，背痛彻心，舌质有瘀点或瘀斑。

通脉愈痛丸：出《新中医》。

【组成】　赤芍、桃仁各 30 克，红花、川芎各 15 克，丹参 90 克，法半夏、生南星、煅礞石各 45 克，石菖蒲 20 克，肉桂 15 克，当归、紫河车、黄芪、党参各 60 克，天麻 50 克。

【功效】　活血化瘀，息风定痛。

【主治】　癫痫（脑外伤继发癫痫）。

## 通脉汤《中医杂志》

【组成】　桃仁 10～15 克，红花 10～15 克，当归 10～30 克，赤芍 15 克，川芎 10～15 克，穿山甲 10 克，鸡血藤 30 克。

【用法】　每日一剂，水煎服。

【功效】　活血祛瘀，养血。

【主治】　中风（脑血栓形成），症见平素头晕，头痛，耳鸣，目眩，腰酸腿软，突然口眼歪斜，舌强言蹇，半身不遂，舌质红，苔黄，脉弦细而数。

【方解】　本方所治脑血栓形成，属眩晕，中风范畴。本方证为瘀血阻于经脉所致，治当以活血通脉为法，方中重用臣归尾为君，养血和血，配伍诸活血药，养血行血，祛瘀，当以桃仁，红花活血祛瘀，佐以穿山甲祛瘀通经散结；鸡血藤养血活血通经；川芎、赤芍行气活血。诸药配伍，共成活血祛瘀通经脉之剂。

【临床应用】

1. 本方证以突见口眼㖞斜，舌强，言语蹇涩，舌红，脉弦为辨证要点。见高血压者，加野菊花 15 克；如见失言者，加菖蒲 5 克，郁金 10 克；如见少气，脉虚弱，加党参 15 克，黄芪 20 克，黄精 20 克；如见舌嫩红，大便干硬，加白芍药

15 克，玄参 20 克，生地黄 20 克。

2. 本方收治 107 例脑血栓形成患者，其中男 70 例，女 37 例。年龄最小者 20 岁，最大者 78 岁。病程最短者 1 天，最长者 9 个月。治疗结果：基本恢复 48 例，瘫痪的肢体肌力恢复正常，能自理生活，占 44.9%；显著好转 40 例（患者肌力增加二度以上，能独立行走，在别人协助下可自理生活），占 37.4%；好转 15 例（患肢肌力增加一度以上），占 14%；无效 4 例（治疗前后症状和体征无变化），占 3.7%，总有效率 96.3%。

## 活血化瘀汤《新中医》

【组成】　黄芪 30 克，桑寄生 18 克，丹参 15 克，川红花 12 克，三棱 9 克，莪术 9 克，乳香 9 克，没药 9 克，蒲公英 30 克，板蓝根 18 克。

【用法】　每日一剂，水煎服。

【功效】　破血行气，止痛，清热解毒。

【主治】　胸痛（非化脓性肋骨软骨炎）。证见胸痛，肋软骨疼痛。治以活血逐瘀、行气止痛，肺居胸中，为华盖，主气，可呼吸，活血逐瘀须护肺气。方中君以莪术破血祛瘀，行气止痛。臣以三棱与莪术相须为用，加强逐瘀止痛之力；乳香、没药活血祛瘀，行气止痛。佐以红花丹参活血散瘀，为预防破血药伤气血，以黄芪益气、桑寄生祛风养血；蒲公英、板蓝根清热解毒散滞气。诸药配伍，共奏活血祛瘀，行气止痛兼清热解毒之功。

【临床应用】

1. 本方证以肋软骨疼痛，呼吸时加剧以辨证要点。痛不甚者去乳香、没药、加元胡 10 克，胃纳不佳者，加淮山药 10 克，厚朴 10 克，神曲 10 克，鸡内金 10 克，如见气短懒言，神疲，脉虚，除重用黄芪外，可加党参 15 克，五爪龙 20 克。如见面色萎黄，舌淡，脉细数，可选加枸杞子 10 克，当归 10 克，鸡血藤 20 克。

2. 本方收治 158 例非化脓性肋骨软骨炎。其中男性 60 例，女性 98 例。年龄 14～20 岁 17 例，21～30 岁 65 例，31～40 岁 53 例，41～46 例 23 例，以 21～40 岁为最多。最大 46 岁，最小 14 岁。治疗结果：痊愈 128 例（肿痛消失，1～2 年未复发者），占 81%；显效 22 例（肿痛消失，1 年内复发者），占 13.9%；有效 8 例（用药时有效，停药发作者），占 5.1%。总有效率为 100%（摘于《临床奇效新方》）

附方：

（1）脉炎散：出《新中医》。

【组成】　制松香 1.2 克，水蛭 1 克，全蝎 0.8 克，以上为一次量，共为细末（或装胶囊内）。

【功效】　活血化瘀，解毒祛腐，通络止痛。

【主治】　血栓闭塞性脉管炎。症见患肢沉重，怕冷麻木，疼痛，入夜更甚，间歇性跛行，患肢远端苍白发凉或暗红漫肿，趾甲增厚，皮肤变硬。或溃疡，或坏死，舌质黯红，苔白，脉细涩。

（2）通经逐瘀汤：出《中医杂志》。

【组成】　刺猬皮 10 克，荆芥 6 克，地龙 10 克，皂刺 9 克，赤芍 12 克，桃仁 15 克，连翘 12 克，银花 12 克，水煎服，每日一剂。

【功效】　活血，解毒，疏风。

【主治】　荨麻疹。症见全身发疹，遇风冷加甚，四肢胸背布散浮肿样疹块或风团样疹块，皮色红，苔薄白，脉弦滑。

## 温阳疏通汤《中西医结合杂志》

【组成】　附子、肉桂各 10 克，柴胡、香附、王不留行、红花各 15 克，桃仁、牛膝各 20 克，莪术 30 克。

【用法】　水煎服，每日一剂，分数次服，连服 3 个月为一个疗程。

【功效】　温通经脉，活血化瘀。

【主治】　因寒凝血瘀导致输卵管不通而不孕。症见少腹坠胀疼痛，得热则减，经期加重。腰膝酸软，肢冷畏寒，带下清稀，舌淡苔白，脉沉迟，久不受孕者。

【方解】　阳虚生寒，或寒湿下注胞宫，阻塞经脉，故输卵管阻塞不通。《素问·调经论》曰："血气者，喜温而恶寒，寒则泣，不能流，温者消而去之"方中附子、肉桂温阳散寒，温养胞宫，温通血脉；输以柴胡、香附疏肝解郁，通行气血；三棱、莪术破血通经；桃仁、红花活血化瘀；王不留行、牛膝活血散结，疏通行走，引瘀下行。诸药合用，共成温通之剂。

【临床应用】

1. 肝气郁滞，两胁及少腹胀甚者，加青皮、台乌；痛甚者，加元胡、川楝子；肾阳虚者，加肉苁蓉；输卵管积水者，加猪苓、车前子；附件炎者，加蒲公英、紫花地丁；输卵管有节结肿块者，加夏枯草、鳖甲。

2. 本方治疗输卵管不通82例，原发不孕70例，继发不孕12例，年龄最小者23岁，最大者42岁；其中23～30岁者51例，31岁以上者31例，结婚2～5年者66例，6～10年者16例。结果：痊愈61例（凡用药1个疗程以上，经输卵管通水或输卵管造影证明输卵管通畅或用药期间妊娠者），占74.4%；有效4例（服药1个疗程以上，经输卵管通水或造影提示输卵管欠通者），占4.9%；无效17例，占20.7%。总有效率为79.3%。

附方：

活血通络汤：出《北京中医》。

【组成】　红藤、丹参、赤芍、黄柏、败酱草、夏枯草、穿山甲、路路通、王不留行、三棱、莪术。水煎服，每日一剂。

【功效】　活血化瘀，散结通络。

【主治】　输卵管阻塞。

疏通汤：出《新中医》。

【组成】　败酱草、鸡血藤、地丁、蒲公英各30克，土茯苓、香附各15克，川楝子、王不留行、车前子、郁金各12克，穿山甲、两头尖各10克。

【功效】  舒肝解郁，活血通络。

【主治】  输卵管阻塞。

## 化瘀通精汤（作者经验方）

【组成】  柴胡12克，枳实、白芍、郁金、红药各10克，丹参20克，路路通、牛膝、合欢皮各9克，橘叶6克，蜈蚣2条，甘草3克。

【用法】  水煎服，每日一剂。

【功效】  疏肝解郁，化瘀通精。

【主治】  不射精症，精瘀、血精症。症见情志不畅，胸胁胀满，精神恺恺不乐，或心烦，睾丸坠胀，房事时不能射精，或射精不畅，或见血精症，舌质黯红，脉弦。

【方解】  肾主藏精，肝主疏泄，人之阴茎勃起，射精等功能，很大程度要受精神情志的支配，如肝失疏泄，气机不畅，经脉瘀阻，则精道不利，从而产生不射精，血精症。故治疗应以疏肝解郁，通利精道为主。方中柴胡、枳壳、白芍疏肝，柔肝、畅达气机为主药；辅以丹参、红花、郁金活血化瘀，使肝经气血通利；路路通、蜈蚣通经络，利精道；佐以牛膝补肝肾，活血化瘀，引瘀滞与精液下行；橘叶合欢皮调和肝郁与心志；甘草调和诸药，益气和中。诸药合用，可使肝气条达，心、肝、肾协调统一，瘀滞得解，精液畅通而病愈。

【临床应用】

1. 服用本方期间如配合良好的心理疏导，其效更佳。少腹坠痛明显者，宜加川楝子、元胡；失眠多梦者，宜加远志、夜交藤；食欲不振者，宜加炒莱菔子；血精者，宜加白茅根、生蒲黄。

2. 作者用本方治疗不射精症16例，年龄在22～45岁之间。病程最短者5天，最长者二年。结果：痊愈12例（症状消失，射精正常者）占75%。其中2剂而愈者4例。4剂而愈者3例。5剂以上而愈者5例。

# 第五章　以通为主的治法

提起通法，多以为通腑，其实不然，亦不可攻下之谓。正如高士宗在《素问直解》所言："但通之之法，各有不同，调气以和血，调血以和气，通也；下逆者使之上升，中焦者使之旁达，亦通也；虚者助之以通；寒者，温之使通，无非通之之法也。若必以下泄为通，则妄矣"。故本章所举 40 余法，也只是其中主要者。贵在触类旁通，体现通法变通之旨。

## 一、通因通用

本法是用通下的方法治疗泻下的病变，亦即用通下法祛除病因而获效，是临床常用的治则和治法。

**（一）泄泻**　①食滞泄泻：症见脘腹胀满，泻下秽浊，臭如败卵，或泻而不畅，舌苔厚腻，脉滑实。治以食消导滞通下，方用保和汤，加大黄、焦槟榔。药后积滞去，则泄泻自然消失。②痢疾：症见泻下赤白脓冻，腹痛，里急后重，口干，舌苔白腻或黄腻，脉滑数。治以清利湿热，通下导滞，方用白头翁汤（黄连、黄柏、白头翁、秦皮）加枳实、木香、大黄。药后肠道湿热顺流而下，气机通畅，则痢下后重自除。③热结旁流：实热结于肠胃，中结而旁流，腹满硬痛而拒按，泻下清水，口干舌燥，质红，脉沉实者。治以通下热结，方用承气汤之类。药后可泻出粪球燥屎，结下通则旁不流，泻下自除。

**（二）出血症**　出血者，法当止血。但出血者如因血瘀而致，则应活血祛瘀，以通法驱除病因，瘀血去则血自止。常用活血化瘀药治之，或用化瘀止血药，如蒲黄、三七之类。现代用生大黄粉口服，治疗上消化道出血，取得良效。

## 二、发汗通表法

《内经》曰："其在皮者，汗而发之"。此乃以汗为通之法。

早在《金匮·痉湿暍病篇》中就有"湿家身烦疼，可与麻黄加术汤发其汗为宜"的具体治法方药，临床应用较为广泛，可分为辛温通表、辛凉通表二类。

**（一）辛温通表法** 适应于风寒束表、肺气郁闭而致的恶寒发热，无汗，头痛身疼，鼻塞流涕，咳嗽胸闷，苔白、脉浮。治以辛温发汗、通达肌表，方用麻黄汤、桂枝汤。作者习用自拟辛温通表汤。

**（二）辛凉通表法** 适用于风热郁于肌表，肺卫不利而致的发热，微恶风寒，无汗或汗出不畅，头痛，咽痛，或咳嗽，舌苔薄白或微黄，脉浮数。代表方如银翘散等。作者习用自拟辛凉通表方。

## 三、发汗通痹法

痹证乃风寒湿邪相合，经络阻滞而致。治疗当以祛邪为要，可用发汗通痹法。《金匮·痉湿暍病篇》指出："湿家身烦疼，可与麻黄加术汤发其汗为宜。"作者用本方治疗初痹62例，获满意效果。药用：麻黄、桂枝、白术各10克。风盛者加防风、海风藤、络石藤各15克；寒盛者加川乌、附片各10克，细辛30克；湿盛者加苍术、羌活、独活；热盛者加忍冬藤30克，知母、滑石各10克。药后取遍身微汗出为佳，不可大汗淋漓。通过发汗祛邪而通痹，使邪随汗解，营卫调和，经脉通畅而病愈。

## 四、通肺行水法

人体的水液代谢，依赖于肾的气化，脾的运化，肝的疏泄，与肺之通调水道也密切相关。肺主宣发肃降，肺气通达，水道才能通调而下输膀胱。故曰："肺为水上之源"。如肺失宣降通达，则水道不通，津液不布。水液停于上则见浮肿，尿少，以面目、眼睑及上肢肿为甚；水饮停于肺则喘息不得卧，胸胁疼痛，悬饮等。

治疗可用通肺行水之法，宣降肺气，通利水道，启上闸、利下窍，并辛开苦降，开源导流，俾源清流洁而病庶可解。常用麻黄、杏仁、桔梗、葶苈子、桑白皮、木通、茯苓等药。方如越婢加术汤、葶苈大枣泻肺汤。

葶苈大枣泻肺汤（葶苈子 15 克，大枣 6 克），具有泻肺行水之功，可用于肺水肿、胸膜炎之胸水，喘息不得卧者。

越婢加术汤（麻黄、生石膏、生姜、甘草、大枣、白术），有宣肺行水之功，可用于发热，咳嗽，尿少，浮肿以上半身明显者，对急性肾炎有良效。

## 五、通降肺气法

肺主气，司呼吸，主宣发肃降。若肺失宣降，则肺气壅塞不通，则可产生各种肺系疾病。如外邪犯肺，内邪伤肺而致外感、咳嗽、哮喘、肺炎、肺痈、肺痿、气管炎等病，其病理皆为肺失宣降而致，故治疗以通降肺气为主，既可消除病因病理，又可改善症状，为治疗肺系疾病的最常用治法。

通降肺气的常用药物，有桔梗、杏仁、桑皮、前胡、苏子等，常用方剂有止嗽散、苏子降气汤等。作者常以桑皮、杏仁、桔梗、前胡四药为主，临证加减。风寒闭肺者，加三拗汤；风热郁肺者，加麻杏石甘汤；肺开窍于鼻，肺失宣降则鼻窍不利，可加辛夷、苍耳子等；咽喉乃肺之门户；肺失宣降则咽喉不利，可加牛蒡子、山豆根、射干、胖大海等；肺主通调水道；肺失宣降则水肿，小便不利，可加麻黄、浮萍、车前子、猪苓等；肺与大肠相表里，肺失宣降则便秘，可加瓜蒌仁、火麻仁、大黄等。

本法不但可治疗上焦肺系疾病，而且对下焦疾病亦有良效，取其"下病治上""提壶揭盖"之义，常用于治疗水肿，小便不利，大便秘结等病。

## 六、清肺利咽法

咽喉乃肺之门户，通过气管与肺相通，与气体的出入、发音、吞咽相关。若外邪犯肺，内热壅肺，则肺失清肃而出现咽喉肿痛、音哑、咽喉不利；若肺阴不足，肺气不足，亦可出现咽痛、声哑、金破不鸣等；或肺失宣降，痰浊阻于咽喉，可见咽喉不利，呼吸气阻，咽部异物感等。治疗均当以清肺利咽为主。

常用药物，有桔梗、牛蒡子、射干、山豆根、桑皮、元参、薄荷、胖大海、木蝴蝶等。属风寒者，酌加荆芥、防风、麻黄、蝉衣等；属风热者，酌加桑叶、菊花、银花、连翘等；热毒较盛者，酌加板蓝根、蚤休、黄芩、生石膏、蒲公英、栀子、黄连等；阴虚者，酌加生地、元参、麦冬等；痰阻者，酌加贝母、杏仁、前胡、半夏等；气虚者，酌加党参、黄芪、白术等；咽喉脓肿者，酌加穿山甲、皂刺、白芷等；音哑者，酌加蝉衣、菖蒲、远志等。

常用方剂有桔梗汤、银翘散、六神丸、清瘟败毒散、铁笛丸、咽喉消肿汤等。

本法可用于治疗喉痹（急、慢性咽炎），乳蛾（扁桃腺炎），喉痈，急喉风（急性喉阻塞），梅核气，喉癣（咽喉结核），喉瘖（声带疾患）等。

## 七、宣通鼻窍法

鼻为肺窍，为气体出入之门户，主嗅觉，助发音。肺气宣通，则鼻窍通利。如肺失宣降，则鼻窍壅塞不利，气不通畅，嗅觉失灵，头痛，鼻塞，流浊涕，产生鼻炎，鼻渊等病。治疗以宣降肺气，通利鼻窍为法。

通利鼻窍的常用药物有：辛夷、白芷、细辛、苍耳子、麻黄、杏仁、薄荷等；属风寒者，加荆芥、防风、苏叶、羌活；属风热者，加桑叶、菊花、银花、连翘、黄芩；热毒壅盛者，加板蓝根、公英、栀子、黄连等；血瘀者，加赤芍、桃仁、红花、丹参等。

## 八、宣肺通便法

肺主宣发、肃降，从而维持了人体的新陈代谢。肺与大肠相表里，肺的宣发肃降，对保持大肠腑气的通顺，有着重要作用。若肺失宣肃，则大肠传导功能失职，致大肠秘结，或大便不通。用宣肺通便法，可收良效。作者自拟宣肺通便汤，药用：桑白皮、杏仁、桔梗、枳壳、前胡、苏子、瓜蒌仁、郁李仁、芦根、甘草。用于肺失宣降，阴虚肺热等肺系疾病而致的便秘，其效最捷。非承气类、麻仁类方所能及。主要取其正本清源，启上通下之用，为治病求本、通便之良法。

从另一侧面讲，大便通调，也有利于肺气的宣降。因此通利大便，又是治肺病的一条途径，保持大便通畅，有利于肺病的治愈。在治肺病的方剂中，加用通便药，可提高疗效，加速愈程。笔者在临证中，用麻杏石甘汤加鱼腥草、桑皮、大黄、瓜蒌，治疗小儿肺炎 48 例，其发热、咳嗽、肺部罗音均很快消失。说明通利大便，对治疗肺病有一定的临床意义。

## 九、苦寒通下法

寒邪化热，邪热传入阳明之腑，或温病热入中焦，以及热盛伤津，而致肠中燥结，大便不通，胸痞腹满等症。根据"实者泻之""其下者引而竭之"的原则，可用苦寒通下法治疗。用大黄、芒硝、二丑等为主药，荡涤热结，辅以厚朴、枳实，行气除满。代表方如大承气汤、小承气汤、调胃承气汤、复方大承气汤等。

本法有峻下热结，通腑消胀，清热解毒，活血化瘀之功。适应于阳明热结而致的多种病症。①阳明腑实证：症见发热、脘腹痞满，硬痛拒按，大便不通，烦躁谵语，甚则神昏不清，目睛不和，手足濈然汗出，舌苔黄燥起刺，或焦黑燥裂，脉沉实。②热结旁流，腹痛，按之坚硬有块，下利清水臭秽。③里实热证而致的疼痛，癫狂。④中毒及血瘀证。⑤热盛而致的头剧痛，咽喉肿痛，血热妄行的衄血，吐血，可收上病下取，釜底抽薪之功。

本法治里实热证为主，如出现兼证，夹证可与他法配合应用。气机阻滞明显者，可与行气法同用，加枳实、厚朴、莱菔子等，如调胃承气汤；津枯肠燥者，与润肠通便法同用，加火麻仁、杏仁、如麻子仁丸；阴液亏损者，与滋阴法同用，加生地、元参等，如增液承气汤；正虚邪实者，与补法同用，加党参、当归等，如新加黄龙汤；如热毒壅肺，与清热解毒法同用，加栀子、黄芩、连翘等，如凉膈散；如高热、烦渴，与清气法同用，加石膏、知母等，如白虎承气汤；均属苦寒通下法的范畴。

本法的应用非常广泛，近年来用治急性单纯性肠梗阻，麻痹性肠梗阻，蛔虫性肠梗阻，急性黄疸型肝炎，急性胰腺炎，急性胆囊炎，胆结石，急性阑尾炎，急性细菌性痢疾，术后肠胀气，幽门梗阻，均有显著疗效。取"六腑以通为用""通则不痛"之义。并对一些热性病，感染性炎症病变，中毒性疾病，神经及精神系统疾病，均有良效。可使热邪、炎症、毒邪从二便排出。

## 十、温阳通下法

本方适用于肠胃寒积里实，腹痛便秘，手足不温，腹痛得温则快，或下痢久而不止，脉沉紧者。

本法常以辛热药为主，适当配伍泻下药而成，用附子、干姜祛除寒邪，配大黄，芒硝攻下里实。因温热药的剂量多于寒凉药，泻下作用仍然存在，但苦寒之性去，可达"去性取用"之目的。这是本类方剂配伍的一大特点，药后可使寒积散，积滞行，大便通，腑气畅而病愈。

本类常用方剂有大黄附子汤、三物备急丸、温脾汤（大黄、附子、干姜、甘草、党参）等。常用治急性肠梗阻、术后肠胀气、食积，幽门梗阻等属寒实者。

## 十一、润下通便法

大肠乃传导之官，以通下为顺，但要常润不燥才能尽其责。若实热伤津，阴液亏损，可致肠中燥结，大便秘结或秘塞不通。此类便秘，不宜猛攻，宜用润下通便法。常用方剂如润肠丸（当归、生地、桃仁、火麻仁、枳壳）、五仁丸（桃仁、杏仁、柏子仁、松子仁、郁李仁、陈皮）、麻子仁丸（麻子仁、芍药、炒枳实、大黄、厚朴、杏仁）。以油脂丰富的仁类药，滋阴养血药为主，适应于津枯肠燥、大便艰难、虚人、老人、产后便秘、痔疮、肛裂、肠梗阻等。

## 十二、通下泄热法

热毒壅结脏腑，气血凝滞，轻则可为炎症，重则发为痈肿。常见的有肺痈、肠痈、胰腺炎等。治疗最宜通下泄热，可使热毒消散下行，气血通畅，炎症消散，痈肿可消。

肺痈多为风寒伤肺化热，或热毒壅肺，热伤血脉，蓄结而成痈脓。初期可见恶寒发热，咳嗽气急，胸中隐痛，或咳吐脓痰，成痈后可见咳吐浊沫脓血，状如米粥，气喘，发热。治疗以通下泄热为主，初期可用麻杏石甘汤加鱼腥草、瓜蒌仁、大黄；痈成后可用千金苇茎汤（苇茎、薏苡仁、桃仁、瓜瓣）加鱼腥草、大黄。

肠痈多由肠中热毒郁结，气血凝滞而成，可见发热，口渴，右下腹胀痛拒按，甚者在痛处可扪及包块，大便秘结。治疗应尽早施以泄热通下之法，常用大黄、银花、连翘、黄柏、红藤、败酱草、蒲公英、地丁、冬瓜仁、丹皮等清热解毒、凉血活血、通泻之品。如《金匮》大黄牡丹皮汤，天津南开医院经验方阑尾化瘀汤（川楝子、元胡、牡丹皮、桃仁、木香、银花、大黄），阑尾清化汤（银花、蒲公英、丹皮、大黄、川楝子、赤芍、桃仁、生甘草）。

急性胰腺炎是急腹症之一，症见上腹部疼痛，剧烈而持久，腹肌紧张，恶心呕吐，发热等，乃热郁腑气不通之证，治疗也以通里攻下，清热解毒为主法。常用大柴胡汤（柴胡、黄芩、芍药、半夏、生姜、枳实、大枣）。清胰汤（天津南开医院经验方，柴胡、黄芩、胡连、白芍、木香、元胡、生军、芒硝）。

## 十三、清泄郁热法

热邪郁结体内，可引起多种疾病，并传变，衍生出更多的病证。故清泻郁热法是一重要的治疗法则，尤其适宜于温热病。

温热之邪侵入人体，停留的部位不同，引起的病症亦不同，故施用清泄郁热之法则有别。热在气分者，清气分热，方用白虎汤（生石膏、知母、粳米、甘草）；热在营血者，清营凉血，方用清营汤（犀角、生地、玄参、麦冬、丹参、黄连、银花、连翘、竹叶心），犀角地黄汤（犀角、生地、芍药、丹皮）；热在脏腑者，清脏腑热。肺热者，方用泻白散；肝热者，方用龙胆泻肝汤；心热者，方用黄连阿胶汤；胃热者，方用清胃散。

本法适应范围较广，多用于感染性疾病的中期和极期，以及化脓性疾患。具有抗菌、消炎、退热作用，还可改善血液循环，加强心脏功能。对感冒、中暑、小儿麻疹、肺炎、乙型脑炎、流脑、伤寒、肺炎、败血症，均有重要的治疗作用。

## 十四、消积导滞法

胃主受纳、腐熟水谷，如胃失和降，饮食不化，则食滞胃脘。症见脘腹胀痛，嗳腐吞酸，噫气带有生食味，泄泻臭如败卵，不思饮食，或恶心呕吐，大便不爽等。治宜消食导滞，药用山楂、神曲、麦芽、谷芽、莱菔子、鸡内金等。代表方有保和丸。如积滞较盛，则可配用泻下药，如大黄、槟榔等，以推荡积滞。

脾主运化，主消化吸收，脾不健运，饮食不化，气机不畅，日久可形成积滞。此乃虚中夹实之证，消食导滞的同时，应加健脾培本药，不能一味克伐。克伐日久者，虽积滞暂去，但积可再生，亦伤及正气。顺导滞与健脾同用，消补并行。消食导滞药中常加党参、白术、茯苓、甘草之类。常用方剂如健脾丸（党参、白术、茯苓、甘草、山药、砂仁、陈皮、木香、肉豆蔻、山楂、神曲、麦芽、黄连），枳实导滞丸（大黄、枳实、神曲、茯苓、泽泻、黄芩、黄连、白术）。

## 十五、行气导滞法

脾气主升，胃气主降，为气机之枢纽，气以流通为顺。若脾胃升降失常，则中焦气机壅塞，脘腹胀满，气机不行，继而痰、食、湿、毒因之瘀滞，产生咽喉、食道、贲门、幽门梗阻诸疾。治疗以行气导滞，疏通气机为主。俾气机通畅，则积滞可消，郁结可解，梗阻可除。常以枳壳、枳实、木香、槟榔、大腹皮、厚朴、砂仁为主。再根据病因、兼证之不同而加减。夹痰者，加半夏、茯苓；夹湿者，加豆蔻、茯苓、薏仁等；夹食者，加焦三仙、莱菔子等；气滞血瘀者，加三棱、莪术；气逆不降者，加沉香、代赭石、旋覆花等；胀痛者，加乌药、川楝子、佛手等。

中焦气机阻滞，脘腹胀满者，宜行气宽中导滞，用厚朴温中汤（厚朴、陈皮、草豆蔻、木香、干姜、茯苓、甘草）加减；气滞痰凝，咽中如梗者，宜降气化痰导滞，用半夏厚朴汤（半夏、厚朴、茯苓、苏叶、生姜）加减；食道阻塞不通者，宜降气行滞，开郁散结，可用食道通汤（见本书理气剂），贲门、幽门梗阻者，宜通腑行气降逆，可用润下降逆汤（见本书理气剂）。

## 十六、峻下逐水法

三焦水道不通，水饮壅塞于内，可形成水饮重证。饮停胸胁，则为悬饮；水热互结，则为结胸证；饮停脘腹，则为膨胀；以及水湿泛滥的高度水肿、尿毒症；水饮上冒的头痛、目眩、脑积水等。如此水饮充斥，内外泛滥之症，非一般化饮渗利之品所能胜任，治当峻下逐水。

所用药物，大多药性峻烈。常用的有甘遂、芫花、大戟、二丑、大黄、芒硝等，常用方剂如十枣汤。

本法可用治胸水、渗出性胸膜炎、肝硬化腹水、脑积水、急性肺水肿、肾炎高度水肿、尿毒症、肾衰竭、肠梗阻等重症。

本法用药应从小剂量开始，泻后水邪未净，患者精神尚可支持者，可再服。如体质虚弱者，应与补剂交替使用，或先攻后补，或先补后攻。并注意饮食调养，使正气内充，余邪自退。

### 十七、健脾利水法

脾主运化水湿，与肺、肝、肾共主水液代谢。若脾失健运，则水无所制，轻则湿阻中焦，或为痰饮；重则水湿蓄留，发为水肿。临症因脾虚和水肿同时出现，故治疗宜健脾利水。健脾可使水有所制，利水则湿不困脾，二者并用，标本同治，相得益彰。健脾常用党参、黄芪、白术、茯苓、甘草；利水常用防己、大腹皮、茯苓皮、生姜皮等。代表方剂如防己黄芪汤（防己、黄芪、白术、甘草、大枣、生姜），实脾饮（厚朴、白术、木瓜、木香、草果、大腹皮、附子、白茯苓、干姜、甘草），五皮饮（桑白皮、陈皮、生姜皮、大腹皮、茯苓皮）。三方同为健脾利水剂，但各有侧重，防己黄芪汤治阳水；实脾饮治阴水；五皮饮治脾虚气郁水肿，使"气行则水行""气顺则一身之津液亦随之而顺"。

### 十八、温阳利水法

水液代谢与肺、脾、肝、肾、三焦、膀胱相关，但起主导作用的是肾。肾对水液代谢的调节作用是通过"气化"来实现的。若肾中阳气不足，气化功能失调，就会导致水液代谢障碍，水饮内停，可见水肿，小便不利，痰饮等症。治疗宜温阳利水，选用肉桂、附子等温阳化气药和茯苓、泽泻等利水药，共收温阳利水之效。常用方剂如真武汤，五苓散，用治少阴阳虚，水气内停的水肿，小便不利，水逆呕吐，泄泻，心悸，头眩等证。

现代用治肺心病的咳喘，心悸，水肿，风湿性心脏病，心力衰竭的水肿，前列腺肥大的小便不利，肾炎水肿，肠炎水泻，迷路水肿的眩晕等，均有良效。

## 十九、活血利水法

血液内含有丰富的精微物质和津液。《素问·邪客篇》曰："营气者，泌其津液，注之于脉，化而为血"。说明津液与血液之间互相渗透，互相补充、相互交换。如发生血瘀，血中的津液水分可渗漏到组织间隙中，从而发生水肿。中医学亦早有"血瘀化水"的论述。故血瘀可引起水液代谢的阻滞而发生水肿。临床最常见的如肺心病、肝硬化、肾功衰竭的水肿，治疗应以化瘀利水为法。

本法常用的活血化瘀药有：丹参、桃仁、川芎、香附、泽兰、益母草；配渗湿利水药，如茯苓、桂枝、泽泻、车前子，共成活血利水之剂，以收血行水行之功。作者自拟化瘀利水汤（丹参、香附、川芎、泽兰、益母草、大腹皮、桂枝、茯苓、车前子、生黄芪、泽泻）治疗血瘀水肿有良效。肺心病水肿者，加葶苈子、五味子、苏子、五加皮；肝硬化腹水者，加牡蛎、鳖甲、柴胡；肾衰竭水肿无尿者，加附子、大黄。实践证明，活血化瘀，改善血液循环，对治疗水液代谢障碍，有着重要意义和良好的疗效。

## 二十、敷脐利水法

脐部在中医学中称"神阙"穴，在针灸、外治法中具有重要的治疗作用。因脐部血管丰富，血液循环旺盛，具有良好的吸收机能，所以，敷脐是一个重要的给药途径。临床把一些通利水道的药与芳香走窜药共研细末、或做成糊剂，敷于脐部，用胶布或伤湿止痛膏固定，封闭药物，药力通过脐部渗透入里，起利水作用，称敷脐利水法。本法选用一般渗湿利水药，如茯苓、猪苓、车前子、泽泻、滑石等，与芳香走窜药冰片、白芷、麝香等，合为散剂或糊剂敷脐，可治疗一般性水肿。水肿甚者，可选用峻下逐水药，如甘遂、大戟、芫花、二丑等，与芳香走窜药合用敷脐，有速效强力利水之功。对全身高度水肿，胸水、腹水均有良好。本法通过脐部给药，还减少了有毒利水药对食道、胃肠，肝脏、肾脏的刺激。尤其适用于肝硬化腹水，肾衰竭。实为利水的有效途径和治法。

## 二十一、利水通淋法

肾与膀胱，同居下焦，共主水道通利。如火热及湿热蕴结下焦，肾与膀胱受病，常致淋证及癃闭诸证。根据临床表现的不同，可分为气、血、砂、膏、劳五淋之不同。常见小便涩痛、淋漓不尽、小便下血、尿中夹有砂石、茎中疼痛等，也可伴见腰痛，少腹拘急坠胀、尿频、尿急、发热等症。以上诸症，因湿热蕴结而致，故治疗以泻火通淋为法。常用木通、车前子、瞿麦、萹蓄、滑石、石韦、猪苓等利水通淋药。热重者，加栀子、黄柏、大黄、银花、天葵子；血淋者，加大小蓟、白茅根、阿胶、旱莲草、蒲黄；砂石淋者，加金钱草、海金沙、鸡内金、琥珀、滑石、火硝等。常用方剂，如八正散（木通、车前子、萹蓄、大黄、滑石、瞿麦、栀子、甘草梢），主要用于湿热淋；猪苓汤（猪苓、茯苓、泽泻、滑石、阿胶）；小蓟饮子（生地、小蓟、滑石、木通、蒲黄、藕节、淡竹叶、当归、山栀、甘草），主要用于血淋；石韦散（车前子、瞿麦、石韦、冬葵子、滑石、榆白皮、木通、赤茯苓），砂淋丸（生鸡内金、生黄芪、知母、生杭白芍、蓬砂、朴硝、硝石），主要用于砂石淋；草薢分清饮（草薢、黄柏、石菖蒲、茯苓、白术、莲子心、丹参、车前子）可用于膏淋。

本法常用治肾盂肾炎，肾小球肾炎，尿道炎，尿路结石，膀胱炎，前列腺炎等病。

## 二十二、通淋排石法

泌尿系结石，是指肾脏，输尿管，膀胱的结石而言。此乃肾与膀胱受阴火煎熬，津液固结而成。其轻者为砂、重者为石。主要阻塞泌尿道，产生腰痛，或突发性绞痛，放射至腹股沟，大腿内侧，或见突然排尿中断，尿频、尿急，尿血，亦可有尿中砂石排出。治疗以通淋排石为主，以泻火通淋药与具有排石作用的金钱草、海金沙、鸡内金、琥珀、火硝、滑石、大黄等药组方，如石韦散、砂淋丸等。

近人总结治疗本病的经验：第一，设法使结石变小，使其易于下行。第二，使输尿管松弛，为结石下行开辟道路。第三，使用滑利窍道之品。第四，增加尿量，将结石推向前进。第五，使用降气和引血下行之品，鼓动结石下行。湖南中医学院附属二院据此制定的凿石丸（火硝、滑石、琥珀、海金沙、茯苓、泽泻、沉香、牛膝、地龙、冬葵子、甘草梢、赤芍），即寓有五方面的含义。是一个结构严谨，配伍合理，具有通淋排石作用的良方，临床应用，多有良效。

## 二十三、疏肝通淋法

肝主疏泄、与水道通利有关，肝之经络抵少腹、绕阴器。若肝失疏泄则小便淋漓涩痛。古曰："淋属肝胆"。肝郁气滞，则肝经不利，水道不畅，可见少腹胀坠，小便涩滞，茎中痛，以气淋为主；肝郁不舒，蕴结湿热而下注，则尿频尿急，尿黄，淋漓涩痛，形成湿热淋；伤及血络，则见小便下血，而致血淋；肝经气血瘀滞与湿热胶固，可致砂石淋；肝病及肾，精气不固，则小便混浊不清，又可导致膏淋、劳淋。故淋病不离乎肝，应从肝论治，以疏肝通淋为法。常在通淋剂中加疏肝平肝的柴胡、白芍；疏通肝络的丝瓜络、路路通、穿山甲、牛膝；或配活血化瘀，软坚散结、化石排石药，不仅可消除病因，而且可提高疗效。

本法对泌尿系感染、泌尿系结石、前列腺炎均有良效。作者常用下方，供参考。

泌尿系感染方（膀胱炎、尿道炎）

药用：柴胡 20 克，赤芍 15 克，木通、车前子、萹蓄、滑石、大黄、炒栀子、瞿麦各 10 克，灯心草 3 克，鱼腥草 20 克。

疏肝通淋排石汤

药用：柴胡、郁金、赤芍各 15 克，川楝子、石韦、车前子、冬葵子、瞿麦、益母草、穿山甲、路路通、鸡内金、牛膝各 12 克。

前列通方

药用：柴胡、郁金各 12 克，萹蓄、木通、车前子、穿山甲、地龙、牛膝、虎杖、青皮、荔枝核、元参、泽兰各 10 克，甘草梢 6 克。

## 二十四、疏肝通精法

肝主疏泄，对人的精神情志活动有极大的影响，人的性功能是否正常，又很大程度的受到情志因素的支配。人之阴茎勃起。射精的发生，除阳气与阴精是否充足外，与肝的疏泄功能有密切关系。只有疏泄功能正常，气机条达通畅，精道才能畅通无阻。临床常见因情志不遂，肝失疏泄，精道不通而致不射精症，精子不液化症，无精子症。治疗宜用舒肝通精法。作者临床自拟以下二方，获满意效果，供参考。

疏肝通精汤：治疗不射精症。

药用：柴胡、枳壳、郁金、白芍、香附、菖蒲、路路通、土元、丹参、橘叶、穿山甲、牛膝、薄荷。

液化续子汤：治疗精子不液化症。

药用：柴胡、郁金、赤芍、僵蚕、丹参、路路通、滑石、黄柏、王不留行、牛膝、旱莲草、冬葵子。

## 二十五、疏肝通经法

冲脉充盛，血海满溢，则下行而为月经。但冲脉隶属于肝，只有肝气疏泄，血流才能通畅，冲任调和，月经按时来潮。若肝失疏泄、气血不畅，冲任受阻，血海不能按时充盈则月经后期；肝气郁结，气滞血瘀，经血滞于胞中则痛经；肝郁气滞，血不能下行，冲任不通则闭经；肝之气血不利，经脉受阻，亦可导致输卵管不通，不排卵症，附件炎，子宫肌瘤等。

以上诸疾，万病不离其宗，均乃肝失疏泄，经血不利而致。治疗应以疏肝通经为法，一般可用逍遥散加减。月经后期者，加香附、乌药、郁金；痛经者，加香附、益母草、元胡、生蒲黄；闭经者，加桃仁、牛膝、红花、三棱、莪术；附件炎者，加连翘、夏枯草、元胡、鱼腥草等；子宫肌瘤者，加三棱、莪术、鳖甲、牡蛎、丹参。

作者临证治疗输卵管不通，无排卵症，因肝郁而致者，用以下二方，供参考。

疏通汤（治疗输卵管阻塞）

药用：柴胡、香附、赤芍、王不留行、牛膝、莪术、夏枯草、路路通、土元、薄荷、甘草、连翘。

促排卵汤（治疗不排卵症）

药用：柴胡、香附、橘叶、白芍、旱莲草、女贞子、仙灵脾、牛膝、王不留行、僵蚕、合欢皮。

## 二十六、疏肝理气法

肝主疏泄，首先疏泄气机，对人体气机的升降出入有着重要的调节作用。故人体各个脏腑器官的机能活动，都与肝的疏泄有关。肝郁气滞引起的病证非常广泛。有"万病不离乎郁，诸郁皆属于肝"之说。如临床常见的胸胁胀满疼痛，脘腹胀痛，月经不调。肝胆疾患，脾胃症患，梅核气等。均可用疏肝理气法治之，使"木郁达之"，诸证皆愈。本法常选用疏肝调气的柴胡、木香、枳壳、佛手、香橼、青皮、乌药、香附等，酌情配伍养血柔肝的白芍、当归、川芎、丹参。方如柴胡疏肝散、逍遥散等。

肝失疏泄，气机郁结，还会导致其他系统诸病。如气滞血瘀，可致心绞痛、胸胁痛、脘腹痛、痛经等。故治疗血瘀诸症及疼痛时，宜加疏肝行气药，使气行则血行，通则不痛。气滞则水郁，故治疗水液代谢障碍，水肿诸症时，常配伍行气药，使气行则水行。气郁又可导致情志不畅，引起精神及神经系统诸病，故疏肝理气又是治疗神经系统疾病的重要治法。女子以肝为先天，以血为本，以气为先，故肝郁气滞可导致妇科病，因之，疏肝理气便成为治疗妇科疾病的重要治则。所以正确掌握、灵活应用本法，在临床治疗中有重要意义。

## 二十七、疏肝利胆法

肝与胆相表里，肝喜疏泄条达，胆宜清疏通降。肝气的疏达，有利于胆汁的排泄。若肝失疏泄，气机不畅，则胆汁不能通泄，湿热内蕴，可引起胁痛、胆囊炎；胆汁外溢，侵及肌肤，则发生黄疸、肝炎；湿热熏蒸，胆汁受煎，日久可结为砂石，发为胆结石。

以上疾病，皆由肝胆不利，湿热内蕴而致，治疗当以疏肝利胆，清利湿热，通下为法。常用疏肝理气药物有：柴胡、青皮、枳壳、木香、川楝子；利胆排石有：茵陈、金钱草、郁金、硝石、虎杖；清利肝胆湿热有：栀子、黄芩、龙胆草、板蓝根、蒲公英、大青叶等；通下有：大黄、芒硝、木通、滑石等。常用方剂有茵陈蒿汤，胆道排石汤（银花、黄芩、枳壳、木香、茵陈、金钱草、大黄、芒硝），柴芍郁金汤（柴胡、白芍、郁金、丹皮、黄芩、大黄、枳实、半夏、干姜）。

本法还可用于胆道蛔虫症，方用乌梅丸（乌梅、细辛、川椒、干姜、附子、肉桂、黄连、黄柏、当归、党参）加柴胡、金钱草、大黄，可利胆驱蛔而通下，亦可防治因蛔虫而致的胆道炎症及阻塞。

## 二十八、疏肝通乳法

肝经布于胸胁，乳房属肝。肝疏泄条达，乳汁才能分泌而不瘀滞。肝失疏泄，则乳汁分泌不畅，或乳汁不下，治宜疏肝通乳，方用疏肝通乳汤（柴胡、郁金、橘叶、瓜蒌、王不留行、穿山甲、木通、通草、丝瓜络、路路通）。肝气郁结，乳腺管阻塞不通，则乳房胀痛，红肿热痛。而成乳腺炎，乳痈，治宜疏肝通络，清热散结，方用疏肝解毒汤（柴胡、赤芍、黄芩、蒲公英、瓜蒌、牛蒡子、白芷、连翘、银花、刺蒺藜、橘络）。若肝郁气滞，乳腺不通，气、血、痰、毒瘀结，日久可致乳癖（乳腺增生），治宜疏肝通络，软坚散结，方用疏肝散结汤（柴胡、郁金、鳖甲、夏枯草、牡蛎、海藻、穿山甲、王不留行、青皮、橘叶、瓜蒌、乳香、没药）。

## 二十九、活血化瘀法

血液是人体生命活动的物质基础，在人体内周流不息，环周不休，维持着各个脏腑组织器官的生理功能活动。若血液循环障碍，产生血瘀，会导致多种病证。如各种疼痛，癥瘕积块，闭经，产后恶露不行，跌打损伤等。它们除有各自的客观症状及征象外，一般均具有舌质紫黯、瘀斑瘀点、目眶青黑、肌肤甲错、局部包块、疼痛部位固定、呈刺痛、拒按等特点。

根据"坚者削之"、"客者除之……留者攻之"的治则，以活血化瘀为法，常用当归、川芎、桃仁、红花、乳香、没药、丹皮、赤芍、丹参、牛膝、元胡、䗪虫等。方剂如血府逐瘀汤，膈下逐瘀汤、少腹逐瘀汤、桃红四物汤等。

血瘀是一种证型，它可见于各种疾病的不同阶段，由于导致血瘀的病因不同，临床表现也不尽一致，故施用本法时，还应针对其因，与其他治法同用。

（一）**行气活血法**：适应于气滞而致血瘀，或血瘀而致气滞的病证，如心绞痛、胸胁痛、胃脘痛、跌打损伤等。一般在活血药中酌配行气药，如香附、枳壳、木香、青皮等，使气行则血行。常用方剂如冠心Ⅱ号方，膈下逐瘀汤。

（二）**温通活血法**：寒性凝滞，血液受寒可致经脉瘀阻，血行不畅。如闭经、痛经、月经不调、四肢厥冷剧痛、脘腹冷痛、局部青紫等。常在活血药中伍用温经散寒的桂枝、附片、干姜、吴萸、艾叶等。意在温通，使血脉畅行不凝。常用方剂如温经汤，当归四物汤等。

（三）**益气活血法**：气虚推动无力，血液可因之而瘀。如常见的半身不遂，口眼歪斜，肢体麻木，或萎废不用，小便失禁，肺心病，冠心病等均属此类。治疗时常在活血药中配伍补气药，如黄芪、党参、人参等，使气足血行。常用方剂如补阳还五汤等。

**（四）活血解毒法：**适用于温热病及内外痈肿等热毒瘀血证。症见发热烦渴，或病变局部肿胀、灼热、疼痛、活动障碍，或成痈肿者。常在活血药中伍用清热解毒药，如大黄、银花、板蓝根、黄连等。常用方剂如仙方活命饮，解毒活血汤，大黄牡丹汤等。

**（五）活血通痹法：**风寒湿邪阻滞经络，血脉因之不通，因而肢体关节疼痛，经久不愈，甚者关节变形，屈伸不利。常在祛风湿药中加活血通络之品，如鸡血藤、川芎、当归、乳香、没药、穿山甲等，使通则不痛。常用方剂如身痛逐瘀汤。

**（六）活血通窍法：**瘀血阻滞清窍可致头痛、眩晕、耳聋、脱发、面目青紫。常用活血通窍药有：川芎、地龙、路路通、白芍、细辛等。常用方剂如通窍活血汤。

**（七）活血软坚法：**气滞血瘀日久可形成积聚癥块。如常见的肿瘤、肝脾肿大、甲状腺肿大，局部囊肿、疝积等。常选用三棱、莪术、鳖甲、山甲、乳香、没药、泽兰等。方剂如宣明三棱汤。

此外，本法还适应于某些出血性疾病，出血因瘀血而致者，可用活血化瘀药消除出血之因，常用大黄、蒲黄、三七等。以达推陈致新，以通为塞之目的。

## 三十、活血通脉法

经脉网络周身，通行气血达各个组织器官，以保证其血液供给和正常功能。如血脉运行不畅，则血瘀经脉、导致多种疾病的发生。最常见的如各种疼痛，脑血栓，冠心病，血栓闭塞性脉管炎，静脉曲张，血管瘤等。治疗均以活血通脉为主。

**（一）冠心病：**心主血脉，维持全身血液循环，这一重要生理功能的维持，心脏本身血液循环必须正常。供给心脏血液的是冠状动脉，如冠脉不畅或滞塞不通，就会导致心肌供血不足而致心肌缺血，甚或梗死，产生心前区疼痛，痛引肩背及臂臑内侧，甚者如针刺不可忍，舌见青紫，瘀斑瘀点，脉涩或结代。重者危及生命。治以活血通脉为大法，血府逐瘀汤为主方。但导致心脉痹阻的病因，还有气滞、痰浊、胸阳不振，或气、血、阴阳亏虚等，应在以通为主的基础上分而治之。胸阳不振者，加附子、薤白、桂枝；痰浊内阻者，加半夏、瓜蒌；气滞者，加檀香、枳壳、厚朴等；湿热内阻者，加黄芩、厚朴、滑石、苡仁等；气虚血瘀者，加黄芪、党参等。亦可配服速效救心丸，冠心苏合丸，注射复方丹参针，益母草针，复方毛冬青针，或使用宽胸气雾剂。

（二）**血栓闭塞性脉管炎**：本病多因寒湿侵袭，毒邪蕴结而成。症见患肢发凉、麻木、疼痛、皮肤苍白或紫红，重则剧痛难忍，肌肉萎缩，趺阳脉或太溪脉减弱或消失，肢端干枯坏死，趾节脱落，疮口难敛，日久不愈。其病位在血脉，乃气血凝滞，血脉阻塞，肢端失于温养而致。故本病的治疗以活血通脉为法，常用：桃仁、红花、乳香、没药、丹参、川芎、牛膝、地龙、土鳖虫、鸡血藤、穿山甲、路路通等。寒胜者，加附子、肉桂等；湿热者，加银花、元参、防己、地丁、黄柏等；气滞者，加枳实、陈皮等；气血不足者，加黄芪、党参、熟地、当归等。

（三）**各种周围血管病**：如血栓性脉管炎，继发性静脉曲张，雷诺氏病（肢端小动脉痉挛性疾病），血管瘤等。均为经脉受损，气血不畅，络道瘀阻而致，用活血通络法均可取效。

（四）**脑血栓**：本病的发生主要为邪阻经脉，气血凝滞不通。起病时有昏迷、惊厥、意识障碍者，可开窍与通脉法合用，如通关散，苏合香丸加活血通脉药。病情稳定后，见偏瘫、失语、口眼歪斜者，主以活血通脉，如补阳还五汤，大秦艽汤，桃红四物汤，酌加地龙、鸡血藤、路路通、木瓜等。本法旨在解除栓塞，消除病因，诸症自除。

## 三十一、通窍法

心主神明，脑为元神之府，为一身之清窍，主人体之神明。如邪热内陷心包，寒湿及痰浊蒙闭心包，或气血逆乱而夹痰上壅阻塞清窍，可导致脑窍被蒙，神明不灵，从而发生窍闭神昏之证。治宜通窍开闭，苏醒神识。临床主要用清热开窍法，温通开窍法，豁痰开窍法，通关开窍法。

**（一）清热开窍法**：即凉开法。适用于温热病毒，内陷心包，或中风、中暑、中恶、疫毒痢、急黄、瘴疟等神昏闭证。症见身热烦躁，神昏谵语，甚至痉厥，舌绛脉数。常用牛黄、犀角、羚羊角、郁金、朱砂、玳瑁、黄连等。代表方剂如清宫汤，安宫牛黄丸，紫雪丹，至宝丹。

**（二）温通开窍法**：即温开法。适用于寒湿痰浊阻滞心包而见神昏。症见突然昏倒，不省人事，牙关紧闭，中寒气闭昏厥等。常用麝香、冰片、菖蒲、安息香、苏合香、木香、沉香等。代表方剂如苏合香丸。

**（三）豁痰开窍法**：适用于痰浊蒙闭心神之神昏证。症见中风倒仆，神志不清，甚至不省人事，喉中痰鸣，苔腻脉滑等证。常用南星、贝母、天竺黄、半夏、菖蒲、竹沥、远志等。代表方剂如涤痰汤，加味温胆汤，菖蒲郁金汤等。

**（四）通关开窍法**：适用于气厥，痰厥之晕厥证。症见突然昏倒，不省人事，口噤气塞，牙关紧闭，痰涎壅盛。代表方剂如通关散。

本法有催醒、镇惊、抗炎、抗癫痫、祛痰解毒等功能。可用于流脑，乙脑，中暑，中毒性痢疾，急性重型性肝炎，脑血管意外，癫痫，精神分裂症，化脓性疾病等伴神昏者。

## 三十二、蒸气通窍法

鼻为肺窍，具有呼吸、嗅觉等功能。如因外感邪气，内伤邪气阻塞鼻窍，可致以鼻塞不通，流浊涕，不闻香臭为主症的鼻炎，鼻窦炎等病症。此类病证，用蒸气通窍法有良效。

药物：生麻黄15克，薄荷、白芷、苍耳子、辛夷、细辛各10克，鱼腥草、鹅不食草各20克，丝瓜络6克。鼻有息肉者，加石榴皮、夏枯草；炎症重者，加地丁、银花；过敏性者，加防风；头痛重者，加川芎；脓涕多者，加黄柏、藿香。

方法：诸药煎滚，上面用厚纸作漏斗，大口覆盖在药罐上，小口扣在鼻孔，吸入蒸气，每次 10～15 分钟，每天 2 次，七天为一疗程。

本法使药物直接吸入病变部位，有良好的消炎活血，通窍，止痛作用。具有经济、简便、效显之优点，可用治各型鼻炎、鼻窦炎，鼻息肉，外感等。病症较重者，如配合口服，则疗效更佳。

### 三十三、取嚏通窍法

本法是一种简便易行而有效的通窍法，可选用 1～2 种有开窍作用的药物，如细辛、皂角、半夏、南星等，研末搐鼻取嚏，以达通窍之目的。

本法适应于因邪气壅塞，气机逆乱，阴阳乖戾而致的清窍闭塞不通所出现的中风闭证，小儿惊风。证见突然神昏，气粗痰鸣，牙关紧闭，两手握固，大便秘结，小便不通等。常见于西医的脑卒中，肺性脑病，肝性脑病，流脑，乙脑，癫痫等。

（1）常用方药：通关散：细辛、皂角等份研末和匀吹少许入鼻取嚏。

（2）南星半夏散：南星、薄荷、皂角、半夏、细辛各 3 克，研末搐鼻。

（3）嚏惊散：皂角、半夏各 3 克，研末搐鼻。

（4）搐鼻散：细辛 3 克，皂角 6 克，半夏 3 克，研末吹鼻取嚏。

本法是针对神昏闭证而设的一种急救措施，临床可配合清营、凉血、滋阴、通腑、息风、活血等法应用。脱证禁用。

### 三十四、通阳救逆法

阳气通行周身，对人体起着温养作用。心肾阳虚，阳气不能达于四肢，则见四肢厥逆等。阴寒内盛，阳气格于上，则见真寒假热证；亡阳则见虚脱之危证。治疗均可用通阳救逆法，

使阳气通达,四肢厥冷等症自然消失。常用人参、附子、肉桂、干姜等。主要用于以下几个方面:

**(一)阳虚厥逆:** 症见四肢厥逆,下利清谷,脉象微细。方用四逆汤。

**(二)阴盛格阳:** 症见四肢厥逆,脉微欲绝,兼见身发热,面赤戴阳。方用通脉四逆汤,或佐用白通加猪胆汁汤。

**(三)亡阳虚脱:** 症见四肢厥逆,汗出如珠,意识模糊,上气喘息,脉微欲绝等。用参附汤急服。

本法可治疗阴寒内盛,真阳衰微,阳气不能通达的危重病症。具有强心肾,升血压,抗休克的作用,用于各种休克,四肢厥逆。

## 三十五、交通心肾法

心居上焦,肾居下焦,正常情况下,心火下交于肾,使肾水不寒;肾水上济于心,使心火不亢,阴阳协调,心肾交通,维持了正常的生理功能。如心肾不交,则见心悸、失眠、遗精等。治以交通心肾,常用:菖蒲、远志、莲子、黄连、肉桂等。

交泰丸:桂心、黄连。用于上热下寒,心肾不交的惊悸不眠,遗精早泄等。

安神定志丸:人参、茯苓、茯神、远志、龙齿、菖蒲。用于心气不足,心肾不交而致的多梦易惊,心悸失眠,遗精等。

桑螵蛸散:桑螵蛸、远志、菖蒲、龙骨、人参、茯神、当归、鳖甲。用于心气不足,肾虚不固而致的小便频数,心悸健忘,遗尿及遗精等。

## 三十六、健脾通窍法

脾主升,胃主降,是人体之枢纽,枢机不利则会影响各脏器的生理功能。李东垣曰:"脾病能使九窍不通。"脾气不运,清阳不升,九窍失于滋养;或脾湿不化,壅塞孔窍而致。临床常见耳聋、鼻塞、音哑、二便不通等。常用健脾升阳与通窍药合用，如柴胡、党参、白术、升麻、桔梗、茯苓、菖蒲、路路通、细辛、冰片等。

**（一）耳聋：** 因脾虚清阳不升，浊阴充塞耳窍而致。用健脾通窍法治之，方用补中益气汤加减：黄芪、党参、白术、茯苓、升麻、柴胡、桔梗、当归、蝉衣、菖蒲、路路通。

**（二）鼻塞：** 因土不生金、痰浊阻塞而致。治以健脾通窍，药用：党参、白术、茯苓、白扁豆、桔梗、陈皮、百合、辛夷、白芷、皂刺等。

**（三）音哑：** 因脾阳不升，清窍不利而致。常用：党参、玉竹、茯苓、升麻、桔梗、蝉衣、菖蒲、金果榄、玉蝴蝶等。

**（四）癃闭：** 因中气下陷，浊阴不降而致。常用补中益气汤加菖蒲、车前子、通草治之。

## 三十七、通阳散结法

阳气乃人生之宝，阳气通达，则浊阴不易凝滞。若阳气不振，胸阳不畅，痰饮结聚，痹阻气机，就会产生胸痹，症见胸背牵引疼痛、咳唾，喘息，气短等。治疗当以通阳散结为法。方用瓜蒌薤白白酒汤，瓜蒌枳实半夏汤等。药用：瓜蒌、薤白、枳实、半夏、陈皮、桂枝、苏子、厚朴、川楝子、香附、生姜等。

**（一）用于胸痹。** 本症多由胸阳不通，气滞血瘀而致。常见病如冠心病，心绞痛，慢性支气管炎，肺心病等。常用：瓜蒌、薤白、丹参、蒲黄、元胡、枳壳、降香、苏子、香附等。

**（二）用于肋间神经痛：** 本病病位在胸胁，多与胸阳不振，痰气阻滞有关，故用本法治疗。常用：瓜蒌、薤白、郁金、枳壳、香附、元胡、川楝子、白芍、乳香、没药、地龙、丝瓜络等。

**（三）用于胸膜炎：** 本病有干性及湿性两种。渗出性胸膜炎因胸阳不振，痰湿聚积而有胸水，治以通阳散结，化痰利水。常用：瓜蒌、薤白、枳实、甘遂、二丑、苏子、桑皮、桔梗、茯苓、生姜、大枣等。因胸阳不振，气滞血瘀而无胸水者，治以通阳散结，活血化瘀。常用：瓜蒌、薤白、桃仁、红花、乳香、没药、五灵脂、枳壳、路路通、夏枯草、丝瓜络等。

## 三十八、辛开苦降法

本法主要适应于邪犯肠胃，功能失调，寒热错杂的心下痞症。症见脘腹痞满，恶心呕吐，腹痛或肠鸣泄泻等症。治疗多以辛开苦降，寒热并用，以调整肠胃的升降功能。常用：干姜、附子、黄芩、黄连、半夏、党参、甘草等，代表方剂有泻心汤。

**（一）用于热痞：**症见心下痞，发热烦躁，便秘溲赤，或吐血衄血，或目赤肿痛，口舌生苍，苔黄，脉滑数。方用大黄黄连泻心汤（大黄、黄连、黄芩）。

**（二）用于寒热互结之痞：**症见心下痞满不痛，或干呕，下利，苔黄腻，脉弦数。方用半夏泻心汤（半夏、黄芩、干姜、人参、甘草、黄连、大枣）。

**（三）用于水热互结之痞：**症见心下痞硬而满，干噫食臭，腹中雷鸣下利等。方用生姜泻心汤（半夏泻心汤减干姜用量，加生姜而成）。

**（四）用于气痞：**症见心下痞满，纳谷不化，腹鸣下利，干呕心烦不得安等。方用甘草泻心汤（即半夏泻心汤加重炙甘草用量）。

**（五）用于慢性胃炎：**胃十二指肠球部溃疡，胃肠壅积症，肝炎，痢疾而见心下痞满者。

## 三十九、软坚散结法

本法主要治疗积聚证，体内积块，或胀或痛。常见的有癥瘕、痞块、疝癖、瘰疬、癌瘤等。此类病证多由气滞、血瘀、痰凝、食积、饮停、异物留阻而致。根据"留者攻之、坚者消之、结者散之"之旨，用软坚散结法治之。常用鳖鱼、牡蛎、夏枯草、海藻、昆布、芒硝、莪术、瓦楞子、海浮石、贝母、郁金、山慈菇等。常用方剂如化积丸、五积散、鳖甲煎丸等。

临证之中，可根据积聚形成的主要病邪，以软坚散结与他法合治，其效更显。血积为主者，加丹参、三棱、乳香、没药、大黄、䗪虫、桃仁等；气滞者，加青皮、枳壳、郁金、紫苏、香附、槟榔等；痰结者，加礞石、南星、白芥子、半夏、茯苓、元参、贝母、海蛤壳等；食结者，加枳实、山楂、莱菔子、鸡内金、砂仁等；癥瘤者，加半枝莲、喜树、白花蛇舌草、山慈菇、穿山甲等；瘰疬者，加半夏、南星、远志、瓜蒌、郁金、蜂房等。

本法可用治淋巴结核，乳腺增生，肝脾肿大，子宫肌瘤，各类肿瘤，各种囊肿等。

## 四十、通络法

经络乃人身阴阳气血通行之路，网络周身，无处不到，对人体各脏腑组织器官的生理功能都有着重要作用。故人体经络不通可引起人体局部或全身性疾病。因经络不通而致的疾病相当广泛，治疗总以通络为主。但引起经络不通的病因不同，如气滞、血瘀、痰郁、风寒、湿痹阻等，故通络法有如下几种。

**（一）疏肝通络法：**肝之经络，布于胸胁，并抵少腹，绕阴器。肝络不通可致胸胁疼痛，乳房胀痛，乳痛、乳癖，乳汁不行，少腹坠痛，疝气，附件病变，男女不育等。当以疏肝通络治之，常用柴胡、香附、郁金、青皮、丝瓜络、橘络、佛手、荔枝核、乌药、川楝子等。

**（二）行气通络法：**气为各种物质和经络通行之动力，气滞则络阻不通，可致各种胀痛和功能障碍。治以行气通络，使气行络通而病愈。常用枳壳、枳实、青皮、佛手、木香、檀香、沉香、桔叶、丝瓜络等。

**（三）化瘀通络法：**经络通气血津液，经络不通则血瘀经脉，出现局部肿胀，疼痛，青紫，或某一脏器功能障碍及积聚等，治以化瘀通络为主，常用活血通络药，如川芎、当归、丹参、地龙、鸡血藤、路路通、乳香、没药、桃仁、红花等。

**（四）化痰通络法**：痰湿病邪最易留滞，瘀阻络脉，出现肿块、疼痛、瘰疬、乳癖、血脉瘀曲，痰浊流注等。治以化痰通络，常用半夏、陈皮、茯苓、远志、菖蒲、海浮石、水蛭、南星、地龙、白芥子等。

**（五）宣痹通络法**：痹症乃风寒湿三气杂合而致，肢体关节疼痛，肿胀，麻木，沉重，屈伸不利，均为经脉痹阻之症。治疗总以宣通为主，祛邪为要，通络为法。风痹者，祛风通络为主，药用：防风、羌活、豨莶草、追地风、威灵仙、地龙、寻骨风、海风藤、伸筋草、络石藤等；寒痹者，散寒通络为主，药用：麻黄、附子、川芎、草乌、肉桂、桂枝、秦艽、狗脊、白花蛇、乌梢蛇、桑枝、五加皮等；湿痹者，以化湿通络为主，药用：独活、防己、薏仁、苍术、牛膝、茯苓、木瓜、穿山龙、路路通、丝瓜络等。

## 四十一、通利缓痛法

人体以通为要，脏腑以通为用。故疼痛的发生，是脏腑、组织器官、经络、气血不通而致。即"不通则痛""通则不痛"之论，他是中医学认识疼痛的一个基本学说。所以疼痛的治疗，也以通利为法，通利可解除不通而缓痛。

行气缓痛法：气机郁滞最易致人体胀痛，如肺气壅塞的胸痛，心气不通的心绞痛，肝胆气滞的胁痛，胃肠气滞的脘腹痛，经脉阻滞的肢体痛等。治疗总以理气止痛为主，常用柴胡、枳壳、青皮、桑皮、薤白、陈皮、木香、川楝子、台乌、荔枝核等。

活血缓痛法：血行不畅或血分瘀滞，可致各种疼痛。如头痛，关节痛，胸痛，胁痛，脘腹痛，痛经，跌打损伤，骨折，疮疡肿痛等。治疗以活血化瘀为主，可使血行通畅，瘀滞消散而痛止。常用：丹参、当归、白芍、川芎、桃仁、红花、乳香、没药、生蒲黄、五灵脂、鸡血藤、路路通、血竭、益母草、元胡、三七等。

通络缓痛法：气、血、痰、食、风、寒、毒、湿，均可瘀滞经络而致疼痛。故治疗时加通络药，其效更佳。常用：钩藤、地龙、全竭、蜈蚣、威灵仙、伸筋草、桑枝、木瓜、橘络、丝瓜络、鸡血藤、路路通等。

通下缓痛法：六腑以通为顺，若通下失职，则腑气不通，邪气郁滞而痛，故治疗只有通下才能缓痛，以达"通则不痛"之目的。胆道不利而致的胁痛，胆绞痛，则以利胆通下为主，药用柴胡、茵陈、金钱草、虎杖、大黄、枳实、川楝子等。食滞胃脘而致的脘腹痛，以消导通下为主，药用：枳实、莱菔子、槟榔、焦三仙等。虫积和胆道蛔虫而致的腹痛，以驱虫通下为主，药用：乌梅、黄连、黄柏、槟榔、使君子、苦楝皮、雷丸、大黄等。痢疾腹痛后重者，以导滞通下为主，药用：枳实、木香、槟榔、元胡、白芍、白头翁、黄连、大黄等。若因腑气闭结，出现胀、痛、呕、闭等关格不通者，以通腑荡滞，行气通下为主，方用承气汤类，药用：大黄、芒硝、枳实、厚朴等。

# 第六章　不通为主的病证

## 头　痛

### 【概论】

头痛是指外感或内伤杂病引起的以头痛为主证的疾病。头居人体之首，为诸阳之会，髓海所居之处，既有诸经络与脏腑相连，又有诸窍与内外相通，因此急性和慢性疾病均可引起头痛。外感头痛，多属实证，系由风邪或热邪侵袭，经络郁滞，气血痹郁，不通则痛所致；内伤头痛，多属虚中夹实，每多兼有痰浊，瘀血导致经络诸窍气血瘀痹而致。

头痛是临床常见症状之一，见于西医的内、外、神经、精神、五官、妇科等各科疾病。

### 【病因病机】

头为"诸阳之会"、"清阳之府"，五脏六腑之阳气阴精皆上奉于头，同时，三阳经脉均循头面，而厥阴肝经又与督脉会于巅顶，故经络脏腑病变，均可反映于头部，所以头痛也是多发病，其病因病机往往错综复杂，但总不出外感，六淫和内伤杂病两大类。

一、外感："伤于风者，上先受之""高巅之上，惟风可到"，故头痛以风邪所致者，最为多见。风寒侵袭，寒凝络阻；风热上扰，头目不利；风湿弥漫侵淫蒙蔽清阳；此三者邪气，滞留巅顶，邪壅经脉，经气不畅，气血不通，清阳之气与精华之血不能濡养于头而发生头痛。

二、内伤：常因寒厥、热厥、痰浊、瘀血肝阳，气虚、血亏等而致。因于寒者，阴盛于内，经气注而不行而寒气伏经上于脑，其证头痛而拘急收引；因于热者，胃热气盛，壅遏于上，其证头中热痛；因于痰浊者，痰浊随阳明之经上攻头脑，壅遏清窍，其证头痛而闷重；因于瘀血者，血瘀阻络，其证痛有定处；因于肝阳者，肝风扰侵清空，其证巅顶胀痛；因于气虚者，清阳之气不能上升而脑失所养，其痛每因劳累而引发；因于阴血亏损者，精髓无以上注于脑，清空失其濡养，其证头痛而昏晕。

【辨证论治】

## 一、辨证要领

1. 辨病因：一般来说，外感头痛，起病较急，痛势较剧，痛无休止，实证居多，况每多夹兼外感或风热症状。内伤头痛，一般痛势较缓，疼痛逐渐加剧或时止时作，虚证或虚中夹实证居多。

2. 辨部位：大抵太阳经头痛，多在头后部，下连于项；阳明经头痛，多在前额、眉棱骨和面齿部；少阳经头痛，多在头之两侧，并连及耳；厥阴经头痛，在头顶部。

## 二、通法治疗头痛

外感头痛多由风邪引起，以祛邪通窍为主，当以辛散，应选轻扬之品，以疏散风邪，兼清头目为主。内伤头痛，审其病机，分别施以温经通络，清胃泄热，平肝潜阳，导痰泄浊，活血通络，补益气血等法。

## 三、分型施治

1. 风寒阻络

症状：形寒头痛，逐渐加重，牵及颈项，遇风加剧，伴鼻寒身痛，舌苔薄白，脉浮紧。

治法：祛寒温经通络。

方药举例：川芎茶调散加味（川芎、荆芥、防风、细辛、白芷、羌活、藁本、白蒺藜、薄荷、甘草、茶叶）。

2. 风热上扰

症状：头痛而胀，甚则头痛如裂，口干目赤，心烦，溲赤便秘，舌苔薄黄，脉浮数。

治法：疏散风热，清利头目。

方药举例：桑菊饮加味（桑叶、菊花、连翘、芦根、夏枯草、黄芩、蔓荆子、蝉衣、僵蚕、薄荷）。

3. 湿蒙清阳

症状：头痛如裹，昏胀沉重，四肢困重，胸闷不舒，舌苔白腻，脉濡缓。

治法：祛风除湿，通络止痛。

方药举例：羌活胜湿汤加味（羌活、独活、防风、苍术、藁本、川芎、蔓荆子、生甘草、葱白）。

4. 痰浊壅遏

症状：素嗜烟酒肥甘，痰浊壅遏清窍，头痛闷重，胸闷，眩晕欲呕，胸脘痞闷，苔腻脉滑。

治法：导痰通窍，泄浊开痹。

方药举例：半夏白术天麻汤加味（半夏、白术、天麻、陈皮、茯苓、菖蒲、甘草）。若属痰浊化热者，可加黄连、天竺黄、白附子、黄芩。若属寒饮上逆者，可选半夏、川乌、南星、白附子。

5. 肝阳侵扰

症状：头顶抽掣胀痛，伴头昏，面赤目痛，心烦口渴脉象弦滑。

治法：清肝潜阳。

方药举例：天麻钩藤饮加味（天麻、钩藤、石决明、杜仲、牛膝、桑寄生、栀子、黄芩、益母草、夜交藤）。

6. 瘀血阻络

症状：头痛经久不愈，痛有定处，呈针刺样疼痛，舌质有瘀斑或瘀点，脉细或细涩。

治法：活血化瘀，通络止痛。

方药举例：通窍活血汤化裁（麝香、桃仁、红花、赤芍、川芎、全虫、地龙、葱白、生姜）。

7. 阴虚头痛

症状：头痛而晕，耳鸣腰酸，心悸失眠，面色少华，舌红苔少，脉细或数。

治法：滋补肝肾。

方药举例：杞菊地黄汤加味（生地、山萸肉、山药、丹皮、茯苓、泽泻、枸杞、菊花、女贞子、旱莲草）。

8. 气虚头痛

症状：头痛每因疲劳引发或加重，时作时止，倦怠少气，口淡无味，食少便溏，舌薄白有齿痕，脉象细弱。

治法：益气升阳。

方药举例：补中益气汤化裁（黄芪、党参、白术、茯苓、陈皮、柴胡、升麻、蔓荆子、川芎、生姜、大枣）。

【临床体会】

头痛是临床上常见的一种症状，其病因及发病机理非常复杂。多数头痛是由头颅的疼痛感受器受到某种致痛因素（物理或化学性）刺激，形成异常神经冲动，经痛觉传导通路传递到大脑皮质而产生痛觉。现仅就将以头痛为主要症状的疾病，同时也是中药治疗效果比较满意的疾病提出与同道讨论。

## 一、高血压头痛

高血压头痛常与眩晕同时存在，其疼痛部位多在额部及枕部、或全部头痛，有沉重或压迫感，疼痛呈持续性。此类患者多见于中老年，临床见证多系阴虚阳亢型和痰浊壅盛型，个人体会组方如下：

阴虚阳亢型头痛：生地、丹皮、山萸肉、生白芍、生杜仲、桑叶、菊花、决明子、泽泻。水煎服，此方具有凉血滋阴，清利头目，降压降脂的作用。

痰浊壅盛型头痛：清半夏、胆南星、云苓、橘红、枳实、菖蒲、天麻、苍术、酒芩、羌活。水煎服。此方具有导痰泄浊，开窍止痛的作用。

## 二、偏头痛

偏头痛属血管性头痛的一类，其特征为突然发作性的头部剧烈疼痛，多见于青春期女性，呈周期性发作，典型的偏头痛发作过程分 4 期：先兆期，头痛前期，头痛极期，头痛后期。头痛多位于一侧的前额或头顶部，疼痛剧烈，且可扩散，伴恶心，呕吐，头痛渐减后，多转为嗜睡或兴奋、欣快头内空虚感。而普通型偏头痛，临床最为多见，先兆症状明显，多有疲劳感或胃肠症状。持续时间较长，可持续数口，头痛可为双侧性。

中医学对偏头痛亦有专论。《医宗金鉴》指出："头痛痰热风湿气，或兼气血虚而疼，在右属气多痰热，左属血少更属风"。叶天士《临证指南医案》载"头风一症，有偏正之分，偏者主手少阳，而风淫六郁为多"。《辨证录》述："此症得之郁气不宣，又加风邪袭之于少阳经，遂至半偏头痛也"。文献所述虽有各异，但偏头痛多从少阳论治，其病因不外六淫之邪以及肝阳偏亢、痰湿、瘀血、精神因素、月经周期等有关。病理机制是少阳厥阴二经经气遏阻，不通则痛也。据临床所见，本病一般分为两期治疗。

1. 急性发作期：症见单侧头痛，或左或右，或两侧并发，疼痛呈阵发性搏动性钻痛，可伴眼球胀痛，视力减退，闭且畏光，恶心呕吐，口干苦，舌质红苔黄，脉弦或弦细。证属肝胆风火壅盛。治宜：泻胆平肝，潜阳通络。组方如下：

柴芩平肝汤：柴胡 6 克，黄芩 12 克，白芍 20 克，珍珠母18 克，钩藤 12 克，生地 12 克，栀子 10 克，川芎 6 克，辛夷6 克，生甘草 10 克。水煎服。

加减法：若头痛如裂，视力减退，眼球胀痛，或眼压增高者，可加羚羊角、生石决明、青葙子、菊花；呕吐频繁者加清半夏、黄连；因外伤致头痛者加泽兰、三七等；痰多苔白，风痰阻络者加白附子、全虫等。

2. 慢性间歇期：当以治本为主，标本兼治，在疼痛缓解后，根据患者的阴阳亏损和五脏失衡情况，采取相应的治疗措施以善其后。

### 三、"速效救心丸"治疗血管神经性头痛疗效满意

近年来，笔者根据偏头痛时发时止，缠绵难愈的特点，遵循"久痛入络"的理论，采用"速效救心丸"治疗血管神经性头痛，取得一定疗效，其治疗方法是：

头痛发作时口服速效救心丸 15～20 粒，突击给药；有发作先兆时口服 10 粒，为预防给药。一般疼痛发作时服药，疼痛可明显减轻，10 分钟内疼痛缓解。间歇期服药可延长发作周期、有发作先兆时服药则有明显的预防作用。

### 四、慢性鼻炎的头痛

慢性鼻炎在临床上多表现为风寒型、风热型、痰浊型、血瘀型和肺脾气虚型。其中尤以痰浊型和血瘀型导致头痛日久不愈，病人比较痛苦，分别论述如下：

痰浊型：多表现为鼻涕稠浊量多，前额重着紧痛和闷痛，或眉棱骨痛，有时咳痰量多，舌苔厚腻，脉滑。治宜豁痰通络，利窍止痛，组方如下：

法半夏 15 克，橘红 10 克，紫菀 15 克，菖蒲 10 克，路路通 10 克，胆南星 10 克，僵蚕 10 克，辛夷 12 克，羌活 10 克，桔梗 10 克，白附子 6 克，浙贝母 10 克。

血瘀型：证见鼻涕稠厚秽浊，常涕中夹有血丝，头部发胀刺痛，固定不移，恶心欲吐，舌质可见瘀点或瘀斑，寸部脉涩。治宜：化瘀开窍，通络止痛。组方：

当归 10 克，川芎 12 克，赤芍 15 克，桃仁 10 克，丹参 15 克，穿山甲 12 克，茜草 10 克，辛夷 12 克，石菖蒲 10 克，苍耳子 6 克。

【研究与进展】

血管神经性头痛（简称为本病）经甲皱微循环观察显示，大多有循环瘀血表现，充分说明瘀血阻遏，脉络不通是本病的主因。据此理论，徐启刚等采用头痛煎剂（川芎、羌活、细辛、赤芍、元胡、三七），风热者加桑叶、薄荷；痰湿重者加半夏、桔梗、竹茹；肝旺加天麻、钩藤、菊花。治疗51例，总有效率为98%。邵正泰等用活血止痛汤（当归、川芎、桃仁、白芷、菊花、白芥子、香附、柴胡、甘草）对刺痛明显者加红花、制乳香；久痛不可忍者加全蝎、蜈蚣、水蛭；血压偏高者加牛膝、地龙、胆草、钩藤、石决明。治疗84例，总有效率为95.24%。并重用川芎，每剂量达35克，发挥其搜风破瘀而达到止痛作用。

王池卿等认为血管神经性头痛，属久病肝血不足，血虚生热，火动生风，风火上扰清窍，导致经脉阻滞，精血内痹，发为头痛。自拟头痛Ⅱ号（当归、白芍、川芎、熟地、细辛、元胡、夏枯草、钩藤、草决明、珍珠母、鸡血藤），治疗45例，痊愈17例，显效12例，有效8例，结果不详8例。

贝淑英认为，本病病因为脑血管的舒缩异常，血管的异常痉挛，由此引起血流障碍，或血管扩张压迫附近组织造成血流阻滞，导致气血不通，累及痛觉纤维神经，引起剧烈的头痛。选用活血行气"治偏冲剂"（川芎、白芷、白芥子、白芍、香附、柴胡、郁李仁、甘草），每次20克，一日三次。治疗15例，总有效率为84%。吴震西用芳香活血、通脉开窍的川芎、白芷、远志、冰片、研细末，用纱布包好，左侧头痛塞右鼻孔。右侧塞左鼻孔，2～3分钟后头痛逐渐消失，治愈百余例，经验证，该法确实有效。

李正东等认为本病的病机主要是瘀与风，故治当活血行瘀，祛风止痛，选用野翁方（白芷30克、川芎、川乌、甘草各13克），炒黄一半，研末，生熟和匀，分10包，早晚各服1包，用薄荷、茶叶煎水送服，治疗130例，一般服6包后头痛即减轻。

## 主要参考文献

1. 孙怡. 陕西中医, 1988;（2）：93.
2. 马应乖. 陕西中医, 1990;（7）：322.

# 中风　附：口眼㖞斜

## 【概论】

中风，主要包括现代医学的自发性脑出血和蛛网膜下腔出血，具有起病急骤、病情危重及变化多端等特点。其发病率、死亡率、致残率均较高，与恶性肿瘤，心脏病并称为迄今世界死亡率最高的三大疾病，严重地危害着人类的健康和生命。

中风又名"卒中"（类中风）。根据其临床表现可分为中经络（相当于缺血性脑卒中）和中脏腑（相当于出血性脑卒中）。本病的最早记载见于《内经》。其病因可概括为：气（气逆）、血（血瘀）、风（内风）、火（肝火及心火）、痰（有形与无形）、虚（阴虚与气虚）六端，此六端在一定条件下，互相影响，互相作用而突然发病。其病机：一是痰瘀互结，阻塞经络和清窍，使气血不通，肢体、器官失养而发病；二是肝肾阴虚，肝阳上亢，极而化风，气血上冲，络破血溢而发病。临床表现以突然跌仆昏倒，口眼㖞斜，半身不遂，舌强，语言不利或失语，甚则神志不清为主要特征。近年研究认为，凡相当于脑血管意外的中风病皆由内风所致，治疗上多采取平肝息风、通腑化痰、益气活血、祛瘀通络，开闭醒脑等法。

本病与西医所称的脑卒中大体相同。可包括高血压性脑出血、脑血栓形成、脑栓塞和一过性脑缺血发作等。

## 【病因病机】

### 一、病因

1. 情志过极：以大怒诱发为最多见，抑郁、情绪紧张次之。

2. 饮食所伤：以酗酒诱发为最常见，过食肥甘厚味，蕴湿生痰，亦可诱发。

3. 劳累过度：过度劳累或剧烈运动或房劳太过。

4. 气候骤变：冬春季节，气候骤变时多可诱发。

## 二、病机

1. 中经络的病机：瘀血或痰瘀互结，阻滞经络和清窍，使气血不通，肢体、器官失养而发病。临床上常发生于夜眠之际，睡卧时血归于肝，阳入于阴，气少血行缓慢，故易为瘀滞，而出现缺血性中风。其病情较轻，预后较好，其证候多演变为气虚血瘀、痰瘀阻络之候。

2. 中脏腑的病机：多系平素肝肾阴虚，肝阳上亢之体，遇大怒或剧烈运动、酗酒后、诱发肝阳骤亢、阳亢之极，化火生风，风火相煽，引动气血夹痰上逆，充斥脑络，络破则血溢脑内，蒙蔽清窍，致中脏腑之危候。

【辨证论治】

### 一、辨证要领

1. 辨中经、中络：病在经脉，不昏倒而出现半身不遂，手足麻木，口多痰涎，语言不利，脉多弦滑。症情较中络略重。

病在络脉，可出现口眼歪斜，肌肤麻木，或伴有头晕、头痛，为中风症情最轻者。

2. 辨中脏、中腑：中脏者多滞九窍，唇缓失音，耳聋目瞀，二便闭涩，卒暴昏仆而半身不遂，吞咽困难，神昏无知等，此病邪中深，症情最重。

中腑者多着四肢，以半身不遂，口眼歪斜，偏身麻木，语言蹇涩，意识蒙眬嗜睡为主症。症情较中脏略轻。

3. 辨闭证与脱证：闭证是邪闭于内、症见牙关紧闭，口

噤不开，两手握固，大小便闭，肢体强痉，多属实证，急宜
祛邪。

脱证是阳脱于外，症见目合口张，鼻鼾息微，手撒遗尿，
这是五脏之气衰弱欲绝的表现，多属虚证，急宜扶正。

## 二、通法治疗中风的运用

中风的本虚标实，上盛下虚之证。急性期要首先解决其
"标实"与"上盛"之候，按急则治其标的原则，治用平肝息
风、化痰通腑、清热涤痰，活血通络诸法。同时在急性期，主
张中西医结合救治，保持患者呼吸通畅，要间歇吸氧、头部降
温，给予镇静剂，降压利尿剂，控制脑水肿给予脱水剂等有效
且给药途径捷快的西药，以努力降低死亡率和病残率。恢复期
的治疗多侧重于"本虚"，兼顾"标实"，一般可采用益气活
血，育阴通络、滋阴潜阳，健脾化痰等治法。

## 三、分型施治

近年来，对中风病的辨证论治虽有较大进展，但在证候分
类和治法方面仍意见不一致。本文引用目前中医界公认为中华
全国中医学会内科学会制定的《中风病中医诊断、疗效评定标
准》予以分型施治。（下称"全国标准"）

中经络证治：中经络四大主症是：半身不遂，口舌歪斜，
舌强言謇或不语，偏身麻木。《全国标准》又将中经络分五个
证型施治。

1. 肝阳暴亢，风火上扰型：症状在中经络四大主症的基
础上，又见眩晕头痛，面红耳赤、口苦咽干，心烦易怒，尿赤
便干，舌质红绛、苔薄黄，脉弦有力。

治法：清肝息风，育阴潜阳。

方药举例：天麻钩藤饮加减（天麻、钩藤、黄芩、茺蔚
子、杜仲、牛膝，生白芍、熟地黄、地龙、磁石、生麦芽、生
石决明）。水煎服。

2. 风痰瘀血、痹阻脉络型

症状：在中经络四大主症基础上，又具备头晕目眩、舌质暗淡苔白腻，脉弦滑。

治法：豁痰息风，祛瘀通络。

方药举例：半夏白术天麻汤加味（半夏、天麻、茯苓、橘红、白术、胆南星、贝母、钩藤、珍珠母、丹参、赤芍、川芎）。水煎服。

3. 痰热腑实，风痰上扰型

症状：除具备中经络四大主症外，又兼见腹胀便干便秘、头晕目眩、咯痰或痰多，舌质暗红或暗淡，苔黄或黄腻，脉弦滑。

治法：通腑泻热，息风化痰。

方药举例：蒌星承气汤（大黄 10 克，瓜蒌 30 克，胆南星 10 克，芒硝 6 克〈烊化〉），水煎服。

4. 气虚血瘀型

症状：除具备中经络四大主症外，又兼见面色㿠白，气短乏力、口角流涎，自汗出、心悸便溏，手足肿胀，舌质暗淡，苔薄白或白腻，脉沉细、细缓或弦细。

治法：益气活血。

方药举例：补阳还五汤加减（黄芪、当归、赤芍、川芎、红花、地龙、桂枝、桑枝）。水煎服。

5. 阴虚风动型

症状：在中经络四大主症基础上，又见烦躁失眠，眩晕耳鸣，手足心热，舌红绛或暗红，少苔或无苔，脉弦细数。

治法：滋阴息风。

方药举例：杞菊地黄汤化裁（熟地、山萸肉、山药、丹皮、茯苓、泽泻、枸杞子、菊花、夜交藤、豨莶草、生牡蛎）。水煎服。

中脏腑证治：五大主症是中经络四大主症外加神识昏蒙，病情较中经络危重。根据其病机的不同，又可分为"扰、蒙、闭、脱"四大证型：

1. 风火上扰清窍型（扰）

症状：平素多有眩晕，麻木之症，情志相激病势突变，神识恍惚、迷蒙，半身不遂而肢体强痉拘急，便干便秘。舌质红绛，舌苔黄腻而干，脉滑弦而大数。

治法：清肝息风，育阴潜阳。

方药举例：加减羚羊角汤（羚羊角、龟板、生地、丹皮、白芍、夏枯草、石决明、大黄、菊花、钩藤）。水煎服或鼻饲。

2. 痰湿蒙塞心神型（蒙）

症状：素体阳虚，温痰内蕴，病发神昏，半身不遂而肢体松懈瘫软，甚则四肢逆冷，面白唇暗，痰涎壅盛，舌质暗淡，苔白腻，脉沉滑或沉缓。

治法：化痰开窍，温通气机。

方药举例：导痰汤加味（橘红、半夏、茯苓、枳实、胆南星、菖蒲、天竺黄、远志、郁金、生姜）。水煎服或鼻饲。同时送服成药苏合香丸。

3. 痰热内闭心窍型（闭）

症状：起病急骤，神昏，昏愦，鼻鼾痰鸣，半身不遂而肢体强痉拘急，项强身热，躁扰不宁，甚则手足厥冷，频繁抽搐，偶见呕血，舌质红绛，苔褐黄干腻，脉弦滑数。

治法：开闭醒脑，清热化痰。

方药举例：可选至宝丹、安宫牛黄丸、清开灵（静脉滴注）、醒脑静、云南白芍，牛黄清心丸、涤痰汤、清营汤等方化裁。常用药物如：犀角（或水牛角）、黄连、菖蒲、郁金、远志、瓜蒌、珍珠母、胆南星、三七粉、钩藤等。

4. 元气败脱、心神散乱型（脱）

症状：突然神昏，昏愦、肢体瘫软，手撒肢冷汗多，重则周身湿冷，二便自遗，舌痿，舌质紫暗，苔白腻，脉沉缓，沉微。变证可见呃逆，厥逆，抽搐，呕血证及戴阳证。后遗症可见半身不遂，言语蹇涩痴呆，抽搐，癫证。

治法：益气回阳，救逆固脱，育阴益元。

方药举例：可选用生脉注射液，参附青注射液、参附汤、四逆汤合生脉散、地黄饮子等加减化裁。常用药物如：西洋参、黄芪、龟板胶、制附片、干姜、麦冬、五味子、三七粉等。

【临床体会】

中医学对中风病的认识，与现代医学脑血管意外的临床表现基本一致。但临床辨证论治必须利用现代科学技术的诊断手段，如进行实验室检查，做腰穿脑脊液检查，有条件时还可做颅脑 CT 或核磁共振成像检查，以便鉴别是出血性或缺血性脑血管意外，进而决定治疗原则，现分述于下：

## 一、出血性脑血管意外

出血性脑血管意外，包括脑出血和蛛网膜下腔出血。

脑出血多见于 50 岁以上，多数有高血压病史。突然起病，少数有头晕、头痛，肢体麻木和口齿不清等前驱症状、多在活动或精神紧张状态中发病，诱因有大便用力、过劳、兴奋、激动等。全脑症状明显，多有头痛、呕吐等颅内压增高的征象，较早出现意识障碍且重，可有脑膜刺激征。局部症状显著，依出血部位而异，如内侧型（丘脑～内囊）出血者出现对侧偏瘫，偏身感觉障碍、偏盲；外侧型（壳核——外囊）出血者偏瘫不完全，双眼凝视多向病灶侧；桥脑出血者出现交叉性或四肢瘫痪，多向病灶对侧凝视等。急性期常有白细胞增多，脑脊液压力增高，多呈均匀血性，CT 和磁共振成像可显示出血部位、范围、脑水肿及脑室系统的情况。

蛛网膜下腔出血的临床表现特点是：多见于青壮年，部分患者有头痛表现，起病急骤，突然用力、兴奋激动可为诱因。临床症状为剧烈头痛，常伴呕吐、烦躁不安、不同程度的意识障碍和精神症状。体征可见明显的颈项强硬、脑膜刺激征阳性，眼底可有视网膜前或玻璃体膜下泡状出血；少数可有局灶性偏瘫、失语、偏盲等，但多较轻。脑脊液压力增高明显，呈均匀血性，白细胞和蛋白质均增高。

中医学对以上两病的认识，均按中脏腑辨证施治，现并述于下：

急性期施治：徐景藩认为，此期临床所见，多因风、痰、火（热）而致病，由于猝然发病，风阳痰火主要在身之上部。釜底抽薪，上病取下，通其腑气，导热下行，实为救治出血性中风之要法。根据证候，或用凉膈散去薄荷，或用小承气汤合羚羊钩藤汤，或用礞石滚痰丸去沉香。可鼻饲灌服，或减少药味，以硝黄为主药，加大剂量，进行灌肠，往往抢救成功。

奚风霖介绍："通腑醒脑散"由生大黄、巴豆霜、牛黄、朱砂、石菖蒲油等组成，本散每支含药0.6克，每服一支，治疗中脏腑之阳闭证，多见卓效。若服药后，虽便通而神志仍不清者，可加至宝丹或安宫牛黄丸一粒研细鼻饲。

陈沛坚介绍：急性期要采用多方面的综合治疗措施，每天服2～3剂中药，以保证24小时内，患者血液中保持一定的药物浓度，具体措施是：中药针剂的使用：属闭证者，可用醒脑静或清开灵10～20毫升，溶于5％～10％葡萄糖液250～500毫升内作静滴，每日1～2次；属脱证者，参附针或生脉针10～20毫升加入5％～10％葡萄糖500毫升内静滴，每日1～2次。中成药灌服或鼻饲的使用：阳闭者用安宫牛黄丸、紫雪丹、至宝丹之一种，每次1丸（支），一日2次；阴闭者用苏合香丸，每次1丸，一日2次。腑气不通者，采用中药灌肠，方为：生大黄30克，芒硝15克，枳实15克，厚朴12克，槐花30克，白芍20克，甘草6克。灌服或鼻饲中药汤剂：阳闭者，用羚羊角、菊花、夏枯草、白芍、龟板、石决明、生地、丹皮；阴闭者用半夏、茯苓、橘红、竹茹、菖蒲、胆南星、枳实；脱证用人参、附子。

刘沛然应用"栀子金花汤"治疗11例蛛网膜下腔出血，均达临床治愈。处方：焦栀子6～12克，黄连1～6克，黄芩6～12克，黄柏3～10克，大黄1～12克。若初期火热炽盛者加银花炭40～60克，菊花炭12～30克，生地炭15～30克；若头晕、呕吐加竹茹12克，重用焦栀子；若大黄秘结，小便失禁，手足麻木加牛膝炭12～30克，蚕沙12～30克，银花炭

20～30克；烦躁及舌咽神经麻痹加地骨皮30克，丹皮10～15克，生地15～20克，同时给予常规降颅压、止血、镇静、抗感染的西药治疗。

石学敏教授，依据"窍闭神匿"病机，立"醒脑开窍"大法，在治疗上以开窍启闭，改善元神之府——大脑的生理功能为主，在取穴组方上，以阴经俞穴为主。主穴内关、人中、三阴交。辅穴极泉、尺泽、委中。吞咽障碍者加风池、定骨；手指不用者加合谷。其操作手法的量学标准是：先刺双侧内关，直刺1～1.5寸，采用捻转提插相结合的泻法，施术1分钟，继刺人中，用雀啄手法，至眼球充满泪水为度。三阴交沿胫骨后缘进针，针尖向后斜刺与皮肤呈45度角，进针1～1.5寸，施提插的补法，使患侧抽动3次为度。极泉，循经离原穴1寸处进针0.5～1寸，施提插的泻法，至患侧上肢抽动3次为度。委中，仰卧位抬腿取穴，进针1～1.5寸。施提插的泻法，致患侧下肢抽动3次为度。合谷，针向三间处，施提插的泻法，以患侧食指抽动3次为度。风池，定量针向结喉，进针2.5～3寸，施捻转的补法，每穴施术1分钟。采用上法治疗中风病住院患者2336例，临床治愈率达54.82％，总有效率达96％。1986年获国家级科研成果二等奖。

恢复期的施治：张学文老师认为恢复期是辨证施治的重要时期，此期治疗得当与否，直接关系到本病的康复效果。经过急性期的抢救，此期风势渐减，瘀象愈加明显，因此及时应用活血化瘀治疗是极为重要的。但必须辨证，瘀血与痰浊阻滞经络，形成痰瘀互阻的局面，当痰瘀同治；肝阳亢盛者，当佐以潜镇息风；若已见气虚之象，就当益气化瘀，用补阳还五汤化裁治疗。此期应用活血化瘀功效较强的药物，剂量宜大，如丹参、赤芍、桃仁、红花、当归、地龙等，特别是川牛膝一般要用，因它兼有活血化瘀、引血下行之功。

刘春圃的经验是：恢复期以益气达络为法，药用：生黄芪、生石膏、桑寄生、丝瓜络、杜仲炭、川牛膝、知母、黄柏、伸筋草、鸡血藤、木瓜、灵仙、络石藤、狗脊。丸药配牛黄清心丸、再造丸研服。便燥者，可用郁李仁、元明粉；头痛头晕去黄芪加草决明、胆草、白薇；痰盛者加瓜蒌仁、橘红；心烦者加寸冬、钩藤。

后遗症期的施治：本期的治疗应以治"本"为主，兼顾"标"证，所遗留的半身不遂、语言不利等证，可按久病入络论治，应注重应用虫类搜剔之品。如可用广地龙炮山甲、乌梢蛇、僵蚕等，并必须伍以治本的益气之品，大多在补阳还五汤的基础上辨证加减。

周里用水蛭、郁金、川芎按 1.5：2：3 的用量比例混合制成片剂治疗偏瘫，疗效较满意。

陕西省中医药研究院附院使用"马海治瘫丸"由制马钱子30 克，海风藤 50 克，黄芪 100 克，当归 30 克，千年健 80 克，水蛭 30 克，川大黄 60 克。烘干，共为细末，炼蜜为丸，每丸重 6 克，每服 1 丸，日服 2～3 次，15 日为一疗程。

## 二、缺血性脑血管意外

缺血性脑血管意外，包括脑血栓形成和脑梗死。现分述于下：

脑血栓形成是动脉管壁病变。血流缓慢或血液成分改变和黏稠度增加而形成血栓，使颅内或颅外动脉的管腔狭窄或闭塞而发生脑梗死。其临床表现特点是：多见于 50 岁以上，既往有动脉粥样硬化、高血压、糖尿病等病史。发病前常有短暂性脑缺血发作，如头晕、眩晕、一侧肢体麻木等。起病缓慢，常在睡眠或安静休息时发生，在若干小时内逐渐进展，多数于1～2日内达高峰。较少有严重的意识障碍和颅内高压症，主要是局灶性脑功能缺失的征象，依受累血管的部位不同而异，如颈内动脉闭塞的同侧单眼失明和对侧偏瘫；大脑中动脉的闭塞对侧完全性偏瘫，偏身感觉障碍，同向偏盲等。脑脊液检查无明显异常，仅 24 小时后细胞和蛋白质可稍高于正常。

脑栓塞是指异常的固体、液体或气体随血流进入脑动脉或供应脑的颈部动脉，造成血流阻塞而引起急性梗死。其临床特点是：常有栓子来源的原发病，如心脏病，多数无前驱症状，发病急骤，在数秒至数分钟内发展至高峰，多数有脑局灶性体征，如偏瘫、失语等，一般意识障碍较轻，但较大动脉栓塞或多发性栓塞时，也可引起昏迷，同时常伴有其他部位栓塞的征象，如视网膜、皮肤、黏膜、脾、肾、心等。脑脊液检查可见红细胞增多，数日后白细胞和蛋白也可增加。可通过 CT 和磁共振成像以明确梗死灶的部位、大小、有无出血和脑水肿程度。

中医学对于以上两病的治疗急性期则以通经活络，导痰息风为主，辨证按照中经络分析辨证。急性期用药多选：钩藤、天麻、菊花、白蒺藜、竹沥、半夏、陈皮、桑枝、地龙、丹参、赤芍、红花、豨莶草之类。若言语不清、神情呆滞、加菖蒲、远志、矾水郁金等。

王永炎对缺血性脑卒中的治验是：（1）风痰瘀血痹阻脉络者，治拟平肝息风、化痰活络。药选钩藤、菊花、瓜蒌、胆南星、丹参、赤芍、鸡血藤等。（2）痰热腑实、风痰上扰者，治拟通腑化痰为主。药选大黄、芒硝、全瓜蒌、胆南星，待大便通泻后，改清化痰热活络法。（3）气虚血瘀者，治拟益气活血。药选黄芪、太子参、丹参、赤芍、鸡血藤等。（4）阴虚风动者，治拟育阴息风，药选生地、元参、麦冬、珍珠母、生牡蛎、丹皮、丹参等。

王俊国自拟通腑化痰方，治疗急性缺血性脑卒中 64 例，疗效满意。该方由：清半夏、制南星各 12 克，茯苓 15 克，陈皮、枳实、菖蒲、栀子各 9 克，生大黄 9～15 克，芒硝 6～9 克，瓜蒌 15～30 克，远志 6 克，水煎服，每日 1 剂。有颅内压增高者，酌情使用中药利水剂，如：茯苓 30 克，猪苓 15 克，泽泻、车前子各 20 克，白术 12 克。血压偏高加服牛黄降压丸，每服 1 丸，每日 2 次。血瘀加丹参、赤芍、鸡血藤、桃仁，也可静滴复方丹参注射液和川芎注射液。

夏永潮在古方佛手散的基础上，重用岷当归，治疗恢复期及后遗症，取得了较为满意的疗效。证见：（1）气虚血瘀者，采用佛手益气活血汤加减：岷当归30～100克，川芎、伸筋草各9～15克，黄芪20克，赤芍、水蛭各9克，甘草5克。（2）风痰瘀血痹阻脉络者，采用佛手二陈汤加减：岷当归30克，川芎、半夏、茯苓、陈皮、菊花、钩藤各9～12克，甘草5克。（3）阴虚风动者，自拟佛手育阴汤加减：岷当归30～60克，川芎9克，熟地、白芍、麦冬、元参、菊花、钩藤、麻仁各9～15克，甘草5克。

【研究与进展】

## 一、病名、病因、病机的临床研究

1. 病名的确定

中风病名始见于《素问》。其后则有风懿、风痱、真中风、类中风等之称，历代文献所载本病病名繁多，不利于证候规范的深入研究，于是，中华全国中医学会1986年6月在泰安召开"中风病中医诊断、疗效评定标准"鉴定会，通过专家鉴定并修订了本病的诊断疗效标准，确定统一病名为——中风病，又名卒中（内中风），为中医界所公认和临床参照。各地在对本病的研究时，大多能结合现代医学诊断，在中医各诊断的同时标明"缺血性"或"出血性"这对于探索运用中医辨证手段来鉴别"缺血性"或"出血性"以及其相应的治法具有一定的现实意义。

2. 病因病机的临床研究

近年来研究认为：脑卒中皆由内因所致，即阴阳失调，肾阴虚致肝阳上亢，肾阳虚致脾虚生痰湿，其他七情内伤，劳累过度，饮食不节皆为诱发因素。本病的病机总括为"风、火、痰、瘀、虚"五者，虚者多指肝肾阴虚和气虚，五者常互见。风、火、痰、瘀属标；气血亏虚、阴虚为本。急性期以标实为主，恢复期及后遗症期以本虚、痰血瘀为主。中经络以痰瘀风证多见，中脏腑以痰火风证多见。

## 二、辨证论治方面的临床研究

近代医家对本病的临床研究，大多遵照中医辨证，立法组方进行疗效观察，分析和总结找出证候的演变规律。对本病的辨证分型大多按照《全国标准》进行临床观察研究。多数医家认为，中风病在急性期属阳闭者，尤为突出的见证是痰热腑实瘀阻，必须及时采用通腑化痰法，使大便畅通，气机宣达，痰化热清、窍开瘀消，对改善症状，缓解病情，提高抢救成功率有很大的临床意义。在选药方面多为：大黄、全瓜蒌、胆南星、芒硝、枳实、菖蒲等。新疆中医学院附院采用痰瘀同治法治疗中风病 160 例，获得较为满意的疗效。认为中风病的各型均兼有痰浊，为此把痰瘀同治法贯穿始终，根据不同的证情分别采用涤痰开窍、清化热痰、温化寒痰、润燥化痰、健脾化痰等治法，这样"痰一化，窍自开、络自通、风自清"。同时还注重三七粉的运用，认为三七粉既有止血功效，又有祛瘀作用，无论是出血性或缺血性脑卒中均可应用。

对于急性期阳闭证的开窍法，多采用清肝息风、化痰开窍法，成药多选用：安宫牛黄丸、牛黄清心丸、至宝丹、醒脑静、清开灵注射液静滴等；奚氏等提出可用通腑醒脑散灌肠或鼻饲（生大黄、巴豆霜、牛黄、朱砂、石菖蒲油等）达到开窍作用。有的用开窍导痰的药物组方：石菖蒲、远志、郁金、天竺黄、半夏、茯苓、南星、生石决明、怀牛膝。并同时使用攻下药，可达开窍与通腑的双重作用。也有用竹沥水化开至宝丹或牛黄清心丸或安宫牛黄丸，灌服或鼻饲，同时使用清开灵或腥脑静加入 10% 葡萄糖中静滴。对于阴闭的治疗，宜辛温通窍，开闭可用姜汁或石菖蒲煎汤化开苏合香丸灌服或鼻饲。也可针刺太冲、人中、丰隆，均用泻法。

中脏腑脱证可分亡阳和亡阴证。亡阳者，乃阳气衰竭，治宜回阳救逆，急宜参附汤浓煎鼻饲。同时用参附针或参芪针剂 10～20 毫升加入 50% 葡萄糖 40 毫升静推。亡阴者，乃阴液严重缺损，治宜滋阴固脱，急煎生脉散加龙骨、龟板之类，同时用生脉针 10～20 毫升加入 50％葡萄糖 40 毫升静推。

## 三、活血化瘀法则的临床进展

中医界多数学者认为，中风的本质是血瘀，因此，遵照古人"治风先治血，血行风自灭"的名言，在辨证的基础上，拟定了一系列的活血方法，有理气活血、通腑活血、益气活血、滋阴活血、破血化瘀等，均取得较为满意的效果。近年来，以活血化瘀药物为主的复方制剂的应用进展可喜，如张氏用通脉舒络液（黄芪、川芎、丹参、赤芍）静滴，口服通脉舒络汤（黄芪、丹参、山楂、红花、川芎、地龙、川牛膝、桂枝），并随症加减治疗脑血栓形成 110 例，总有效率为 98.2％。陈氏等用活血Ⅱ号（川芎、赤芍、红花、丹参、降香）静滴治疗急性闭塞性脑血管病 147 例，总有效率为 77.6％。于氏用复方川芎注射液（赤芍、丹参、当归、川芎）治疗脑血栓和脑栓塞400 例，总有效率为 94.5％。唐山工人医院对 CT 证实的脑出血 30 例，重用三棱、莪术、乳香、没药等破血药，无一例死亡，有效率为 100％，而同期单用西药组 25 例，有效率为 68％。

活血化瘀单味药的研究报道甚多，如川芎、丹参、红花、蛇毒、葛根、水蛭等、且普遍进行了药理研究。如上海用丹参注射液，北京用川芎嗪，在治疗缺血性中风病方面有效率分别达 87.2％和 89.2％。山西省人民医院用 50％红花提取液静滴治疗 94 例中风病，在开始见效及治愈率等方面均明显优于对照组。武汉军区总医院用山鸡椒注射液肌注或静滴治疗脑血栓形成 118 例，有效率为 93.37％。西苑医院用水蛭粉口服，每次 3 克，每日 3 次，30 天为一疗程治疗脑出血 48 例，存活 44例，CT 复查 36 例，血肿吸收 30 例。此外有的单位应用小剂量蝮蛇抗栓酶治疗脑血栓形成，临床总有效率可达 88.2％，显效率达 63.7％，认为该药见效快，疗效高，应用范围广，稳定安全，故有缺血性脑血管疾病治疗中，值得介绍和推广应用。

## 四、客观指征的观察研究

近年来，有的学者通过对血压、舌诊、脉诊、血液流变学等的观察分析，指出这些客观指征对中风病的帮助诊新，预测证候的演变，观察治疗效果都有一定的指导意义。现分述于下：

1. 血压：中风实证病人的血压较虚证者高。血压急剧升高，提示病情加剧，多见于肝阳暴涨型出现阳闭证。如血压保持稳定在 21/13kPa（160/100mmHg）以下，提示患者有由实证转为虚证的倾向，相反若保持此数值以上并持续不降时，提示病人没有向虚证转化的倾向。但肝阳暴涨型转为阴虚风动型应属例外。

2. 舌诊：中风急性发病时，多见舌红、苔黄腻。黄苔持续不退，提示预后欠佳，腻苔的存在与神志障碍关系比黄苔更为明显，这符合痰迷心窍的理论。中风病人初期或后期舌红绛少苔或无苔，提示疗效较差，经治疗大部分留有偏瘫。

3. 脉诊：中风急性发病时多见弦脉，脉由弦而有力或弦滑转为脉沉缓时，多示病由实证转为气虚。若出现脉象弦细或细数时多为阴虚。中风治疗后脉象沉缓多示病有转机，而脉弦硬有力或突变沉弱无力的细数，多示疗效欠佳。王氏提出中风病急性期偏瘫侧脉弦滑而大者，虽病属重危，及时救治，预后尚好。反之其脉沉细、沉缓、沉微又结代者，病情危笃，多预后不良。

4. 血液流变学：缺血性中风急性期，全血黏度及血浆黏度、血纤维蛋白原、血沉 K 值、血球压积百分比均增高。患者血液有"黏、浓、凝、聚"的倾向。经服补阳还五汤。上述数字明显减低。

## 五、中风后遗症的论治研究

中风后遗症的病机多为本虚标实。但与急性期之本虚标实不尽相同。急性期以标实为突出，本虚相对不够明显；后遗症之见证，标证相对较少，以血瘀、痰浊最为常见，其本虚则较显著，尤以气虚、肝肾阴虚、心脾阳虚为多。所以，在后遗症期，必须重视本虚的问题。

后遗症期主要表现为半身不遂、口眼㖞斜，言语不利，或继发癫痫证和痴呆。周氏认为在治疗方面虽然常规应用补阳还五汤，牵正散，解语丹等方药，并取得一定效果。但在治疗方面仍有三个关键问题需进一步研讨：一是要审证施方，而不能只以一二见证为主，立方遣药，重在整体证候之调理。二是注重血瘀的治疗。后遗症的标证中血瘀最为常见，且较难短时间内治愈，故在审证施方之同时，应注意活血通脉，临床常以川芎嗪静滴与中药结合治疗该病，效果较单一治疗为佳。有时在扶正方中也加部分养血活血之品，可提高疗效，三是强调标本兼顾，掌握时机。患者多以年老者为众，若治疗时偏重于活血药或祛风虫类之品，往往服后有体倦乏力感，所以要标本兼顾，结合补正之品，则症状明显好转。

也有报道后遗症的本虚，乃指肾虚而言，所以，从补肾论治，配合化瘀，豁痰、通络的药物组成复方治疗，收到显著的效果。其基础方是生地、山萸肉、巴戟天、杜仲、黄芪、丹参、川芎、菖蒲、竹茹、胆南星等。

此外，有的医家认为对后遗症的治疗，应做到康复的个体化治疗，使之具有较强的针对性，疗效也好。可配合辅助的综合疗法，如心理治疗，自身的肢体功能锻炼，针灸，按摩、中药浴剂等。

## 六、中风先兆的研究进展

### 1. 病因病机的研究

邓振明认为先兆期的病理特点在于气阴两虚，风痰内酿；高庆通认为小中风的形成是因情志、饮食、体质等导致肝肾阴虚，风火痰相互为患，血随气逆，上冲于脑或横穿经络所致，其病机可归纳为虚、风、火、痰等方面；詹文涛认为眩晕病在前，中风继其后，眩晕是基础，中风是归宿，脏腑阴阳气血虚损发于先，内生痰、火、风、瘀等邪继发于后，本病前期突出表现为肝-心-肾轴的阴阳调节失常，久之则肺-脾-命门及奇经八脉轴调节失常。

2. 诊断标准的研究

对中风先兆的诊断标准，诸医家采用的标准差异很大。张鹤年的诊断标准是：（1）45 岁以上，高血压病史多年，见有老年环，眼底视网膜动脉反光增强及动静脉交叉压迹征者；（2）突然出现一过性的一系列症状；（3）血液流变学多项指标异常；（4）人迎脉或寸口脉、趺阳脉、左右脉象各异。其中前三项必备，第四项为参考标准。高庆通认为小中风亦称中风先兆，兼提出了眩晕、肢体麻木无力，舌强语塞、视歧或目瞤、健忘、头胀头痛、神志迷蒙七项主要证候；王义良的诊断标准为：（1）年逾四旬，体胖，患高血压、肺动脉硬化多年，或素体阳盛，太阳穴处静脉鼓起，见有老年环及视网膜动脉硬化；（2）经常反复出现的头痛、眩晕。（3）血流变检查有：浓、黏、聚集；田新良报道：前驱症状表现有肢体麻木无力，头晕头痛症状加重，一过性言语不清，其他如肢体疼痛等五个方面。

4. 防治措施的进展

中医学对中风先兆的防治，积累了丰富的经验。如《证治汇补》"慎起居，节饮食，远房帏，调情志"。《杂病源流犀烛》"防房劳，暴怒郁结，调气血，养精神"等。近代对中风先兆的防治更加系统并有不断进展。

中药防治：詹氏提出治疗中风先兆八法：清热息风法，通腑化痰法，降逆顺气法，镇肝潜阳法，活血通脉法，疏络通痹法，安神开窍法，滋养填摄法。赵氏以滋阴活血法，自拟防瘫 2 号（何首乌、丹参、川芎、当归、生地、生山楂、桑椹子），并随症加减，治疗中风先兆 56 例，治疗后血液流变学指标改善，临床症状也得到相应好转，甚至消失。张氏按中医辨证分为肝风痰瘀、痰瘀化热、气虚血瘀、阴虚血瘀四型，分别服用平肝通络汤，祛瘀清腑汤，补阳还五汤以及生地、元参、当归、赤芍等。高氏分为肝阳上亢，肾精不足，风痰上扰，气虚血瘀四型，依次予以天麻钩藤饮，杞菊地黄汤，半夏白术天麻汤，补阳还五汤治疗。王氏将本病分为两型：肝阳偏亢、肝风欲动型，采用镇肝息风汤或天麻钩藤饮加减，好转后改服六味地黄丸。气虚血瘀、风痰阻络型治宜补阳还五汤合涤痰汤加减。田氏认为，桑菊葱茶（桑叶、菊花、葱根、茶叶），决夏钩白煎（决明子、夏枯草、钩藤、白蒺藜）水煎代茶饮服。有预防中风的作用。

针灸防治：天津石学敏等，在风池、完骨、天柱穴、采用高频率、小幅度捻转补法，治疗确诊为椎基底动脉供血不足的 59 例中风先兆病人，结果治愈 41 例，显效 4 例，好转 9 例。肖少卿等在中风前驱期采用平肝潜阳方：取百会、风池、曲池、合谷、阳陵泉、三阴交、太冲穴、泻法浅刺，一般 3～5 次即可取效，气虚可灸百会、风池、肩井、曲池、风市、足三里、绝骨诸穴。陈帮国取百会、风府、三里、丰隆、太冲治疗 60 例脑动脉硬化性麻木症，结果临控 24 例，显效 18 例，好转 13 例，无效 5 例。

### 主要参考文献

1. 张学文，等.陕西中医，1988；9（9）：385.
2. 崔超望.陕西中医，1988；9（9）：424.
3. 李富生，等.上海中医药杂志，1990；（10）：32.
4. 陈可冀，等.中西医结合杂志，1990；6（10）：327.
5. 陆志强.辽宁中医杂志，1988；（9）：46.
6. 谭美伦.新中医，1989；（8）：49.

## 附：口眼㖞斜

### 【概论】

口眼㖞斜，又称为面瘫，口僻。主要表现为口眼向健侧歪斜，饮水或吃饭时，水从患侧口角流出，咀嚼的食物滞留在患侧齿颊之间，面部有木僵感。临床体征可见：鼓腮漏气，患侧鼻唇沟变浅，额横纹消失，眼睑闭合不全，口角下垂，吹口哨不能。《金匮要略》："正气引邪，喎僻不遂"，说明其不仅口歪，而且伴有运动障碍。明·楼英在《医学纲目·口眼喎斜》中提到："凡半身不遂者，必口眼喎斜，亦有无半身不遂而喎斜者"。说明已观察到有单纯性口眼歪斜而并无偏瘫者。口眼喎斜相当于现代医学所称的面神经麻痹，即周围性面瘫。

【病因病机】

本证是由于正气不足、络脉空虚，卫外不固，或汗出当风，风邪乘虚入中脉络，气血瘀阻而发生。现代医学认为系非特异性神经炎所致。

【辨证论治及临床体会】

中医学所述之口眼喎斜与西医面神经麻痹的临床表现相一致，而现代医学将面神经麻痹分为中枢性与周围性。本节所论之面瘫，乃指周围性面神经麻痹。其辨证多为风邪入中经络，或风痰阻滞络脉，致使气血不通。故治宜通经活血，祛风豁痰。治疗方法可分为内服法，外用法和针刺法。

## 一、内服法

1. 牵正散加味：白附子9克，僵蚕9克，细辛3克，白芷9克，羌活9克，地龙9克，生蝎6克，制川乌3克，辛夷10克，甘草6克。

2. 面瘫汤：白附子、白芷、三棱、莪术、僵蚕、穿山甲、乌梢蛇各10克，石见穿、板蓝根、黄芪各30克，蜈蚣末、全蝎末各3克（水冲服）。水煎服，每日一剂。

## 二、外治法

1. 马钱子浸润后切成薄片，取18～24片，重约9克，排列于麝香虎骨膏上，贴于患部，7～10天换贴1次。

2. 取活鳝鱼血 10～20 滴，麝香 3 分涂于患部，每周 3 次。

3. 牙皂面 15 克、生姜末、葱白、黄酒少许调糊状涂患部，1 日 1 次。

4. 牙皂面 15 克，麦醋 5 两泡 12 小时后随时擦患部。

## 三、针刺法

常用穴位：颊车、地仓、完骨、攒竹、太阳、四白、合谷、承浆、阳白、下关等穴。每次选 3～5 穴，在患部针刺，并可带 G6805 电疗机断续波 10 分钟。同时，可在穴位上采用闪罐法、至患侧皮肤潮红为止。

## 痹　　证

### 【概论】

痹证是指人体肌表经络遭受风、寒、湿、热等外邪侵袭后，气血运行失常，经络气血为淫邪闭阻，发为痹证。主要症状是被受累的肢体、关节轻则痠楚、麻木、疼痛，随气候变化而加剧。重则走注历节、疼痛剧烈、肿胀、僵硬、骨节变形，肌肉萎缩，肢体的功能活动严重障碍，本病具有渐进性和反复发作的特点。痹者，闭也，乃气血凝涩不通，痹而不仁之意。因此，本病的主要病机是气血痹阻不通，筋脉关节失于濡养所致。

痹的病名，最早见于《内经》。《素问·痹论》对本病的病因、病机、证候分类、转归及预后等方面，都做了精辟的论述。以后历代医籍中，对痹证又进一步加以丰富发展，使之更加完备。中医对"痹证"的概念，总的来说包括两类，一类为狭义的"痹证"，主要指关节骨骼的病变，可分为行痹、着痹、痛痹、热痹和尪痹（顽痹）。另一类为广义的"痹证"，是泛指病邪闭阻于脏腑、经络、皮肤、血管，神经、肌肉和骨骼所致的各种疾病，历代医籍中所记载的痹证名称有：皮、肉、筋、骨、脉、挛、远、众、周、胞、肠、胸、血、心、肝、脾、肺、肾痹等。虽然有的病名临床已不多使用，但其临床表现还是存在的，只是已被现代医学的病名或中医现代习惯所称的病名替代而已。

根据痹证的病因病机和临床表现，本病大体上包括西医的风湿性关节炎、风湿热、类风湿性关节炎、坐骨神经痛、骨质增生性疾病、血栓闭塞性脉管炎、雷诺氏病、静脉炎、皮肌炎、硬皮病、布氏杆菌病、系统性红斑狼疮等疾病。对于这些疾病的类似痹证的临床表现，均可以参考痹证来辨证施治。

【病因病机】

由于"风寒湿三气杂至，合而成痹"为主要致病外在因素，而风邪为百病之长，为诸邪之最。正气偏虚，腠理空疏，又是本病发生的内在因素。所以，痹证的发生首先是人体正气亏损，阳气不足，腠理空疏，导致风寒湿热诸邪乘虚而侵袭肌肤，注于经络，留于关节，使气血运行痹阻不通而致。

本病的病机是邪气痹阻经络，营卫不通，气血滞涩不通。其病情的变化，每因患病之处营虚卫弱，易被邪气侵袭和留滞，故每因气候变化而疾病反复发作。或因痹阻日久，血停血瘀，湿停为痰，形成痰瘀互结，阻滞经络，从而加重痹阻不通，乃致关节肿而不消，甚则畸形，关节四周亦由此而失去气血的濡养，故肌肉瘦削；或因久病不已，邪气留恋，正气亏损，形成正虚邪实之证，亦有病久邪深，由经入脏，出现心动悸、脉结代、腹胀纳差、畏寒肢冷、下肢浮肿的心肾阳虚证。

【辨证论治】

## 一、辨证要领

1. 依证候特点，辨病邪之偏盛：痹证之病因乃风寒湿杂至，合而为痹。临证时根据证候的特点，分辨何病邪为之偏胜。大凡关节痛无定处，游走串痛，四肢大关节疼痛者为风邪偏盛之行痹；若疼痛部位固定，疼痛剧烈，得热痛减者为寒盛之痛痹；若肿胀而痛，肢体沉重，麻木不仁，活动不便者为湿盛之着痹；若关节疼痛，伴灼热红肿，得冷则舒，痛不可近，高热口渴者为热邪偏盛之热痹。

2. 需四诊合参，辨邪气之留注：痹证之临床表现是错综复杂的，邪气侵袭人体后，随着个体的正气强弱盛衰和治疗后正邪的变化，疾病的转归，决定着邪气的留注部位。痹证初患，人体气血尚盛，风寒湿邪仅是侵及气分，在表、在络，以邪实为主。若邪气久羁，或药物攻伐失度，伤及正气，或病邪入里，气血亏损，筋骨失养，均可形成正虚邪恋之证。也有病起即具明显的气血两虚或肝肾亏损的正虚邪实者，所以临床既要通常，又须达变，四诊合参，以辨邪气之留注部位，为治疗提供依据。

3. 视气血失荣，识痰瘀之特征：痹证日久，风寒湿痹阻络脉，使气血津液的运行长期受阻，导致运行缓慢迟涩，致使血瘀和痰浊共同痹阻经脉，从而气血失荣，筋脉肌肉失于濡养，出现以关节肿痛、强直、畸形和功能障碍为主要症状的顽痹。因此，凡具此症状者，均系久病多瘀、多痰而致，在治疗时必加入虫类搜剔活血化瘀之品方可奏效。

## 二、通法治疗痹证的运用

总的治疗原则是：搜风剔邪，蠲痹通络，辅以扶正。从祛邪与通络两方面着手，以补为通，扶正以祛邪，气血流通，营卫复常，痹痛自可向愈。李中梓说："治行痹者散风为主，御寒利湿仍不可废，大抵参以补血之剂，盖治风先治血，血行风自灭也；治痛痹者散寒为主，疏风燥湿仍不可缺，大抵参以补火之剂，非大辛大温不能释其凝寒之害也；着痹者利湿为主，祛风解寒亦不可缺，大抵参以补脾补气之剂，盖土强可以胜湿，而气足自无顽麻也。"这些宝贵的治验论述，至今仍为临床习用。至于顽痹则每多活血化瘀，通络化痰，并以虫类药搜风剔邪。热痹又当以清化湿热，宣通经络为主。对虚人久痹，阳虚者温补中寓以温通、温散之品；阴虚者施以溢补肾阴、壮骨舒筋之法。

## 三、分型施治

1. 风邪阻络：

症状：肢体关节疼痛，游走不定，以大关节疼痛多见，肌肉痠楚，关节屈伸不便，可伴恶风、发热等表证，舌苔白腻，脉浮或浮缓。

治法：祛风通络，散寒透表。

方药举例：防风汤加味（防风、当归、伏苓、合仁、秦艽、葛根、羌活、灵仙、黄芩、甘草）。

2. 寒邪留滞：

症状：肢体关节肌肉疼痛剧烈，痛处固定，遇寒痛增，得热痛减，日轻夜重，关节屈伸不便，伴有冷感。舌苔白，脉弦紧。

治法：温经通脉，散寒祛风。

方药举例：乌头汤（制川乌、麻黄、白芍、黄芪、甘草）。

3. 湿邪痹阻：

症状：肢体关节疼痛重者，活动不便，肌肤麻木不仁，或患处肿胀，多伴有胸闷纳呆，乏力便溏，舌质淡苔白腻，脉濡缓。

治法：逐湿开痹，活络健脾。

方药举例：薏苡仁汤（薏苡仁、川芎、当归、麻黄、桂枝、羌活、独活、防风、制川乌、苏木、甘草、生姜）。

4. 热邪瘀阻：

症状：关节红肿疼痛，局部灼热，得冷则舒，痛不可近，患肢活动受限，多兼有发热、恶风、口渴、心烦、舌质红，苔黄燥，脉滑数。

治法：清热化湿，活血通络。

方药举例：加味白虎汤（生石膏、知母、粳米、甘草、苍术、黄柏、桑枝、木瓜、苡仁、忍冬藤、蚕沙）。

5. 痰瘀痹阻：

症状：痹证日久，反复发作，邪未祛而正已亏，逐渐筋挛骨弱，肌肉萎缩，关节变形，不可屈伸，或疼痛麻木，或关节冰冷，气候变化遇冷加剧，或形寒肢冷，脊柱肿痛，舌质多瘀斑，脉细涩。

治法：温补肾阳，益肾壮督，涤痰化瘀，通络利痹。

方药举例：（1）朱老益肾蠲痹汤（丸）（熟地、当归、仙灵脾、鹿衔草、肉苁蓉、徐长卿、老鹳草、鸡血藤、炙土鳖虫、蜂房、地龙、僵蚕、蜈蚣、乌梢蛇、全蝎、蟑螂虫）。（2）、八珍青娥汤（八珍汤加胡桃、补骨脂、杜仲）送服五虎蠲痹散（祁蛇、蜂房、蜣螂各 12 克，全虫、蜈蚣、制乳没各 90 克，元胡 120 克，共为细末，每服 9 克，每日 4 次）。

6. 气血虚痹：

症状：痹证日久不愈，素体气血虚亏，关节酸痛，肌肤麻木不仁，兼有气短神疲，面色少华，心悸自汗，纳差，便溏，舌淡，苔白少，脉细无力。

治法：补气和血，通络壮骨。

方药举例：黄芪桂枝五物汤加味（黄芪、桂枝、白芍、当归、鸡血藤、桑寄生、杜仲、桑枝、甘草、生姜、大枣）。

【临床体会】

## 一、慢性风湿性关节（简称慢风关）

1. 求因审证，药专力宏：对待慢风关的患者，一方面要注意正气虚的情况，另一方面要探求其发病原因，抓住症状的主要部分，找出其邪气的偏盛。在辨证明确的前提下，选方用药是治疗痹证的关键，同时药物剂量也影响到治疗效果，主要药物应针对所偏胜的邪气，剂量要大，以达药专力宏的目的，方可奏效。例如：寒邪留滞的痛痹，系营卫空虚，腠理不密，寒邪入中，阻碍气血运行，筋脉痹闭而成。治宜温经散寒为主，佐以活血通络。临证多采用乌头汤加味，组方：制川乌

15～30 克（先煎），细辛 6 克，炙山甲 10 克，桂枝 12 克，制乳没各 6 克，苏木 10 克，白芍 12 克，黄芪 20 克，黑附片 10～20 克（先煎），红花 10 克，麻黄 6 克，萆薢 15 克，炙甘草 15 克。使用该方应注意：

（1）结合患者体质盛衰：若体质较强，年龄尚轻，麻桂用量可略大一些，使其药后汗出，逼邪外出；若年老体弱，麻桂用量要小，重用黄芪剂量，以制约麻桂的发汗作用。

（2）乌附的用量和煎法。乌附用量应逐渐加大，在常规用量下，二药均先煎 30 分钟，以破坏其所含的乌头碱。但二药总量超过 30 克时，应先与适量的蜂蜜同煎。在煎药时间上要根据药量的加重而相应延长煎药时间，最少是 1～3 小时。同时，甘草用量也应不低于乌附总量的 1/2，以解乌附之毒。

（3）适应症的选择：本处方系温经发汗之剂，一定要用于寒湿阻滞经脉的痹证患者，在夏季使用时药量宜轻。

2. 益气补肾，疗效显著：慢风关的患者多是正虚邪实，而气为血帅，血为气守，气行则血行，气虚则凝滞不通，所以，治疗痹证时每每伍用黄芪，以达益气行血、扶正祛邪，以补为通的目的。《内经》有"肾主骨"之说。王肯堂在《证治准绳》中，更明确指出痹证的成因："有风、有湿……有痰积，皆标也；肾虚，其本也。"因此，当标证缓解之后，益肾壮骨的药物一定要及时选用，以求治本。临床上对兼见肾阳虚者，可佐以巴戟天、狗脊、骨碎补、川断、仙灵脾等温肾壮阳之品；若兼见肾阴虚者可伍以生熟地、白芍、二冬、二至等滋肾柔筋之品，同时还具有养血祛风的作用。

3. 治分部位，灵活选药：对于痹证的治疗，主要是针对邪气的偏胜。但邪气入侵人体后，可分病在表，在里或在上、在下、在左、在右，治疗用药也要有一定的针对性，以使药力直达病所，一般选药规律是：

肩背部：羌活、葛根、姜黄、白芍、藁本等。

腰部：干姜、川断、狗脊、白术、云苓、骨碎补等。

下肢：独活、寄生、牛膝、千年健、追地风、秦艽等。

四肢：桂枝、桑枝、松节等。

筋脉拘挛：鸡血藤、海风藤、络石藤、伸筋草、豨莶草等。

止痛效果显著的药物有：细辛、苏木、血竭、制乳没、参三七、制马钱子等。

虫类搜剔药：白花蛇、乌梢蛇、地龙、全蝎、蜈蚣等。

关节肿痛：萆薢、防己、鹿角霜、晚蚕沙、五加皮等。

## 二、血栓闭塞性脉管炎

本病是一种进行缓慢的动脉、静脉同时受累的全身血管疾病，下肢发病者较多，多见于男性，好发于寒冷地区。寒主收引，寒则血凝，气血运行受阻，血脉不通而导致疼痛。从广义来说，也属于痹证范围。从狭义来看，可称为"脱骨疽"。现代医学认为本病病因不明，但发病前明显的冷冻史为其诱因。

本病的诊断标准是：

（1）有长期吸烟史及受潮湿寒冷病史。

（2）有典型间歇性跛行史或伴游走性血栓性静脉炎，贝尔格氏征阳性。

（3）患肢持续性疼痛，有时剧痛，皮肤苍白，干冷，肌肉萎缩。

（4）局部干性坏疽或残端经久不愈的溃疡。

（5）患肢动脉搏动减弱或消失。

（6）肢体血流图提示供血不足。

根据病情进展，临床可分三期，辨证分型施治如下：

第一期：局部缺血缺氧期——虚寒型

主证：患肢发凉、怕冷、麻木、喜暖恶寒、间歇跛行，贝尔格氏征阳性，患肢皮温低于健侧。舌质淡，苔薄白，脉细缓。

治法：益气和血，温通经络。

自拟方：黄芪、当归、赤芍、独活、桂枝、川牛膝、白芥子、鹿角霜、细辛、穿山甲、甘草、三七粉。

第二期：营养障碍期——寒湿型

主证：患肢沉重，酸困，怕冷麻木，疼痛由间断性变为持续性，夜间加重，足背动脉或胫后动脉搏动消失，肌肉萎缩，皮色紫红或苍黄。舌质淡多瘀斑，脉多沉滑或沉弦。

治法：温经散寒，除湿通络。

自拟方：麻黄、桂枝、附片、干姜、桃仁、红花、苡仁、独活、制乳没、细辛、蜈蚣、甘草、三七粉。

第三期：坏疽期——热毒型

主证：患肢剧痛或灼痛，趾端溃疡或坏死，疼痛难忍，夜不能眠，体温升高，口渴心烦，舌红绛、紫暗，苔黄腻。

治法：解毒滋阴，活血止痛。

自拟方：生地、元参、金银花、蒲公英、石斛、当归、赤芍、红花、川牛膝、元胡、制乳没、黄柏、三七粉。

## 三、坐骨神经痛

坐骨神经痛属中医学"痹证"范畴。可因腰足受寒、劳损引起，也可由腰骶椎病变，或附件炎、妊娠、梨状肌炎、糖尿病等继发。常见于中、青年以上，疼痛往往自腰部开始，向下蔓延，疼痛一般不超过膝关节，少数患者疼痛可放射到小腿外侧和足部，患侧臀部不敢着椅，站立时身体健侧倾斜，臀部局部压痛（即环跳穴处）明显。直腿抬高试验和加强试验阳性。治疗原则是通络止痛，温经散寒。

列举验方二则：

（1）蛇蝎散：白花蛇、全虫、骨碎补、土元各等分，焙干研末混匀，每日上、下午各服药末5克，黄酒冲服。

（2）八味柔肝散：白芍30克，生地30克，枸杞15克，首乌15克，当归15克，木瓜15克，怀牛膝20克。偏风者加防风、秦艽；偏寒者加草乌；偏湿者加苡仁、苍术；偏热者加忍冬藤、络石藤；气虚者加黄芪；疼痛日久者加蜈蚣、乌梢蛇。

### 四、颈椎骨质增生症（颈椎病）

本病属中医的痹证范畴。凡肝肾不足，卫阳不固，则风寒湿邪易乘虚而入。或因闪挫，有瘀血气滞，有痰积，致经络受阻，气血不畅。临床多表现为颈项强直，肩背麻木，可伴有头晕，上肢麻感，或胀痛无力。X线摄片常提示颈椎生理曲度减小或消失，有明显的唇样增生。目前中医治疗此病多宗补益肝肾，壮骨舒筋，活血通络之法。介绍验方二则。

（1）骨痹汤：粉葛、秦艽、灵仙、当归各 20 克，白芍 30 克，元胡、制川乌、独活各 10 克，蜈蚣 3 条，天麻 6 克（为末冲服）。偏寒加桂枝、细辛、白芥子、制附片、仙灵脾；偏热酌加板蓝根、银花、连翘；偏湿酌加茯苓、苡仁、苍术；气虚血滞加党参、丹参；肾虚加枸杞、巴戟天。

（2）骨科合剂：苍术、沙白芍、茯苓各 20 克，川芎 15 克，干姜、厚朴、桔梗、甘草各 10 克。制成合剂，日服 3 次，每次 30 毫升。15 天为一疗程。

### 五、血栓性静脉炎

血栓性静脉炎有深浅之分，发生于浅静脉的名浅静脉炎，发生于深静脉的名深静脉炎。其主要病机为显热瘀血互阻，筋脉瘀滞不畅。治疗大法是清热解毒，活血通滞，祛瘀利湿。

#### 1. 浅静脉炎（脉痹）

症状：多发生于小腿内侧，病变的静脉疼痛，伴有索状物，或片状肿物，皮色发红，有压痛，间有发热，舌苔黄白腻，脉数。

治法：清热利湿，解毒活血。

验方举例：

（1）银归桃承汤：金银花 30 克，当归 15 克，桃仁 10 克，大黄 12 克，桂枝 6 克，生甘草 10 克。偏湿者去桂枝加木通、茅根；气滞血瘀甚者加川芎、木通、鸡血藤；疼痛者加元胡、三七粉。

（2）萆薢渗湿汤合五神汤加减：黄柏 10 克，萆薢 10 克，生苡仁 30 克，土茯苓 15 克，银花 15 克，蒲公英 15 克，赤芍 10 克，丹皮 10 克，络石藤 20 克。病发上肢者加桑枝；下肢加牛膝。

2. 深静脉炎（腿肿）

症状：发生于小腿深静脉者可见小腿部肌肉疼痛，肿胀压痛或伴有发热，踝关节以下水肿和浅静脉怒张。发生于髂股深静脉者可见发病急剧，数小时内整个下肢出现疼痛，肿胀明显，皮肤发亮，大腿内侧股管处有明显压痛，活动受限，可伴有发热，全身不适，倦怠乏力，舌苔黄腻，脉数。

治法：清热解毒，活血利湿。

验方举例：

（1）豨蝉棉根汤（自拟方）：豨莶草 30 克，蝉衣 12 克，棉花根 30 克，银花 20 克，蒲公英 20 克，丹皮 10 克，蜂房 10 克，僵蚕 10 克，白芥子 6 克，川牛膝 10 克。

（2）蒲公英 40 克，银花 15 克，黄柏 10 克，赤芍 10 克，桃仁 10 克，生苡仁 30 克，大黄 6 克，大戟 3 克，赤小豆 20 克，牛膝 10 克。

【研究与进展】

## 一、痹证病因病机的研究

通过动物的对比试验表明："风寒湿三气杂至，合而为痹"而"不与风寒湿合不为痹"的病因理论是临床实践的总结，而正虚之体是致病的体质因素，风寒湿邪的感受与机体正气的盛衰有关。对病机的动物实验证实了风寒湿邪侵袭后，血脉闭塞，血气无所行，津液迫切为沫而聚是由于局部微循环障碍，血浆蛋白、血细胞渗出、浸润等系列变化所致。

## 二、痹证病理基础的研究

痹证所表现的肿胀、不仁、重着、无力症候，其病理基础主要由于：

1. 组织水肿：病理研究表明，组织微循环障碍后，组织水液代谢失衡，皮肤纤维松散，肌肉组织中肌束间液增多，胞质内肌浆网扩张。

2. 炎细胞浸润：风寒湿侵袭后，初期炎细胞浸润以中性、嗜酸性粒细胞为主，后期以淋巴细胞、组织细胞为主，符合一般炎症的病理变化。

3. 肌肉灶性缺血：肌肉的失濡在形态上可见到缺血性肌节收缩以及肌丝内肌动蛋白直线聚合能力发生改变，出现肌丝紊乱、肌线飘动、肌带模糊。

4. 组织代谢障碍：主要由于皮肤组织中微量元素的含量相对增高（铜、锰、铁、钴含量增高），干扰组织呼吸代谢，使细胞抵抗力下降，自由基增多，皮肤、肌肉、神经组织日趋酸化。同时由于这些微量元素的相对增高，而影响体内微量元素的分布，导致内分泌、神经、皮肤、肌肉等功能改变，由此说明血液的理化特性变化是痹证传变的一条途径。

## 三、类风湿性关节炎治疗方面的进展

目前对本病的具体分型仍未完全统一。一般而言，本病早期和中期以寒湿居多，晚期以阳虚型常见。全国痹病学组制定科研协定方，筛选出瘀血痹、寒热错杂痹、湿热痹、寒湿痹、尫痹等五种冲剂。在采用固定成方治疗本病时，沈氏的经验为：甘寒清热用《金匮》木防己汤、防己地黄汤，温通宣行用《金匮》乌头汤、桂枝芍药知母汤，搜风剔络用《圣惠方》乌蛇丸，临床用之每每获效。

运用活血化瘀法治疗本病的报道亦屡见不鲜，有人对本病的血瘀病理作了探讨，如钱氏等做甲皱微循环观察，发现血液流速慢者 66 例，襻顶有瘀者 74 例，提示部分病人有明显的血瘀存在，为"久病入络，血滞经络"提供了理论依据。

丁氏根据"气为血帅"、"气行则血行"的机理，探索用理气行痹法（基本方为槟榔、木香、陈皮、茯苓、当归、怀牛膝、全蝎、乌梢蛇、制川乌、草乌）治疗本病，取得一定的效果，为本病的治疗又开拓了一条途径。

单方治疗本病以雷公藤及其制剂的研究较为深入，普遍认为雷公藤有消肿、消炎、止痛等激素样作用。目前对雷公藤的研究正向提取有效成分而合成新药的方向发展。

验方应用的报道也较多，如用止痛擦剂，龙蛇散，肌萎散等治疗本病，都有一定的作用。针灸治疗方面，通过补虚泻实，调和气血，疏通经脉，使气血畅通，达到机体阴阳平衡，祛除病邪的目的。如王氏用针刺，水针穴位注射和艾灸相结合治疗本病均取得了较好的效果。

## 四、中西医结合治疗周围血管病进展

从 80 年代中期开始，我国发展形成的中西医结合辨证论治整体疗法，已成为我国治疗周围血管病的独特疗法——具有疗效显著，调整机体功能的特点。

对于周围血管病的诊断，目前多采用无损伤检测法，即采用特定仪器，超声、电磁、光、热、力学等手段测定肢体循环的血流动力学或血管形态学改变。具体有：阻抗式血流图、超声多普勒、经皮氧分压测定、红外线热像仪、核磁共振显像、阻抗肢体容积法等，由于其方法简便，可反复进行，能定性或定量了解血管或血液循环状况，正确估价疗效，判断预后，因而有推广运用的价值。

根据周围血管病的基本病变过程，辨证以为："虚是本、邪是标、瘀是变、损是果"。后三者的发病关系是：因邪（血管病各致病因子）→致瘀（新血栓、血管痉挛）←伤损（循环障碍、旧瘀、肢体损害）。

根据中医学的"异病同治""同病异治"理论和血瘀证学说，周围血管疾病的辨证论治规律是：

1. 阴寒型：宜温经散寒、活血通络，内服阳和汤加味，当归四逆汤加减等。

2. 血瘀型：宜活血化瘀，内服活血通脉饮，血府逐瘀汤等。

3. 阴虚内热型：宜滋阴清热、活血通络，内服养阴活血汤等。

4. 湿热下注型：宜清热利湿为主，佐以活血化瘀，内服四妙勇安汤加味，茵陈赤小豆汤加减等。

5. 热毒炽盛型：宜清热解毒为主，佐以活血化瘀，内服四妙勇安活血汤等。

6. 气血两虚型：宜补气养血，内服固步汤加减，人参养荣汤等。

对于血栓闭塞性血管病，目前仍以中医中药治疗为主流，其主要优点不仅在于疗效确切，而且实验研究均证实这些药物（如江苏中医研究所的通塞脉、脉络宁；吉林省中医研究院的瑞香素；上海虹口区中心医院的清脉 791 等）既能降低血液黏稠度，提高纤溶活性，从而具有抗凝防栓作用外，又能解除痉挛，扩张血管，促进侧支循环的建立，从而改善患肢血液循环。另一方面，这些药物自投放市场以来，尚未发现任何毒副反应。

**主要参考文献**

1. 顾亚夫，等 . 中西医结合杂志，1987；7（11）：647.

2. 磨玉成 . 中医杂志，1988；（5）：62.

# 心　痛

【概论】

心痛是以胸中痛为主症的一种病证。其痛有定处，多在胸膺两乳间，即膻中周围以及左胸部疼痛为主要临床表现的急性病症。中医学对心痛可区分为厥心痛、真心痛、卒心痛、久心痛等。目前临床上多泛指心痛或胸痹，亦可统称为心痛胸痹类证，是专论由心脏本身病损所引起的心痛，而对广义之"九种心痛"等分类法不列入本篇论述范畴。

从本病的临床症状而言，中医学所称之"胸痹"相当于轻度冠心病或非典型心绞痛；"久心痛"相当于心绞痛稳定型；"厥心痛"相当于心绞痛不稳定型或部分急性心肌梗死；"真心痛"的病状表现与急性心肌梗死相似。

真心痛是常见病、多发病。据统计，中年人的冠心病发病率为 2.47%～3.18%，并且多见于脑力劳动者。本病无论从发病，还是从治疗和预防角度看，都必须强调气血流通，所以，以"通"来认识其防治，有着重要意义。

【病因病机】

本病的病机有虚实两方面。一是素体气血虚弱和相关的脏器亏损，特别是胸阳不足的患者，此乃属本属虚。二是心阳衰微，易为寒暑之邪上乘，导致心脏气血运行不畅，气滞血瘀，痰浊阻滞脉道，正邪搏结于上焦，属标属实。在疾病的演变过程中，既有先实后虚，也有先虚后实，还有虚实夹杂。分析其虚实的先后、夹杂对辨治本病有着重要意义。其病因病机可概括如下：

## 一、寒暑犯心

素体心阳不振，复因寒邪侵及，寒凝胸中，胸阳失展，以致心脉不通。有资料表明：冠心病的心绞痛在冬天发病为多且重，急性心肌梗死的发病季节在当年 10 月至第二年的二月者约占 49%。《素问·举痛论》明确地指出："寒气入经而稽迟，泣而不行……客于脉中而不通，故卒然而痛"。

## 二、饮食失节

恣食膏粱厚味，损伤脾胃，水谷不化而内聚成痰湿，阻塞脉络，久而痰瘀交阻，致心脉不通。高脂肪饮食造成脂代谢紊乱而引起动脉粥样硬化的看法与古代医学家的认识完全一致。

### 三、情志失调

思虑伤脾，郁怒伤肝，肝伤则气机失调，脾伤则运化失司，日久则气滞痰凝，血脉运行不畅，或由气郁化火，炼液成痰，痰阻脉络而致心痛。这些病因，也反映了高级神经活动障碍和体液分泌紊乱，导致血管壁本身的血液供应和营养减少、功能减退、血清胆固醇沉积，血管壁形成粥样硬化斑块，因而易于发生梗死。

### 四、气血亏损

年过四十，阴气自衰，每多气血不足，心脉鼓动无力，失于濡养，发为心痛，或年老肝肾亏损，肾阳虚不能鼓舞心阳，心阳不振，寒凝血滞，痹阻不畅而致心痛。肝肾阴虚，水不涵木，肝阳偏亢，耗伤阴血，脉络失养，亦可心痛。

【辨证论治】

### 一、辨证要领

本病的辨证特点是本虚标实。从临床表现来看大多属于心气虚和心阴虚，这是本病的内因。而对夹杂的标实之外因，多责之于气滞、血瘀、痰阻、寒凝四个方面，应从其主症特点和病史来考虑。

### 二、通法治疗心痛的运用

应突出"通血脉"这一重要的治疗原则，既然是本虚那就需要补，但补的目的仍在于以补达通，虚者补而通之，实者消而能之。急则治其标，即通阳、豁痰、理气、化瘀；缓则治其本，即益气、滋阴、培补肝肾脾，但均宜佐以理气活血之品。临床上应根据具体病情采用先通后补，或先补后通，或通补兼施。对于真心痛的治疗，必须中西医结合抢救，可使三大并发症（心源性休克，心律失常，心力衰竭）的死亡率明显降低。

## 三、分型施治

1. 痰瘀阻络

症状：胸部闷重，心痛时作，疼痛可放射至上臂，且伴有咳唾痰涎，纳呆倦怠，口黏恶心。属于寒痰者，可见舌苔白腻；属痰火者，可见舌苔黄腻，脉滑或弦濡。

治法：通络化痰，温化痰饮，或清热化痰。

方药举例：属寒痰者，瓜蒌薤白桂枝汤加味（瓜蒌、薤白、桂枝、蒲黄、五灵脂、丹参、姜半夏、桃仁、红花、三七粉）。属痰火为患者，可用温胆汤加味（清半夏、陈皮、茯苓、枳实、竹茹、郁金、瓜蒌、赤芍、三七粉）。

2. 心血瘀阻

症状：绞痛时作，痛点固定不移，胸闷憋气，舌质紫黯，脉象沉涩。

治法：活血化瘀，通脉止痛。

方药举例：血府逐瘀汤合失笑散（桃仁、红花、当归、生地、川芎、赤芍、牛膝、桔梗、柴胡、枳壳、炒蒲黄、五灵脂、甘草）。

3. 气滞心胸

症状：胸部满闷，疼痛时作，痛无定处，善太息，怒则诱发或加重疼痛，可伴脘腹胀满，嗳气频作，舌苔薄或薄腻，脉细弦。

治法：疏通气机，宣痹和血。

方药举例：柴胡疏肝饮（柴胡、陈皮、赤芍、枳壳、川芎、香附、甘草）。胸闷心痛较剧者可加入乳香、没药。

4. 寒凝心脉

症状：胸痛彻背，卒然发作，感寒痛甚，四肢不温，冷汗自出，心悸气短，舌苔薄白，脉沉细或迟缓。

治法：辛温通阳，开痹散寒。

方药举例：症状轻者可予当归四逆汤（桂枝、细辛、当归、赤芍、通草、大枣）。若出现心源性休克，即予心梗Ⅰ号汤（人参、麦冬、五味子、熟附片、干姜、炙甘草）内服。

5. 气阴两虚

症状：胸闷隐痛，时作时止，心悸气短，肢体倦怠，纳少眠差，舌质偏红或有齿痕，脉细弱无力。

治法：益气养阴，活血通络。

方药举例：生脉饮合人参养荣汤加减（西洋参、麦冬、五味子、赤芍、当归、陈皮、黄芪、白术、熟地、茯苓、远志、甘草、三七粉）。本证多与瘀血并见，可据症状加入丹参、郁金、瓜蒌等活血化瘀之品。若伴有心动悸、脉结代者可选生脉饮合炙甘草汤加减。

【临床体会】

冠状动脉粥样硬化性心脏病，简称冠心病，是中老年人的常见病、多发病，因此，愈来愈引起医务界的关注，从中医两方面进行着广泛深入的观察研究。

中医学从《内经》开始，历代医家对本病的认识更加明确，尤为突出的是明清时期，不仅辨证更为细腻，而且对心痛与胃脘痛、厥心痛与真心痛等，均有了明确的鉴别。现代医学认为本病病因与脂质代谢紊乱，尤其是低密度脂蛋白增高，高密度脂蛋白降低，以及随年龄增长的动脉管壁正常结构和机能缺陷有关。

冠心病的基本病机是气虚血瘀。临床以心绞痛和心肌梗死最为常见，现分述如下：

## 一、心绞痛

1. 定义及诊断要点：心绞痛是指冠状动脉供血不足，心肌暂时缺血缺氧而引起的短暂发作性症候群。诊断要点：

（1）多见于 40 岁以上中老年患者。

（2）常因劳累、情绪激动、遇寒、饱餐、吸烟、心动过速、休克等所诱发。

（3）典型发作的特点为突然胸骨上中段之后压榨性或窒息

性疼痛，也可波及大部分心前区，可向左肩、左上肢放射，历时 1～5 分钟，一般不超过 15 分钟，患者不敢活动、出汗。偶有血压升高或下降。

（4）心电图可正常或有缺血性改变，可表现为 ST 段上升（变异型心绞痛）或下降，T 波倒置。心电图负荷试验阳性。

2. 治疗

（1）心绞痛发作时的治疗：首先保持安静休息，以减少心脏对血氧的需要，同时尽快给予冠心苏合丸或速效救心丸，或针刺内关、神门。或指压至阳穴（本穴位于七、八胸椎棘突之间），其方法是用拇指按顺时针和逆时针方向按压十二圈，同时给予一定的强度和按摩频率。以后可每日按压 1 至 2 次。

上述芳香理气，温通开窍药物不宜久服，因其有温燥香窜，动火耗气之弊。

（2）心绞痛缓解期治疗：缓解期治疗不抵应以补为通、通补兼施、标本兼治，待服药至疼痛缓解后，再改为益气养血、扶正固本之治。常用药物如下：

宣痹通阳药：全瓜蒌、薤白、桂枝。

活血药：丹参、当归、川芎、三七粉、赤芍、桃仁、红花。

化瘀药：乳香、没药、生蒲黄、五灵脂。

行气散瘀药：生香附、檀香、降香、郁金、佛手片、川楝子。

益气药：西洋参、党参、黄芪。

养阴药：生地、麦冬、玉竹、黄精。

祛痰药：半夏、陈皮、远志、胆南星。

降血脂药：泽泻、首乌、黄精、山楂、茵陈、麦芽。

补肾阳药：黑附片、补骨脂、仙灵脾、仙茅。

补肾阴药：山萸肉、女贞子、旱莲草、桑椹。

## 二、心肌梗死

1. 定义及诊断要点：心肌梗死是冠状动脉急性闭塞，血流中断，心肌因严重而持久缺血以致局部坏死，绝大多数由于冠状动脉粥样硬化所致。近年来发现冠脉持久痉挛，也是引起心肌梗死的重要原因之一。诊断要点如下：

（1）发病前数日至数周多有乏力、胸部不适、活动时心悸、气急烦躁、心绞痛等先兆症状。

（2）突发性胸骨后或心前区压榨性剧痛，持续半小时以上，休息和舌下含服硝酸甘油无效。常伴烦躁不安、出汗，恐惧或濒死感。

（3）常伴有心律失常，心力衰竭或心源性休克。

（4）血白细胞计数增多，血沉增快，血清谷～草转氨酶增高。

（5）心电图出现异常 Q 波和 S～T 段抬高，T 波倒置。

（6）部分病人出现胃肠道症状，如：上腹胀痛、恶心、呕吐等。

2. 治疗

（1）治疗原则：保护和维持心脏功能，挽救濒死和缺血的心肌，缩小梗死面积和防止梗死扩大，及时处理严重的心律失常、心功能不全、休克和各种并发症，防止猝死。在急性期必须采取中西医结合抢救措施。

（2）监护和一般治疗：急性心梗病人均需收入冠心病监护病室，由专职人员进行严密的心律、心率、血压和心功能的动态观察，对心电图、血压和呼吸进行一周的监测，为治疗提供客观资料，以便及时采取相应的治疗措施。患者发病后第一周应绝对卧床休息，若无并发症，第二周可在床上做四肢活动，自己翻身，第三、四周可下床吃饭和室内缓步走动。入院后最初 2～3 日内须持续地通过鼻导管法吸氧。为避免诱发心律失常和休克的发生，应迅速止痛，用杜冷丁 50～100 毫克肌内注射，或吗啡 5～10 毫克皮下注射，最好与阿托品合用，必要时隔 1～2 小时重复使用 1 次。中药可用冠心苏合丸、救心丹、心宝、活心丹、宽胸气雾剂吸入等。

（3）促进心肌氧供求平衡和改善心肌代谢的中西医抢救

措施：

①抗心梗合剂：由人参、麦冬、五味子、熟附子、干姜、甘草组成，水煎服。

②冠心 2 号：由川芎、丹参、红花、赤芍、降香组成，静脉点滴。

③芳香开窍药：可选用局方苏合丸、安宫牛黄丸。

④回阳救逆，通脉固脱药：可选用红参、生黄芪、干姜、黑附片、当归、麦冬、细辛、炙甘草。煎服或鼻饲。

⑤左心衰竭，心阳虚衰，水气凌心药选：红参、桂枝、当归、玉竹、桑白皮、五加皮、茯苓。

⑥扩容西药：可选用低份子右旋糖酐 500 毫升内加入川芎嗪 80～160 毫克缓慢静滴，每日一次，7～14 日为一疗程。或选用每日静滴极化液 500 毫升，但对有糖尿病、高血钾、心动过缓和传导阻滞者忌用极化液。

⑦促进心肌代谢：可给予能量合剂静脉滴注，每日一次，二周为一疗程。

⑧抗心律失常：一般在入院后三日内每 10％葡萄糖 500 毫升内加入利多卡因 400～800 毫克，静脉点滴，每日一次。

⑨其他：如升压、强心、抗凝、纠正心力衰竭、并发症治疗，心脏复苏治疗等，可参阅有关西医书籍。

3. 预防

（1）调节饮食，防肥胖。当体重减轻后，可降低血甘油三酯、血压、血糖也可随之下降，这样可保持脉道通畅，减少痰浊的阻塞。平时应多食蔬菜、水果和豆制品，避免食用高脂肪和胆固醇的食物。另外，应戒烟酒。

（2）调摄精神，防情郁。清代医家沈金鳌指出："七情之由作心痛"。故如何调摄精神，避免过于激动、喜怒或者思虑过度，保持心情愉快，祛除郁闷情绪，对预防真心痛有重要作用。

（3）注意活动，避风寒。临床表明，适当参加一些体力活动，可以降低真心痛的死亡率，提高发病后的生存率。与此同时，还宜避风寒，气候的异常突变，可以造成心肌梗死急性发作人数的增加，保持寒温适宜，可使气血流通，不至于突发真心痛。

【研究与进展】

## 一、辨证分型的研究

关于冠心病的辨证分型，目前看法不一，有的以阴阳为总纲来分型；有的结合脏腑分型；有的根据本病"本虚标实"的特点，结合心肝脾肾的阴阳虚损来分型。

## 二、活血化瘀法配伍的研究与进展

近十年来，对活血化瘀法配伍治疗冠心病，从临床到实验都进行了广泛深入的研究，引起了国内外学者的重视，其机理也得到初步阐明。为了进一步提高疗效，有必要将活血化瘀法与其他治疗方法配伍运用的进展作一综述：

1. 益气活血法：由于本病多表现为气虚血瘀，同时基于中医的气血相关理论，益气可加强活血化瘀疗效。据报道，广东以益心方（生脉散加山萸肉、丹参等）治疗冠心病心绞痛114例，症状改善率为 67.74%，心电图改善率为 53.09%，而加用活血药毛冬青治疗此病 54 例，有效率为 94.45%，心电图改善率为 66.66%。解放军 301 医院也认为，益气活血两法合用治疗心血管病比单纯活血化瘀的疗效高 10%。有人认为益气活血法虽不能降低急性心梗病死率，但可减少低血压、心衰发生率。北京地区对急性心肌梗死应用益气活血的抗心梗合剂（黄芪、党参、黄精、丹参、郁金、赤芍）静滴为主，中西医结合法治疗 215 例，病死率为 6.5%，另 215 例单纯西药治疗对照组为 14.9%。（P＞0.01）。

2. 理气活血法：中医认为"气行则血行，气滞则血瘀"。故理气与活血法常配伍应用。理气配以活血药治疗心绞痛是否可增强疗效尚无定论，但某些理气药与活血药配伍对胸闷、胸痛缓解有一定作用。药理资料也表明，理气药含有一定量的挥发油，有扩冠作用。苏藿舒心丸（苏叶、藿香、木香、冰片、甘松、五灵脂、川芎等）对冠心病心绞痛、胸闷有较好的治疗作用。有人用香附、香橼、木香、枳实等加三棱治疗冠心病57例，心绞痛症状改善率52例，心电图有效率41.2%。

3. 温通活血法：临床观察心绞痛变异型、自发型患者，除有瘀血的征象外，对于疼痛较甚者，可用荜茇、细辛、丁香配合活血化瘀等药物辨证治疗，多可奏效。辛温之温通祛寒药含多量挥发油（3.06~5.38），可扩冠解痉而止痛。北京以温通活血的冠心安液（冰片、柴胡、牛膝、川芎、三七等）治疗405例心绞痛，显效率59.8%，有效率96%，心电图改善率42%。对冠心病心绞痛表现为阳虚者，应用仙灵脾、补骨脂、冰片等加活血药治疗可奏效。实验证明这些药物有扩冠，增加冠脉血流量的作用。有人强调充血性心衰的治疗除温阳益气外，宜加入活血化瘀之品，以此治疗13例西医未能控制之心衰，12例获效。

4. 化痰活血法：据我们临床观察，冠心病心绞痛患者中，痰浊血瘀型约占20.24%。以瓜蒌、薤白加丹参、赤芍、红花等治疗此患315例，有效率达85.19%~96.7%，显效率为26.4%~36.5%；用半夏、茯苓、枳壳、麦冬、五味子、桃仁、红花、元胡等，治疗此病患者80例，显效11例，改善61例。有人分析急性心梗254例，其中寒痰瘀血型29例，热痰瘀血型107例，前者用瓜蒌、薤白、半夏、桂枝，后者用瓜蒌、半夏、苦参，分别加活血化瘀药治疗，疗效满意。实验证明，瓜蒌对离体动物有扩冠作用，增强耐缺氧能力，对实验性急性心肌缺血有明显保护作用。

5. 养阴活血法：资料表明，冠心病有阴虚见证者占78.0%~85.4%。以养阴活血为主，兼以益气温阳的舒冠片治疗慢性冠心病73例，发现该药不仅可改善左室功能，还能降低血总胆固醇，并有抑制血小板功能，降低血浆黏度，改善微循环等作用，心绞痛症状改善率为78.4%，心电图有效率为

60%。据报道，养阴药麦冬、旱莲草、桑寄生、女贞叶等亦有抗心绞痛作用；抗实验性动脉粥样硬化作用的药物中，养阴药亦占较大比重。阴虚型冠心病单服活血化瘀方全血及还原黏度等血液流变学指标无改善，而在原方基础上加养阴益气药，各指标才明显好转。

### 三、针刺疗法的研究与进展

近年来各地运用针刺疗法治疗冠心病，对于缓解心绞痛，改善心功能及心电图均有一定疗效。有人统计全国各地运用针刺疗法治疗冠心病 1810 例，对心绞痛的总有效率为52%～64.1%。常用穴位以心俞、厥阴俞为主，配以内关、膻中、通里、间使、足三里等穴。辨证加减选穴：①心阴虚者，加三阴交、神门、太溪；②心阳虚者加关元、气海；③阴阳两虚者，加三阴交、关元；④痰瘀痹阻者，加膻中、丰隆、肺俞；⑤气滞血瘀者，可加郄门、少海、心痛五梅花穴。背部俞穴要求针感向心传导或上下走窜，一般在患者有痠重胀感时，刮针柄1～3分钟后起针或留针 15～20 分钟。实验研究表明，针刺或电针穴位能降低左室舒张期终末压，改善微循环，减少冠脉阻力，增加冠脉流量与心肌的氧供给，降低心肌耗氧量。

### 四、单方验方的报道

广东及解放军 157 医院应用秃毛冬青制剂分别治疗冠心病54 例及 274 例，结果心绞痛总有效率分别为 94.43% 和89.3%；心电图总有效率分别为 66.66% 和76.6%。认为该药具有增加冠脉流量，增加机体耐缺氧能力，抗垂体后叶素引起的心肌缺血，抗氧化钾收缩血管条，抗 ADP 诱导血小板聚集等作用。孙氏用丹参葛根元胡片（丹参 60%、葛根 30%、元胡 10%），范氏用通塞脉片（潞党参、生黄芪、当归、石斛、元参、银花）治疗冠心病取得疗效。陈氏用补阳还五汤加直流电离子透入治疗 33 例，另 31 例服潘生丁对照。结果二组心绞痛有效率皆为 96%，而心电图有效率前者为 66%，后者为 45.2%。

## 五、用药途径及剂型改革的进展

近几年来治疗冠心病的中药剂型与给药途径有了许多新的进展，除传统的丸、散、汤等口服剂型外，又研制出多种给药途径。

1. 滴丸与胶囊：如上海研制的苏冰滴丸，缓解心绞痛总有效率为 83.4%；北京研制的宽胸丸胶囊，缓解心绞痛总有效率为 67.4%；武汉研制的保心微丸胶囊，对治疗心绞痛总有效率为 92.4%。

2. 气雾剂：此剂型以速效见长。如中医研究院西苑医院研制的宽胸气雾剂，3 分钟内止痛率达 57.96%～58.43%，与硝酸甘油疗效相近，且无副作用。此外尚有复方细辛气雾剂、麝香酮气雾剂、心绞痛气雾剂、治疗冠心病心绞痛均取得一定的效果。

3. 片剂：上海和山东研制的麝香酮含片，缓解心绞痛总有效率为 60%，起效时间最快 3 分钟，持续 1 小时。另有上海研制的心 Ⅰ 号片，治疗心绞痛总有效率为 76.7%。董文泉等报告的心血管 85 号片剂（含元胡、五味子、黄芪）口服，治疗 31 例冠心病心绞痛，总有效率为 96.7%。

4. 外有膏剂：贝氏等用冠心膏（由丹参、川芎、红花、当归、乳香、没药、沉香、人工麝香等组成）外敷膻中、心俞、虚里等穴位后，观察 22 例，心绞痛总有效率 86.3%。翁氏报告，用心痛宁膏，贴心前区，24 小时更换 1 次，连续 2 周，治疗冠心病心绞痛 100 例，显效 61 例，有效 36 例，无效 3 例。

5. 油剂：广州研制的救心油，由麝香、檀香、沉香、苏合香、龙脑香等提炼成精油，可口服，也可外用涂擦于人中穴吸入，治疗心绞痛疗效满意。

6. 口服液：胡氏等用白芍、人参、甜叶菊等制成的参芍口服液，每次口服 4～6 毫升，每日 2 次，治疗心绞痛 40 例，总有效率为 92.5%。

7. 注射液：王氏等用益母草注射液治疗心绞痛取得一定疗效。另有白求恩医大报告，用中麻Ⅱ号注射液治疗顽固性心绞痛有较好的疗效。

### 主要参考文献

1. 鲍军. 浙江中医杂志，1988；(3)：140.
2. 薛一涛. 浙江中医杂志，1990；(5)：232.

# 胃 脘 痛

## 【概论】

胃脘痛是以胃脘部疼痛为主要症状，或伴有恶心、吞酸、嗳气、呃逆、痞满、纳差等的脾胃病证。《内经》最早论述了本病的病因病机，后世医家在此基础上不断进行了探索。

本病的病因多由饮食不节，损伤脾胃或郁怒伤肝，肝气犯胃。其病机多责之于脾胃气机受阻，升降失常，气血凝滞不通，不通则痛。治疗应以通畅气机，理气活血，以通法为主，对虚寒胃痛亦当以补达通。

西医的急性胃炎、慢性胃炎、胃窦炎、胆汁返流性胃炎、胃、十二指肠溃疡病、胃神经官能症、胃癌等以上腹部疼痛为主症者，均可参阅本病进行辨证施治。

## 【病因病机】

1. 饮食不节、升降失常、气机不通：多因暴饮暴食，饥饱无常；或过食生冷，寒积胃脘；或恣食肥甘辛辣，过饮烈酒，均可损伤脾胃，升降气机失调，气血壅阻不通而成疾。

2. 忧思恼怒、肝气犯胃、气血不通：忧愁、思虑、恼怒等情绪刺激的变化，致使肝气郁结，肝失条达，气机郁滞，进而气滞则血瘀，气血壅滞不通而成病。

## 【辨证论治】

### 一、辨证要领

1. 辨清虚实：大抵新病，疼痛急骤，按之疼痛不减或更甚者，多属实证；久病，痛势绵绵，按之痛减或喜按者，多属虚证。喜冷饮者多实；喜温饮者多虚。食后痛甚、空腹痛减者多实；食后痛减，空腹痛剧者多虚。脉实气逆者多实；脉虚气少者多虚。痛甚而坚，痛点固定不移者多实；痛徐而缓，痛处不定者多虚。

2. 区别寒热：寒证疼痛多见隐痛，喜按喜暖喜热饮，食后痞满，纳差，伴有便溏或腹泻，舌质淡苔白，脉沉弦或沉细。热证疼痛，喜凉喜冷饮，胃脘有灼热感，伴口苦口臭，尿黄，舌苔黄厚，脉滑数。而胃阴虚有热的胃脘痛，虽胃脘有灼热痛感，但口干舌燥，舌质红而少津或有裂纹，少苔，脉细数。

3. 识气滞血瘀：气滞多胀痛并见，且胀甚于痛，痛无定处，若兼肝郁气滞者，可见肝胃不和证象，疼痛与情志变化有关，胀痛可放射至两胁，并兼有恶心、呕吐或嗳气；血瘀胃痛多痛甚于胀，痛有定处，兼有呕血或便血，舌质紫黯，脉细涩。

### 二、通法治疗胃脘痛的运用

1. 消食导滞以畅通：经云："饮食自倍，肠胃乃伤"，凡暴饮暴食，嗜食甘肥辛辣，寒凉生冷，导致饮食停滞，脘腹胀满，疼痛拒按，恶心嗳腐，舌苔厚腻之急性胃痛，均宜消食导滞，以达腑气畅通之目的。

2. 舒肝和胃以疏通：肝气郁滞，横逆犯胃，多导致胃脘胀痛，连及两胁，可伴嗳气呃逆，吞酸嘈杂，脉弦滑等症，治宜舒肝和胃，宽中理气以达疏通肝胃之滞气。

3. 温胃散寒以温通：素体中焦虚寒，或恣食生冷，寒凝气滞，致胃脘隐痛，喜温喜按，畏寒肢冷，舌苔薄白，脉沉细者，治宜温中理气、散寒止痛，以达温通中焦之目的。

4. 补虚健脾以助通：平素中气亏损，脾虚胃弱，中阳式微，或命门火衰，火不暖土，导致胃腹疼痛，绵绵作痛，疲乏无力，纳呆少食，四肢欠温，甚则五更泄泻，完谷不化，治宜补益中气，温阳健脾，散寒止痛以达助通之效果。

5. 行气活血以达通：气为血帅，气行则血行，气滞则血凝而行不畅通，大抵胃脘疼痛日久，久病入络，气滞血瘀，瘀血阻络，不通则痛，主证见胃痛如针刺样，痛处固定而拒按，吐血便血，舌质紫暗或有瘀斑，治宜行气活血，化瘀以达络通痛止之目的。

## 三、分型施治

1. 食滞不通

症状：胃脘胀满，痛而拒按，多呈急性发作疼痛，伴恶心呕吐，嗳腐吞酸，大便不畅，舌苔厚腻，脉滑。

治法：消食导滞。

方药举例：平胃散加味（苍术、陈皮、厚朴、焦楂、鸡内金、焦玉片、木香、大黄、生甘草）。

2. 肝胃不和

症状：胃脘胀痛，连及两胁，常因情志不遂而诱发，可伴有嗳气呃逆，吞酸嘈杂，恶心纳呆等症，舌苔白腻或薄黄，脉弦或弦细。

治法：疏肝和胃，宽中理气。

方药举例：木香调气散（木香、砂仁、香橼、白芍、香附、元胡、川楝、炙甘草）。

3. 脾胃虚寒

症状：胃脘隐痛，多因饮食生冷或感受寒邪加重，喜温喜按，畏寒肢冷，呕吐清水，舌质淡苔白润或白厚，脉沉细或沉迟。

治法：温中散寒，理气止痛。

方药举例：理中汤加味（党参、白术、干姜、砂仁、木香、吴茱萸、姜半夏）。

4. 胃阴不足

症状：胃脘隐痛，口干脘闷，食欲不振，喜食酸物，大便干结，或失眠多梦，五心烦热，或咽干喉痒，舌红少苔乏津，脉细弦数。

治法：养阴益胃。

方药举例：益胃汤加味（炙百合、沙参、麦冬、石斛、乌梅、木瓜、白芍、谷芽、甘草）。

5. 气滞血瘀

症状：胃脘胀痛，痛如针刺样，痛处固定，拒按，或见呕血或便血，舌质紫暗或有瘀斑，脉涩。

治法：理气活血，化瘀止痛。

方药举例：丹参饮合失笑散化裁（丹参、檀香、五灵脂、蒲黄炭、乌贼骨、白及、大黄、地榆炭、三七粉）。

6. 湿热阻滞

症状：胃脘胀痛，胸腹痞满，纳呆，口渴不欲饮，或恶心，头重如裹，大便不爽，溲短黄，舌苔黄而腻，脉濡数。

治法：清热利湿，和胃止痛。

方药举例：三仁汤化裁（杏仁、草蔻、苡仁、厚朴、清半夏、莱菔子、藿香、黄连、荷叶、通草、滑石）。

【临床体会】

## 一、急性胃炎

急性胃炎大都发病急，病程短，疼痛剧烈，多属气滞、寒滞或食滞，辨证多属实证，治疗分别采用理气导滞、散寒行滞和消食通滞的法则，以下为自拟验方三则：

1. 平胃散加味：苍术 10 克，陈皮 10 克，青皮 6 克，木香 6 克，厚朴 10 克，砂仁 9 克，甘草 6 克。适用于胃失和降，胀满疼痛者。

2. 理中汤加味：党参 10 克，干姜 6 克，炒白术 12 克，白芍 12 克，苏梗 10 克，陈皮 10 克，枳壳 10 克，炙甘草 6 克，生姜 3 克，大枣三枚。适用于外感风寒或饮食生冷所致的急性胃炎。

3. 保和丸化裁：陈皮 10 克，姜半夏 12 克，莱菔子 10 克，焦玉片 10 克，木香 6 克，焦神曲 10 克，焦楂 10 克，茯苓 10 克。适用于饮食停滞中脘而致的急性胃痛。

## 二、慢性萎缩性胃炎

对慢性萎缩性胃炎的辨证施治，我们认为关键在于辨明证型，选好主方，随症加减，灵活用药。在治疗过程中，要始终坚持醒脾健胃的宗旨，严格把握脾升胃降的正常机理。选药务求平和，忌刚用柔，治疗不可操之过急，效而守方，缓以图功，为了保持不间断的治疗，最好服用散剂、胶囊或水丸制剂。在辨证施治的同时，要结合辨病、辨镜（胃镜所见）用药，以冀提高疗效。如：胃黏膜充血糜烂可伍以清热活血之蒲公英、黄连、丹参、桃仁等；胆汁返流者重用舒肝解郁之柴胡、郁金等。

以下就临证常见的证型，介绍几则自拟方：

1. 脾胃虚寒型：黄芪建中汤合良附丸加味，组成由黄芪 20 克，桂枝、白芍、陈皮、枳壳各 10 克，良姜、木香各 6 克，香附、益智仁各 10 克，鹿角胶 6 克。

2. 肝胃不和型：疏肝调气数，由柴胡 6 克，白芍 12 克，青陈皮各 6 克，香附、清半夏、苏梗、佛手、台乌、谷麦芽、元胡各 10 克，九香虫 6 克组成。

3. 胃阴不足型：益胃汤加味（参阅分型施治之 4）。

4. 肝郁胃热型：多见于胃窦炎患者，主要特征是胃脘灼痛，胀甚于痛，两胁胀满，心烦易怒，口干口苦，嗳气频作，大便干结，舌质红苔薄黄或黄腻，脉弦数或滑数。选用疏肝清胃饮，由党参 12 克，五灵脂 6 克，丹参 10 克，柴胡 6 克，桃杏仁各 10 克，蒲公英 15 克，黄连 6 克，荷叶 6 克，谷麦芽各

10 克，苏梗 10 克，佩兰 10 克，大黄 10 克组成。

### 三、胃痉挛

胃痉挛主要表现为上腹部不规则的阵发性痉挛疼痛，常因情绪波动而诱发，辨证及属肝郁气滞，胃腑不通，治宜疏肝理气，通滞和胃。方选柴胡疏肝汤化裁：柴胡 9 克，白芍 15 克，青陈皮各 6 克，香附 10 克，郁金 12 克，元胡 12 克，甘松 10 克，枳实 6 克，甘草 6 克。

### 四、胃扭转

胃扭转的临床表现主要是恶心、呕吐、腹胀、腹痛、嗳气频作等。胃肠 X 线摄片可见胃大弯翻立上部，胃小弯位于下方。其病因多与饱餐后剧烈运动，腹内压增高，胃韧带松弛有关。根据六腑以通为用的理论，上海蒋一鸣等采用通腑理气和胃法，取小承气汤之意，药选：生大黄 15 克（后下），制川朴 12 克，小枳实 15 克，青陈皮各 12 克，生甘草 4.5 克，每日一剂，水煎服。

### 五、胃、十二指肠溃疡病

胃、十二指肠溃疡病是常见的慢性全身性疾病。临床表现以慢性、节律性、周期性的上腹部疼痛为主，并伴有吞酸、嗳气、恶心、呕吐等消化不良症状和吐血、便血等。可因饮食失节、七情变化和疲劳加重疼痛。可发生于任何年龄，但以20～50 岁多见，且男性发病为女性 2 至 4 倍。溃疡病的病因及发病原理尚未完全明了，目前多认为是高级神经机能的紊乱所致。

此病初期，症状尚轻，多表现为肝胃不和证；日久肝郁化热，热伤胃络，迫血妄行而见呕血、便血等；久痛不愈，反复发作，致中焦阳虚，形成脾胃虚寒证。对于肝胃不和证，可选用逍遥散、柴胡疏肝散、平胃散等加减施治。对于脾胃虚寒证，我们在临床上多选用黄芪建中汤化裁，组方如下：

黄芪 20 克，党参 10 克，白术 10 克，桂枝 10 克，白芍 15 克，甘松 6 克，香附 10 克，甘草 10 克，炮姜炭 6 克。

加减法：中焦虚寒甚者可加良姜、制附片；兼肝气郁滞者加郁金、川楝；胃液过多者重用桂枝，加大腹皮、苍术、云苓；因寒呃逆嗳气者加姜半夏、公丁香；泛酸频作者加煅瓦楞、乌贼骨；久痛入络，痛甚者加五灵脂、元胡、三七粉冲服。

对于溃疡病出血，中医学认为多系胃肠郁热，气逆化火、饮食所伤、劳倦内伤等所致。治疗时多根据出血的轻重缓急，而分别采用"急则治其标，缓则治其本"或"标本兼治"的治则。

急则治标之法，可据"有形之血不能速生，无形之气所当急固"的原则，急予独参汤：吉林参或红参 30 克，煎汤冷却后频频服用。或生脉饮：红参 30 克，麦冬 15 克，五味子 10 克，煎汤冷却后频服。或参麦针 40～100 毫升加入 10% 葡萄糖 100 毫升中静滴。同时配合止血的药物如云南白药 1 克，每日 4 次，或生大黄粉 3 克，每日 3 次，或 1∶3 的大黄白及粉 2 克，每日 3～4 次。对于上消化道出血量大而急的患者，必须配合西药抢救，并针对出血性休克进行治疗。若仍出血不止，或反复出血者，可考虑外科手术治疗。

缓则治本之法多从以下几方面辨证施治：

1. 胃热内盛：证见胃脘胀痛，有灼热感，口干口臭，渴喜冷饮，大便色黑如柏油样，舌红苔黄，脉滑数。治宜清泄胃火，凉血止血。方选《金匮要略》泻心汤加味：生大黄 10 克，黄芩 10 克，黄连 6 克，焦栀子 10 克，丹皮 12 克，仙鹤草 30 克，侧柏炭 15 克。

2. 肝火犯胃：证见头痛目赤，心烦易怒，胁痛脘胀，少寐多梦，口干口苦，大便色黑，舌红绛、苔黄、脉弦数。治宜泄肝清热，降逆止血。方选龙胆泻肝汤加减：龙胆草 10 克，焦山栀 10 克，黄芩 10 克，当归 4.5 克，丹皮 12 克，生地 18 克，藕节炭 15 克，生白芍 15 克，生大黄粉（冲服）6 克。

3. 脾虚不摄：证见面色苍白无华，唇甲色淡，神疲乏力，头晕目眩，动则心悸，大便色黑，时止时发，舌质淡，苔白，脉细弱。治宜益气健脾，温中止血。方选黄土汤加减：制附片6克，炒白术12克，熟地24克，阿胶（烊化）12克，炮姜炭10克，地榆炭15克，仙鹤草15克，陈皮6克，白及粉（冲服）6克，灶心土30克（泡水以煎药）。

【研究与进展】

## 一、慢性萎缩性胃炎(以下称 CAG)的研究与现状

1. 病因病机的探讨

慢性胃炎的病因比较复杂，最近认为幽门螺旋菌感染和免疫因素可能是主要原因。现代医学认为，CAG 以胃腺体萎缩、胃黏膜变薄、黏膜肌层增厚及伴有肠上皮化生为其病理特点。据金氏报道，胃黏膜血管扭曲、血管壁增厚和管腔狭窄是 CAG 的病理组织学基础。中医认为 CAG 很少为单一的病理变化，多为虚实兼见。正虚多为脾虚，少数为气阴两伤；邪实多为肝逆犯胃、气滞血瘀和湿热内蕴。病机不外热（胃热）、虚（胃阴不足或脾胃虚弱）、气（气滞或气逆）、瘀（瘀血阻络）、湿（内湿）五个方面，病变多属虚中夹实之证。

2. 中医证型与胃黏膜相的关系

近年来，逐渐地把中医证型的宏观辨证与胃镜胃黏膜相的微观辨证有机地结合起来，初步得出了一些规律性的认识，从中找出确实存在的某些内在联系，不仅可以部分阐明有关证型的发病机制和物质基础，而且有利于对证用药，提高疗效。例如热证者，胃镜观察多见黏膜明显充血，溃疡，糜烂，隆起和胆汁返流；寒证者多见黏膜苍白水肿，红白相间，以白为主和血管纹理透见。从病理活检来看，急性活动性炎症，中度以上炎症多属热盛的表现，非典型增生、肠上皮化生和黏膜萎缩多属虚寒之象。

3. 辨证分型与选药规律的临床研究

目前主要分为以下 5 型：即脾胃虚弱（虚寒）、胃阴不足（气阴两虚）、肝胃不和、脾胃湿热、气滞血瘀。

以上 5 型选方用药的基本规律是：

（1）脾胃虚弱（或虚寒）：代表方剂是黄芪建中汤，用药以补气健脾为主，酌情温中，适当理气，兼顾益阴。药物有黄芪、甘草、白术、党参、陈皮、白芍、茯苓、山药、干姜、枳壳、香附、木香、砂仁、黄连、大枣、鸡内金、乌梅等。

（2）胃阴不足（或气阴两亏）：代表方为沙参麦冬汤，用药以养胃阴为主，适当理气以防滞腻，兼气虚者益气，取益气生津滋阴之意。常用药物有沙参、麦冬、白芍、甘草、枸杞、玉竹、石斛、山药、生地、山楂、黄连、佛手、山栀、乌梅、黄芪、太子参等。

（3）肝胃不和：代表方为柴胡疏肝散，用药以理气健脾为主，适当加入养阴缓急止痛之品。常用药有柴胡、白芍、枳壳、甘草、陈皮、香附、木香、白术、元胡、山楂、茯苓、当归、黄连、佛手等。

（4）脾胃湿热：代表方为三仁汤合藿朴夏苓汤，用药以清化湿热为主，加入解毒散结消痛之品。常用药有茯苓、黄连、苡仁、藿香、厚朴、半夏、蔻仁、蒲公英、白花蛇舌草、马齿苋、白蔹等。

（5）气滞血瘀：本型以自拟方为多，传统方剂则有血府逐瘀汤，用药以行气祛瘀并重。常用药物有当归、白芍、桃仁、红花、蒲黄炭、五灵脂、莪术、重楼、没药、白蔹、生地榆等。

4. 专方验方的治疗

李玉琦研制有 3 种制剂：温中养胃冲剂（荜澄茄、毛慈菇、麦芽、党参、香橼、内金、大枣、桂枝、白芍、白术、地榆、茯苓、甘草），适用于虚寒证；养阴清胃冲剂（焦栀、黄连、柴胡、知母、石斛、白蔹、香砂、没药、川楝子、射干、沙参、生地榆、马齿苋、五倍子等），主要用于胃郁热证；活血祛瘀煎剂（猬皮、羊角屑、莪术、蚕茧、重楼、急性子、白蔹、没药、五倍子、生地榆、马齿苋等），主要用于瘀血证。
安徽中医学院等以李东垣温胃汤（党参、黄芪、甘草、益智
仁、砂仁、厚朴、白豆蔻、干姜、陈皮、泽泻、姜黄）化裁治
疗 183 例，胃镜病检有效率 61.2%；卢成林自拟复萎汤（玉
竹、麦冬、山楂、石斛、蒲公英）随证加减，治疗 50 例，胃
镜病检显效以上占 60%；董林拟萎胃方（黄芪、白芍、生地、
甘草、白术、木香、乌梅、山楂、左金丸）治疗 50 例，病检
有效率 38%；初航等拟胃炎丸（党参、丹参、川楝、黄芪、
红花、川芎、没药、元胡、台乌、砂仁、吴茱萸、黄连）治疗
32 例，胃镜有效率 46.9%，病检有效率 53.1%；苗山举氏拟
活血化瘀汤（黄芪、当归、川芎、良姜、枳壳、乳香、没药、
甘草）治疗 50 例，胃镜有效率 40%。

## 二、中医药治疗上消化道出血的研究进展

1. 辨证论治：关于中医药治疗上消化道出血的辨证分型，
目前尚无统一的意见，但一般以下列几种类型或证型较多：

（1）胃中积热型：证见血色紫黯或呈咖啡色，甚至鲜红，
大便色黑如漆，口干臭，喜冷饮，胃闷胀而疼痛，舌质红，苔
黄，脉滑数。治宜：三黄泻心汤加减（大黄、黄连、黄芩、紫
珠草、地榆、虎杖、犀角、水牛角、茜根、丹皮、赤芍、藕
节）。

（2）脾胃虚寒型：治法：温中健脾，补气摄血。常用黄土
汤、归脾汤、理中汤等，黄土汤基本方由灶心土、熟附片、炒
白术、黄芩、阿胶、生地、炙甘草、白及、海螵蛸组成。

（3）肝火犯胃型：治法：泻肝和胃止血。常用龙胆泻肝
汤，丹栀逍遥散加减，或滋水清肝饮（生地、怀山药、茯苓、
山萸肉、白芍、泽泻、丹皮、黑山栀、当归、柴胡）。

（4）脾虚胃热型：证见黑便如柏油样，恶心、呕吐或带
血，胸脘痞闷，面色少华，口臭口干，舌质淡红，苔黄腻，
脉细数。治法：辛开苦降，化瘀止血。常用半夏泻心汤加减
（太子参、半夏、黄芩、茜草根、黄连、大黄、炒地榆、花

蕊石)。

（5）气衰血脱型：证见吐血、黑便同时出现，量多不止，面色苍白，汗出肢冷，血压下降，心悸、气短、舌淡、脉沉细欲绝。治法：益气固脱止血。常用参附汤加味（人参、附片、煅龙骨、煅牡蛎），云南白药，配合输血及抢救休克。

2.单方治疗：

（1）大黄：近年来应用颇多，且多选用生大黄粉，每次3克，每日3次。

（2）当归粉：每次4.5克，每日3次。

（3）三七粉：每次1.5克，每日3次。

（4）血竭粉：每次1克，每日4次。

（5）岗稔果：主要以止血为主，兼有养血、补血作用。

（6）苎麻根：用苎麻根液200～300毫升，每日60～90毫升分三次口服。

（7）番泻叶粉：对胃、十二指肠出血治疗，平均止血时间为2.68天。

3.验方治疗：如止血粉，复方赶山鞭散，紫地合剂，仙桃草冲剂，牛乳三生饮，血宁冲剂，白地汤，溃疡散，五倍子液等。

### 主要参考文献

1.厉兰娜.浙江中医杂志，1988；(1)：43.

2.孙本林.中医杂志，1988；(9)：65.

3.王垂杰.辽宁中医杂志，1989；(12)：37.

4.危北海.中西医结合杂志，1990；(5)：263.

5.刘文昭.山西中医，1991；(1)：44.

# 积　聚

【概论】

积聚多指腹腔内有结块而言。有形有物，结而不散，坚着不移，痛有定处的为积，亦称癥；发时有形，散则无物，痛无定所的为聚，亦名瘕。积为脏病，属阴，为血分病变；聚为腑病，属阳，为气分病变。

积聚之名，首见于《灵枢·五变》。以后，中医文献分别称为痃、癖、伏、梁、肥气、息贲等疾病。皆属积聚范畴。

本病的病因病机是在正气不足的内在条件下，因长期的情志抑郁，饮食失节，导致脏腑气机受阻，血行不畅，进而形成瘀血、浊气、痰滞互结为块而成积聚。

治疗方面应分别对待，聚为气机阻滞不通为主，治当疏通气机，调理肝脾，导滞化痰；积证依病情立法，初期，正气尚强，以攻邪为主；中期正气已伤，治当攻补兼施；末期正气大伤，治以扶正培本。本病包括西医腹部肿瘤、肝脾肿大、胃肠功能紊乱、炎性肿块等疾病。

【病因病机】

积聚形成的内因首先是正气不足，同时与以下病因有直接关系。

1. 情志抑郁，气机阻滞不通：长期郁怒伤肝，或思虑伤脾，引起肝脾功能失调，形成气机阻滞不通，进而气滞血瘀发为积聚。

2. 饮食所伤，痰阻气滞不通：因长期饮酒过度，或过食肥甘，损伤脾胃，健运失职，水湿运行受阻，聚湿生痰，形成痰阻气滞，进而血行不畅，痰浊与气血搏结，发为积聚。

3. 外邪侵袭、气滞血瘀不通：常因感受寒湿或湿热之邪，致使脏腑气血失和。邪伤气则气病，致气滞血瘀；邪伤血则血病，血病则累及藏血之肝和统血之脾，肝脾气机失调导致气滞血瘀，发为积聚。

【辨证论治】

一、辨证要领

1. 辨积与聚的不同：积证有积块易触及，且固定不移，痛有定处，病情较重，病程较久，病属血分，治疗较难，预后一般较差；聚证无明显积块，腹中胀气时聚时散，痛无痛处，病情较轻，病程较短，病属气分，治疗比较容易，预后一般较好。

2. 辨积块的部位：结合临床表现，并配合现代诊断手段，一般对积块的部位可以确定，在确诊的前提下，针对具体的病情，给予相应的治疗。临床可采用中西医相结合的治疗方法，取其之长，补其之短，以便及早发现，尽早治疗。

3. 辨积证初、中、末三期：

（1）初期：正气未至大虚，邪气虽实而不甚，表现为积块较小，质地较软，虽有胀痛不适，而一般情况尚好。

（2）中期：正气渐衰而邪气渐甚，表现为积块增大，质地较硬，持续疼痛，舌质紫黯或有瘀斑，饮食减少，形体消瘦，倦怠无力。

（3）末期：正气大衰，而邪实颇甚，表现为积块甚大，质地坚硬，疼痛剧烈，舌质青紫或淡紫，饮食大减，精神衰惫，面色萎黄或黧黑，明显消瘦等表现。

## 二、通法治疗积聚的运用

聚证病在气分，当疏肝理气，化痰通滞，以消散聚证。

积证病在血分，治当重用活血化瘀之品。同时注重六腑以通为用的生理功能，凡积证病在食道、胃、肠者，治疗应配合解毒通腑之品。大抵积证初期，正气尚充足，治宜以行气活血，软坚消积为主；中期正气渐损，邪气趋盛，治宜攻补兼施；末期正气虚衰，积块坚硬，治宜扶正培本为主，酌加理气、化瘀、消积之品。

积证病在血分，在疾病的发展过程中，往往兼夹各种出血症状，如吐血、衄血、咯血、便血等，甚则危及生命，故应本着急则治其标的原则，积极治疗标急之候。

## 三、分型施治

### 1. 肝郁气滞

症状：脘腹胀满，或两胁窜痛，腹中有块痛时有形，散则无形，发无定时，舌苔白，脉弦。

治法：疏肝解郁，行气通滞。

方药举例：加味疏肝饮（吴萸、黄连、柴胡、当归、青皮、枳壳、桃仁、香附、郁金）。

### 2. 气滞血瘀

症状：积块初起，质软不坚，胀痛频作，痛处不移，舌质紫，舌苔薄白，或略黄而乏津，脉弦涩。

治法：行气活血，通络逐瘀。

方药举例：大七气汤加减（香附、益智仁、三棱、莪术、陈皮、桔梗、青皮、白花蛇舌草、薄黄炭、生甘草、青木香）。

### 3. 气血瘀结

症状：积块渐增大，质硬，痛甚于胀，固定不移，纳呆神疲，面色晦暗，舌质青紫，或舌质淡而有瘀斑，脉弦紧或弦滑。

治法：祛瘀软坚，通调脾胃。

方药举例：膈下逐瘀汤加味（香附、乌药、枳壳、当归、川芎、赤芍、桃仁、红花、五灵脂、元胡、丹皮、丹参、半枝莲）。

### 4. 正虚瘀阻

症状：结块坚硬，疼痛不减，神衰体怠，面色萎黄，不思饮食，肌肉瘦削，大便溏薄，尿少，舌质淡紫，舌光无苔，脉弦细或弦数。

治法：气血双补，活血化瘀。

方药举例：八珍汤（熟地、当归、川芎、白芍、党参、白术、云苓、甘草）送服鳖甲煎丸（《金匮要略》）或化癥回生丹（《温病条辨》）。

## 【临床体会】

## 一、胃癌

胃癌是最常见的恶性肿瘤之一，在全部恶性肿瘤的死亡率中居于首位。现代医学对胃癌病因一般认为与地理环境、种族、生活习惯、亚硝胺、微量元素、遗传、溃疡病、特别与萎缩性胃炎及肠上皮化生等因素密切相关。由于纤维胃镜的普及，对胃癌的诊断，尤其是早期胃癌的诊断较易且早。与此同时，活组织的病理检查也是重要的诊断手段之一，不可忽视。

胃癌的早期诊断，对其预后关系很大，临床医生必须高度重视，凡年龄在四十岁以上，过去身体健康，突然无任何原因而表现为中上腹不适或疼痛，且伴有明显食欲不振和消瘦；或原患胃溃疡病，近期症状加剧，经积极治疗无好转；或原患慢性萎缩性胃炎伴肠上皮化生，经中西医治疗无效者，均应进行纤维胃镜，胃肠 X 线检查和活组织病理检查，以求尽早确诊和治疗。

胃癌的治疗，一是可宗扶正健脾的原则，实践证明，扶正培本的药物可提高机体免疫功能，抑制癌细胞生长，缩小癌变组织；二是清热解毒，活血化瘀以缩小癌变组织，攻除癌毒病邪。

介绍下列常用方剂，以供参考：

1. 丁香透膈散（党参、白术、香附、砂仁、丁香、木香、白豆蔻、神曲、麦芽、炙甘草）。

2. 半枝莲、石见穿、喜树果、隔山撬、鸡屎藤、鱼腥草、青藤香各 30 克、每日一剂，水煎温服。

3. 龙葵、白英、蛇莓、石见穿、半枝莲各 30 克，每天一剂，水煎服。

4. 凤尾草 30 克，水杨梅根 120 克，每日一剂，水煎服。

## 二、结肠癌、直肠癌

结肠癌、直肠癌总称为大肠癌，是消化道常见的恶性肿瘤之一。本病发展较慢，早期多无症状，癌肿增大后，可出现肠功能紊乱，如腹泻与便秘交替出现、黏液便、腹胀、腹痛、长期发热，或由于癌溃疡所产生的肠道出血，呈现贫血等。而直肠癌的临床特征，则表现为大便次数增多、粪便变细、伴里急后重或排便不净的感觉，甚则导致肠梗阻。

大肠癌的检查方法可采用钡灌肠 X 线检查，纤维结肠镜检查，直肠乙状结肠镜检查，直肠指检等各项检查。

张书林等报道，采用通幽消坚汤合外治法治疗直肠癌 72 例，其中未经手术者 53 例中，13 例显效、20 例有效、20 例无效。通幽消坚汤主方由白花蛇舌草、槐角、槐花各 35 克，龙葵、仙鹤草、地榆各 20 克，当归、生黄芪、败酱草各 10 克，山甲、昆布各 15 克，三七参、生大黄各 5 克，黄药子 20 克组成。每剂煎取 400 毫升，每日早、中、晚三次分服。外治法由槐花汤保留灌肠和掌心握药两部分组成。以上三法同时进行，30 日为一疗程。

## 三、原发性肝癌

原发性肝癌是癌症中恶性程度较高的一种，死亡率很高，病情进展快，病程一般为 3~6 月，多见于中年以上男性，临床表现有肝区疼痛，显著消瘦，肝脏极度肿大，质硬，表面不平，可伴有黄疸，脾大与腹水。可通过血清甲种胎儿球蛋白试验、B 超、CT 等检查方法尽早确诊。

上海雷永仲等报道治疗原发性肝癌 306 例，治疗以理气活血、化痰软坚，清热解毒为主，早期着重健脾理气，晚期重用滋阴。基本方：夏枯草、海藻、昆布、白花蛇舌草、丹参、赤芍、八月札、郁金、茵陈、木香、鳖甲、车前子、苡米仁、太子参、白术、茯苓、生黄芪等。

湖南潘敏求等报道，单纯用中药肝复方：黄芪、党参、白

术、茯苓、柴胡、山甲、桃仁、丹参、苏木、蚤休、牡蛎、鼠
妇。治疗中晚期原发性肝癌 60 例。

【研究与进展】

## 一、关于胃癌的临床研究与进展

胃癌是世界上发病及死亡率较高的一种恶性肿瘤。我国每
年约有 20 多万人死于胃癌，居恶性肿瘤死亡的首位
（23.03％）。多年来，我国在胃癌的高发人群或易感人群中，
用多学科综合方法进行研究，以求提高本病的早期诊断，延长
患者的生存率。近三十年来，我国许多单位在胃癌的治疗中多
采用中西医结合的综合疗法，既重视到中医辨证论治的特点，
又不忽略近代治疗胃癌的有效措施，如手术，化疗和放射疗
法，把扶正与祛邪，攻与补密切结合起来，这种治疗方法远较
"单打一"治法为优。

1. 临床抗胃癌中药的研究

单纯的中医中药治疗，大多能起到减轻痛苦、延长寿命的
作用。临床可分为两类，一类是常用的扶正药物：党参、白
术、茯苓、甘草、熟地、山药、芡实、莲肉、生黄芪、沙参、
枸杞、女贞子、大枣；另一类是清热、解毒、抗癌药物：白毛
藤、白花蛇舌草、仙鹤草、薏仁、银花、绞股蓝、田三七等。
上述药物除有直接抑癌作用外，同时具有提高机体免疫功能，
调整体内阴阳失衡，从而间接抑癌的作用。

山西省稷山肿瘤研究所，在研究治疗消化系肿瘤方面，获
得突破性进展，该所几年来研制的"冬凌抗癌丸"和"化滞胶
囊"治疗消化系统恶性肿瘤有统计价值的 2537 例，有效率达
87.29％，5 年以上存活率达 9.25％。

手术仍是当前治疗胃癌的首选手段，如能在术前、术后、
化疗期间配合中医的调理，可起到相得益彰的效果。术后服用
中药对促进胃肠功能的变化，增进食欲，增强体质，都可起到
较好的效果，术后可通过胃管或口服的方药如：党参、白术、

茯苓、甘草、全瓜蒌、木香、神曲、生黄芪、莱菔子、麦芽、麦冬、沙参等。

上海王冠庭等报道，为了进一步研究"扶正抗癌方药"对胃癌的作用，测定了该方中微量元素锌、铜、铁的含量，结果证明该方锌、铁含量较高，而铜的含量低。晚期胃癌服该方后细胞免疫及体液免疫功能恢复正常。

2. 胃癌化疗、放疗副反应的中医药治疗

化疗的消化道障碍很常见，偏寒者宜香砂六君子汤加减；肝胃不和者宜逍遥散加减；胃热者宜橘皮竹茹汤加减；腹虚腹泻者，宜参苓白术散加减。

化疗时部分患者出现骨髓抑制，表现为白细胞下降，血小板减少，贫血等，系毒邪损伤气血肝肾所致。除补气养血外，尚须滋补肝肾，常用药物为枸杞子、女贞子、何首乌、山萸肉、菟丝子、补骨脂、杜仲等。

放疗中的中药治疗：近年来由于开展了以手术为主的胃癌综合治疗，逐步开展了胃癌的放疗。在放疗中病人可出现不同程度的放疗副反应，如放射性胃炎，急性或慢性胰腺炎，白细胞减少，全身症状常见精神不振，心慌气短，咽干舌燥，虚汗不止，发热等症状。以上症状主要是由于放疗后体内热毒过盛，津液亏损，脾胃失调，肝肾亏损所致。治疗法则为清热解毒，生津润燥，凉补气血，健脾和胃，滋补肝肾。常用药物：清热解毒选银花、连翘、山豆根、板蓝根、黄连、蒲公英等；生津润燥选生地、元参、石斛、花粉、芦根等；凉补气血选生黄芪、沙参、西洋参、生地、丹参等；滋补肝肾选枸杞子、女贞子、何首乌、山萸肉、菟丝子、补骨脂等。

## 三、胃癌与舌诊的观察研究

舌诊是非特异指标，单靠舌诊不能确诊胃癌，但却有重要地参考价值。经纤维胃镜及病理证实的胃癌患者中，以紫舌及淡白舌占绝大多数，其次是红舌。舌苔以白厚腻及黄厚腻苔为多。胃癌的部位不同，舌象也有一定差异，贲门癌以紫舌、淡白舌为多，舌苔多腻而滑。小弯及幽门部癌则红舌比例增加，舌苔渐薄甚至无苔，从症状看，伴恶心呕吐者以厚苔多见。贲门癌伴梗阻者多白腻苔，且多润泽及水滑。

胃窦癌患者红舌明显高于贲门癌，胃窦癌患者的红舌多是鲜嫩、无苔、略燥，辨证属胃阴虚范畴。胃窦癌多见红舌的特点对胃癌的定位有一定参考价值。

中医学应用舌诊来观察疗效及判断预后转归由来已久，在胃癌手术、化疗及中药治疗过程中，舌象变化具有重要地临床价值。在动态变化中，紫舌转向紫黯常反映肿瘤的恶化，红舌转为红绛常提示放射治疗的副作用较大及手术后有并发症。在治疗过程中，紫舌向淡红舌转化或由晦黯转向明润，常提示疾病向好的方向转化，反之为逆，应警惕有无扩散、转移等。

## 二、治疗原发性肝癌的新制剂

1. 健脾理气合剂：由上海第一医学院附属肿瘤医院研制，以党参、白术、茯苓、八月札等中药等量组成，临床观察到，健脾理气方剂可消除肝癌患者的脾虚气滞状态而缩小瘤体、延长生存期；同时调节宿主细胞免疫功能和代谢，重建内环境平衡而获疗效。

2. 抗癌糖浆：主要由菟丝子干品组成。以抗癌糖浆 50 毫升，每日 3 次口服（每日总量相当于菟丝子干品 60 克），治疗原发性肝癌 23 例，治后生存 6 个月以上 14 例，其治疗作用可能与药物的扶正作用有关。

3. 莲花片：广州中医学院和广东中药三厂研制的片剂，以半枝莲、七叶一枝花为主要药物，辨证分型治疗原发性肝癌 61 例，本药片可连续服用数月～1 年，以肝热血瘀型和肝盛脾虚型疗效较好。非手术切除并服药组半年生存率为 65.7%。

4. 810：广西医学院用菝葜、紫草、核桃树枝、凤尾草、半枝莲、石打穿、藤梨根、野葡萄根、水杨梅等清热解毒为主的中药制成的注射剂、静滴治疗原发性中晚期肝癌 12 例，用药一疗程（2～3 周）后，生存 4 个月以上者 8 例。其中 2 例已生存 6 个月。

**主要参考文献**

1. 李敏民．中医杂志，1985；（12）：56.
2. 余桂清，等．中西医结合杂志，1987；7（12）：757.
3. 余桂清，等．中医杂志，1989；（6）：48.
4. 申屠瑾，等．中医杂志，1986；（12）：42.

# 黄　疸

## 【概论】

黄疸是以身黄、目黄、小便黄为特征的疾患。黄疸为诸疸的总称。文献上有五疸、九疸、三十六黄等名称，其分类方法过于繁杂。元明以后，将黄疸分为阳黄与阴黄两大类，便于临床论治掌握。临证以阳黄居多、阴黄居少，阳黄为主证，阴黄为变证，二者可以互相转化。

疸即瘅意，乃湿热所由也。《素问·六元正纪大论》指出："溽暑湿热相搏，争于左之上，民病黄瘅而为胕肿"。最先指出本病是由炎暑湿热之邪所导致。

本病与西医所称之黄疸含义相同，都是指巩膜和皮肤发黄的症状。按照黄疸的西医分类，可分为肝细胞性黄疸、阻塞性黄疸、溶血性黄疸和先天性非溶血性黄疸。常见的疾病有：病毒性肝炎、肝硬化、肝癌、肝脓肿、胆石症、胆囊炎、胰头癌、先天性和家族性溶血性贫血、败血症和恶性疟疾等。

## 【病因病机】

一、中焦湿热，郁而不达：一因外感时邪，湿热之邪蕴结于脾胃，中焦气机受阻，邪气郁而不能外达，既不能从汗而解，又不能从便而泄，致使湿热交蒸于肝胆，肝失疏泄，胆液外溢，侵淫于肌肤，流溢于膀胱，使皮肤小便俱黄。二因饮食失节，酗酒过度或劳役所伤，皆能损伤脾胃以致中气不适，水谷停聚，湿浊内蕴，郁久化热，湿热熏蒸于肝胆，胆汁外泄，泛流于肌肤而成黄疸。

二、肝胆郁热，疏泄失常：由于情志不舒大恐大怒，致使肝失条达，胆失疏泄，郁而化热，久经煎熬，结为砂石，阻塞胆道，失其常度，外泛肌肤而发为黄疸。

三、积聚日久，瘀血阻滞：积聚日久不消，瘀血阻滞于胆道，胆汁外溢亦可产生黄疸。正如《医学正传·积聚门》谓："痞气在胃脘右侧，复大如盘，久不愈，令人四肢不收，发黄疸，饮食不为肌肤"。说明癥瘕积聚，亦是产生黄疸的病因之一。

四、脾胃虚弱，寒湿为患：脾虚不能运化水湿，湿从寒化，胆汁排泄受阻，渍于肌肤而发为黄疸。《类证治裁·黄疸》也指出"伤寒汗已，身目为黄，以寒湿在里不解。非但湿热发黄，寒湿亦发黄也。"此即阴黄的病因。

【辨证论治】

## 一、辨证要领

1. 辨别阳黄与阴黄：阳黄起病急，病程短，湿热征象明显，黄色鲜明如橘子色；阴黄发病较缓慢，或由阳黄失治转化而来，寒湿征象突出，黄而晦黯，色如烟熏。色黄起病卒然，病情迅及恶化。

2. 辨清湿热二邪，孰轻孰重：湿与热是既相互并存，又相互对立的两种病邪，如果不辨清孰轻孰重，在治疗上就会出现过用清热则伤阳气而有碍化湿，过用利湿则伤阴液而更易生热。

3. 辨识湿热所在部位，以采取相应的治疗措施。若偏于上焦者，治宜芳化；偏于中下二焦者，治宜通利二便。

## 二、通法治疗黄疸的运用

治疗阳黄以清热利湿，通利二便为主，但必须配伍活血、解毒、化痰之法；阴黄以温脾利湿为要，需佐以疏肝活血、益气养血之品。

## 三、分型施治

1. 热重于湿（阳黄）

症状：身目俱黄，鲜明如橘色，发热口渴，口苦心烦，恶心呕吐，脘腹胀满，小便短赤，大便秘结，舌苔黄腻，脉弦数。

治法：清热解毒，通便活血。

方药举例：茵陈蒿汤加味（茵陈、栀子、大黄、金钱草、枳实、清半夏、郁金、猪苓）。

2. 湿重于热（阳黄）

症状：身目虽黄，但不如热重鲜明，头重身困，脘闷不饥，口渴不欲饮水，小便短黄，腹胀便溏，舌苔厚腻微黄，脉濡缓。

治法：化浊利湿，清热化痰。

方药举例：茵陈胃苓汤加减（茵陈、苍术、茯苓、泽泻、猪苓、陈皮、杏仁、郁金、厚朴、草蔻仁）。

3. 肝胆郁热（阳黄）

症状：黄疸胁痛，高热烦躁，口干口苦，恶心呕吐，大便秘结，小便短黄热痛，舌苔黄糙，脉弦数。

治法：清肝利胆，泻热化湿，佐以活血。

方药举例：大柴胡汤加减（柴胡、黄芩、郁金、丹参、金钱草、虎杖、枳实、猪苓、木香、大黄）。

4. 热毒内陷（急黄）

症状：黄疸迅速加深，且略带隐红色、高热烦躁，神昏谵语，衄血或便血，皮下斑疹，或迅速发生腹水，舌质红绛，苔秽浊，脉弦细而数。

治法：清营凉血，开窍解毒。

方药举例：清营汤合栀子柏皮汤（犀角、黄连、银花、连翘、竹叶、麦冬、生地、元参、丹参、栀子、黄柏、甘草）。

5. 寒湿遏阻（阴黄）

症状：身黄晦黯，色如烟熏，纳少脘闷，腹胀纳差，神疲身倦，小便黄，大便不实，舌淡苔腻，脉沉弦。

治法：温化寒湿。

方药举例：茵陈五苓散（茵陈、桂枝、白术、茯苓、猪苓、泽泻）。

6. 气滞血瘀（慢性肝炎、肝硬化）

症状：两胁刺痛或痛有定处，胁下痞块，面色晦黯，赤缕红掌，皮肤甲错，妇女闭经或经行量少腹痛，舌质紫黯有瘀斑，脉弦涩。

治法：行气活血通络。

方药举例：血府逐瘀汤加味（桃仁、红花、赤芍、川芎、柴胡、枳壳、当归、熟地、牛膝、桔梗、郁金、生牡蛎、王不留行、甘草）。

【临床体会】

黄疸发生的主要病机是脾胃湿热，郁遏中焦，气机受阻而致，所以临床上辨证论治大多从清利脾胃湿热着手，尤其在疾病初发阶段，湿热郁阻偏于气分，往往通过芳香化湿、清热通便，即可奏效。但若湿热蕴结日久，毒邪也随之内陷，湿热之邪瘀阻血分，形成湿、热、痰、血互相交阻凝结，致使病程延长，黄疸不但难以消退，还会形成癥瘕积聚，因此，对黄疸的治疗我体会到，一是辨证清晰。二是治疗及时，药证相符，用药力专效宏。三是在处方用药时，基于"肝藏血"的生理功能，要佐以活血药，以利于黄疸的消退。

现代医学认为，黄疸的产生，系胆红素产生过多，肝细胞对胆红素摄取、结合、排泄障碍，肝内或肝外的阻塞所引起的血清胆红素浓度增高所致。现列举临床出现黄疸的主要疾病，分述如下：

## 一、急性肝炎

病毒性肝炎，是由肝炎病毒引起的一种消化道传染病。其临床表现早期可伴有感冒症状，例如：发热恶寒，恶心呕吐，头痛身痛，纳差腹胀，溲黄等一派表证兼湿热的症状，此时应尽早做肝功能检查，不可误诊为伤寒少阳证治疗，应当予以清热利湿，解表之品，每多选用甘露消毒丹，由茵陈、藿香、条芩、连翘、草蔻、射干、贝母、滑石、木通、石菖蒲、薄荷组成。临证加减如下：

热重于湿者，加生石膏、大黄、银花；

湿重于热者，加苍术、大腹皮、厚朴；

寒热往来者，加柴胡、秦艽；

腹胀者，加广木香、枳壳、苏梗；

恶心呕吐者，加清半夏、橘红、杏仁；

肝区疼痛者，加郁金、赤芍、川楝；

肝脾肿大者，加丹参、泽兰。

## 二、暴发型肝炎（急性坏死型肝炎）

本病是急性或亚急性经过，多发生在急性黄疸型肝炎起病10天以内，患者若有高热，频繁呕吐，腹胀呃逆，极度乏力，肝浊音区进行性缩小，黄疸加深，同时出现嗜睡，意识障碍等神经症状者，即应考虑本病。

在中医文献中，虽无重症肝炎之病名，但对该病的危害性已有充分的认识。如：隋代巢元方在《诸病源候论》中称："脾胃有热，谷气郁蒸，因热所加，故卒然发黄，心满气喘，命在顷刻"。本病目前多采用中西医结合救治的措施。中医认为此病属湿热毒邪炽盛，内陷营血，急宜清热解毒，凉血开窍，通腑泄浊治之。组方如：虎杖30克，生大黄30克，白茅根60克，郁金10克，黄芩10克，丹皮10克，苦参15克。每日2剂，水煎服或鼻饲。与此同时加服紫雪散，安宫牛黄丸。

西医治疗本病目前多采用：肝胺注射液、胰高糖素、胰岛素、精氨酸、左旋多巴、新鲜全血或血浆、补充维生素 C、$B_6$等支持疗法。

### 三、慢性肝炎

慢性肝炎包括慢性持续性和慢性活动性肝炎两种，前者病情处于持续稳定状态，预后良好；后者症状、体征和肝功能减退均比较明显，故预后较差。慢性持续性甲型肝炎临床表现证型大多系肝郁脾虚、脾虚湿困、脾肾两虚或肝肾阴虚为主。在治疗上应本着"治肝当先实脾"的原则，以补脾益气为基础，然后滋补肾阴，兼顾疏肝化瘀。一般情况下，多予丸剂或散剂，具体组方是：党参、黄芪、白术、云苓、丹参、郁金、香附、谷麦芽、山萸肉、女贞子、五味子。

慢性活动性甲型肝炎多属湿热未清型、肝胃不和型、肝郁脾虚型和肝郁血滞型。临证需根据不同的证型，分别选用如下药物：

疏肝理气：郁金、白蒺藜、川楝子、柴胡、香附、元胡。

养肝补血：熟地、白芍、当归身、制首乌、阿胶。

清肝泻火：丹皮、山栀、夏枯草、青黛、龙胆草、黄芩。

和肝祛瘀：当归须、川芎、赤芍、丹参、鸡血藤、桃仁、泽兰。

健脾和胃：党参、苍术、山药、扁豆、陈皮、佛手、苏梗。

### 四、阻塞性黄疸

阻塞性黄疸的发生是由于胆道被结石、寄生虫、占位性病变所阻塞，或手术后炎症使胆管壁发生粘连等病因造成胆管阻塞，从而使经肝脏处理后形成的直接胆红素，不能随胆汁排入肠内，致使胆管内压增高，肝内胆小管破裂，胆汁便直接或由淋巴管反流入血，使血中直接胆红素增多，形成黄疸。临床特点是：病人皮肤颜色呈暗黄或深绿色，发热，腹痛腹胀，大便干结，粪便为白陶土色，小便颜色呈褐色如菜油样。尿内尿胆素原的测定从减少到消失，尿内胆红素试验呈阳性。临床辨证系肝胆郁热，腑气不通。治宜疏肝利胆，行气通便。

对因胆道结石或术后胆道粘连阻塞的治疗，笔者组方如下：茵陈、柴胡、白花蛇舌草、金钱草、灵仙、莪术、枳实、青皮、木香、郁金、大黄、元明粉治疗，收效满意。

【研究与进展】

## 一、急慢性肝炎与瘀血证关系的研究

1. 肝炎血瘀产生的原因。有因湿致瘀、气滞血瘀、阳虚致瘀（寒湿困脾和脾阳不振）、而多数学者强调湿热致瘀。由于湿热蕴郁，肝失疏泄，气郁不畅，致血分瘀滞。而慢性活动性乙肝的病机与湿、热、毒的致瘀关系尤为密切。现代医学的研究发现，慢性肝炎的肝细胞肿胀、坏死、门脉区和肝小叶内炎症细胞浸润，网状内皮细胞增生，肝内纤维化以假小叶形成，这些因素导致了门静脉的肝内分支或肝血窦受压或扭曲，使肝内血流量减少，血流缓慢，血液瘀滞于肝脏及门静脉系统，形成血瘀证。并有人提出"肝微循环障碍是病毒性肝炎发病原理的病理生理基础。"

2. 血瘀是黄疸的主要病机。近年来不少学者认为急性黄疸型肝炎，涉及血分才出现黄疸。名老中医关幼波认为湿热在气分者可以不出现黄疸，湿热入于血分则出现黄疸。重症肝炎表现的黄疸、出血、昏迷，其病机无不与血分相关。

3. 瘀血是急性肝炎进一步发展的病理基础。急性肝炎日久不愈转为慢性肝炎后，临床常表现为肝区固定胀痛或刺痛、拒按、肝脾肿大、面色晦黯、皮肤蜘蛛痣、肝掌、舌紫暗或有瘀点，均系久病入络的瘀血表现。姜氏认为病邪初入肝脏时，首先是肝血壅滞，继则肝失疏泄功能，久则由壅而成瘀，致肝络壅滞室塞，结成痞。揭示了瘀血是急性肝炎向慢性肝炎及肝硬化阶段发展的主要病理机制。实验观察也表明，一般轻型肝炎仅出现肝脏微循环障碍，而重症和慢活肝则见急性和慢性局部和全身的微循环障碍。并发现肝血流图的变化与肝病的"血瘀"临床表现有一定平衡关系，慢肝的血瘀病理不但呈现于各证型中，并随病情的发展和病程的延长而逐渐加重。

## 二、活血化瘀法治疗肝炎的应用进展

目前，在活血化瘀药的研究中，从药理作用上发现活血化瘀类药有镇痛、抗肝纤维化、扩张肝内血管、增加肝血流量、改善肝细胞的血液供应以减少病变部位的缺血，从而达到减少肝细胞坏死，加速病灶修复，促进肝细胞再生，使肝功能恢复的目的。同时，研究还发现免疫调控失常在慢性乙肝的发病机制中占有重要地位，而活血化瘀药除上述作用外，已证实其还具有调整人体的免疫功能，抑制和消除免疫复合物的有害作用，提高细胞免疫和抑制体液免疫反应亢进引起的慢性肝损害的作用。据分析，绝大多数的活血化瘀药物入肝经，由于"初病在经，久病入络"，慢性肝炎病程迁延，损死气血，表现有瘀血之证，因此，活血化瘀治则应贯穿于治疗肝炎的全过程。

肝炎的瘀血见证不是单一出现的，而是与湿、热、毒、虚、气滞等互为因果，因此，目前临床运用活血化瘀法治疗本病，多与他法配伍运用，常见的配伍法有：理气活血疏肝法，活血逐瘀通下法，活血祛瘀养阴法，理气祛瘀扶正法，活血祛瘀化痰法，软坚祛瘀利水法。

## 三、活血化瘀与化验指标改善的关系

活血化瘀药对降酶、降浊、退黄都可取得良好的效果。

降酶：郁金、生山楂、虎杖、丹参、三七、水牛角、丹皮、蒲黄等。

降浊：运用清泄养阴、清泄益气、清泄凉血法后，降浊显效率由35.3%上升到80%。降浊药物有三七、水牛角、丹皮、蒲黄等。

降胆红素：有些学者提出赤芍、大黄为有效的退黄药物。尤其是凉血活血重用赤芍治疗慢活肝重度黄疸者有效率在90%以上。

## 四、辨证论治结合支持疗法治疗重症肝炎的近况

对重症肝炎的辨证论治可分为卫气营血及三焦辨证。治疗原则以清热解毒，通腑开窍为大法，活血化瘀为要领。常用药物有：

清热解毒药：蒲公英、山栀、大青叶、黄芩、大黄。

通腑泻热药：大黄、元明粉、芒硝。

清心开窍药：石菖蒲、郁金、天竺黄、带心连翘、紫雪丹。

凉血止血药：紫草、参三七、大黄、白茅根、犀角地黄汤。

中西医结合治疗重症肝炎可使病死率下降、存活率提高。上海市传染病院中西医综合治疗重症肝炎 23 例，病死率下降至 40％～50％，以通下祛瘀为辅助疗法，对改善腹胀和提高疗效有明显效果。解放军 411 医院将 39 例重症肝炎按所用药物分二组：激素组 13 例，中药组 26 例，中药组分为：热重于湿，以苦寒泻下兼利湿，黄连解毒汤合茵陈蒿汤治之；湿重于热，以茵陈四苓散加味治之。激素组临床治愈 3 例、死亡 10 例；中药组临床治愈 20 例，好转 2 例，死亡 4 例。吉林医科大学第一附属医院用中药 713（茵陈、板蓝根、龙胆草、柴胡、甘草），每天 250～500 毫升静滴，治疗暴发型肝炎 12 例，存活 5 例，作者认为其退黄作用优于激素。北京第一传染病院在综合治疗的基础上对 53 例亚急性重症肝炎，用 50％大黄注射液 40～60 毫升和川芎总碱注射液 40 毫升，分别溶于葡萄糖液中静滴，同时内服养阴清热、健脾利湿为主的中药，病死率下降 24.4％，较用激素和血浆等治疗 30 例亚急性重症肝炎的 90％病死率，有明显下降。

### 主要参考文献

1. 宫伟星，等. 中西医结合杂志，1987；(7)：442.

2. 缪正秋 . 浙江中医杂志，1986；(5)：234.

3. 刘文宏 . 辽宁中医杂志，1988；(11)：4.

4. 邱模炎 . 辽宁中医杂志，1980；(6)：47.

# 胆囊炎与胆石症

## 【概论】

　　胆囊炎包括急性和慢性胆囊炎，胆石症包括胆囊结石和肝内外胆管结石。由于胆囊结石是慢性胆囊炎的重要病因，而胆囊炎症又是形成胆囊结石的因素，二者互为因果互有联系，临床表现和治疗又密切相关，故合并论述。

　　本病的发病率在急腹症中仅次于阑尾炎，女性高于男性，以 30～50 岁身体肥胖者多见。急性发作时的临床表现主要以右上腹部疼痛，发冷发热和黄疸；慢性表现以脘腹胀闷不适，嗳气恶心，厌食油腻和大便不调等症状。中医学虽无胆囊炎和胆石症之病名，但在历代中医文献中类似本病的记载可归属于"胁痛""胃脘痛""黄疸""结胸发黄""胆胀"等门类中。

## 【病因病机】

　　一、饮食不节：若平素饮食不节，过食肥甘油腻食物，致使脾胃运化失司，郁而湿浊内生，进而影响肝胆气机的正常疏泄，肝胆郁热与脾胃湿热相搏，导致胁痛或黄疸。

　　二、虫积上扰：寄生虫感染，可导致湿热蕴结中焦，侵扰于胃肠的蛔虫，食甘肥而动，可进入胆腑，影响胆的"中清"和"通降"，导致胆汁郁滞，可引起胁痛和黄疸。

　　三、情志不舒：肝主疏泄，性喜条达，胆为中清之腑，位于胁下而附于肝，其功能以通降下行为顺。若情志不舒，以致肝胆疏泄不畅，影响胆汁的通泄，胆汗郁滞于皮肤则为黄疸。同时肝胆可郁而化热，致使脾失健运，湿浊内生，湿热蕴蒸，热邪煎熬胆汁，久而形成结石。

现代医学认为本病的病因主要是胆汁的成分比例失调，胆道发生炎症和梗阻，溶血，以及胆囊本身的因素。

【辨证论治】

## 一、辨证要领

1979 年全国中西医结合防治胆系疾病第二次经验交流会将胆道感染、胆石病的辨证分为肝胆气郁证，肝胆湿热证和肝胆脓毒证。这样分型的目的旨在指导立法处方用药，也有助于中医结合治疗时划分手术与非手术疗法的界限。这三型，有时在临床不能截然分开，必须根据病情作具体分析，同时还要结合现代医学有关检查诊断才能把握病机，决定治疗措施。在失治或治疗不当的情况下疾病的演变规律是从气郁证→湿热证→脓毒证，即由轻转重的变化。气郁证多见于慢性期，湿热证多为急性发作的表现，而脓毒证多见于结石并发严重的梗阻和感染，甚则导致休克，应严密观察病情变化，随时准备手术治疗。

## 二、通法治疗胆囊炎与胆石症的运用

本病的主要病位在胆，胆为六腑之一，以通为用，以降为顺。胆石症病因多系胆腑不通，病机多为气郁，湿热，血瘀相兼为病，故"通"法为首要治法。

肝胆气郁证——治宜疏肝利胆，清利湿热，佐以通下法。

肝胆湿热证——治宜清利湿热，理气活血，通里攻下法。

肝胆脓毒证——治宜清热解毒，通里攻下，理气活血法。

## 三、分型施治

1. 肝胆气郁证

症状：右胁或胆囊区隐隐作痛、胀痛或窜痛，可放射至肩背或腰背，伴恶心嗳气，易怒厌油，口苦咽干，大便秘结，个别可伴有低热或轻微黄疸，舌苔薄黄，脉弦。

治法：疏肝利胆，清热利湿，佐以通下。

方药举例：胆道排石汤Ⅰ号（柴胡、郁金、香附、金钱草、木香、枳壳、大黄）。

2. 肝胆湿热证

症状：发病急骤，右胁或上腹部疼痛拒按持续不解，阵发加剧；全身壮热，身热不扬或寒热往来；恶心呕吐，不思饮食，肌肤面目黄似橘色，大便干结，小便黄赤，舌苔黄腻，脉弦数或滑数。

方药举例：胆道排石汤Ⅱ号（银花、连翘、金钱草、茵陈、郁金、木香、黄芩、枳壳、枳实、大黄、芒硝）。

3. 肝胆脓毒证

症状：右胁及上腹部疼痛严重，痛引肩背范围较广，局部拒按或可触及包块，伴腹满硬痛，寒战高热，甚则神昏谵语，黄疸加深，或皮肤瘀斑，鼻衄齿衄，大便燥结，小便黄赤量少，舌质红绛或紫，舌苔黄干，脉滑数或细数。严重者四肢厥冷，脉微细而数。

治法：清热解毒，通里攻下，理气活血。

方药举例：清胆汤（柴胡、黄芩、栀子、郁金、公英、银花、茵陈、金钱草、黄连、大黄、芒硝）。

对于神志昏迷的患者可给予安宫牛黄丸和紫雪丹等芳香开窍的药物，并应积极配合输液、抗感染等抗休克治疗。

【临床体会】

随着人们生活水平的提高，胆囊炎与胆石症的发病率近年来有增长的趋热，中医中药治疗本病颇受广大患者欢迎，为此，更应积极研讨非手术法治疗胆石症。本病在临床以气滞型和湿热型最为常见，采用中医药治疗效果都较为满意，关键在于正确掌握和运用中医辨证施治，针对同中有异，异中有同的复杂多变病情，遣方用药。对于急性胆囊炎气滞为主的治疗，应在疏肝理气的同时，重用清热利胆的药物，尤其应注重腑气宜通，通里攻下的药物，可选用：柴胡、青陈皮、木香、枳实、郁金、元胡、茵陈、金钱草、大黄等，服药后使患者大便每日达 2～3 次为度，并嘱心情愉快，少食肥腻之食物。

对于慢性胆囊炎合并胆结石症的患者，应以排石利胆，通里攻下佐以活血理气为治则，作者体会到胆管结石的排石率明显高于胆囊结石，胆囊结石呈泥沙样者，若胆囊功能尚好，排石比较容易，但若结石嵌入胆囊壁，即使结石不大也很不容易排出，所以，胆囊结石应以化石为主。胆管结石常用的排石基础方是：柴胡 10 克，青陈皮各 10 克，赤芍 12 克，灵仙 15克，鸡内金 12 克，郁金 15 克，茵陈 20 克，金钱草 30 克，枳实 10 克，木香 10 克，大黄 10～20 克。一般 6 剂为一疗程，患者服药后每日大便保持在 3～4 次，若腹泻严重，可适当配合补液等支持疗法。对于脾胃素虚的病人，应在排石后补益脾胃，恢复正气。此外，若采用"总攻"排石，在排石前应选择好适应症，搞清结石的部位、数量、大小，根据病情，掌握时机，以提高"总攻"排石率，减少盲目性。

【研究与进展】

我国从五十年代始开展了以中医为主的中西医结合治疗胆石症的研究，尤其是近二十年来，经过反复的临床实践，已初步摸索出一套以中医为主的治疗方法，提高了治愈率，降低了手术率，并在控制炎症，排出结石方面取得了较好的疗效。据一组 15166 例资料，死亡率为 1％ 左右，在适应症范围内，肝胆管结石排石率在 50％～80％ 之间，排净率最高为 27％。现就近年来的进展摘要如下：

## 一、辨证论治及其与疗效的关系

目前全国中医及中西医结合治疗本病，大多数医家按照全国会议确定的气郁、湿热、脓毒三型进行施治。据全国 35 个单位的 4359 例胆道感染，胆石症的统计，其中大部分为湿热型，近期临床痊愈率达 90％ 左右。说明三型中以湿热型发病率最高，且排石最佳。可能是湿热型处于发作期，胆道压力高，中医治疗可起到因势利导的作用。上海中医学院龙华医院通过对274例慢性胆道感染、胆石症病员进行辨证分析，发现肝胆气郁型仅占44.53%，而肝阴不足型却占55.47%，认为慢性胆道感染、胆石症的辨证应重视肝肾两脏的关系，并给予养肝柔肝，疏肝利胆的柔肝煎治疗。

关于本病的治疗方剂，各地处方甚多，但治则大致相同，不外乎疏肝利胆、清热解毒，通里攻下，也均以大柴胡汤、茵陈蒿汤为基础加减化裁而成。

## 二、中西医结合治疗取得新进展

中西医结合治疗法近年来取得了新的突破，积累了丰富的经验。计2500余例中非手术治疗者达75%以上，治愈好转率为90%左右，死亡率仅1.85%。中西医结合的主要方法是：投排石汤。口服硫酸镁30～40毫升，每日1～2次。射流振荡治疗，每日1次。电极板刺激穴位期门、日月、胆俞、阳纲，每日1次。总攻疗法，配合输液、抗感染和护肝治疗。中西医结合须着眼于三个环节：一是控制感染和解除症状；二是彻底清除胆系结石；三是消除胆系遗留之病理改变。上述方法对胆道残余结石的治疗也有一定疗效。

## 三、耳压疗法

耳压疗法是在耳针的基础上发展而成。1985年4月南京耳压疗法鉴定会后，耳压疗法治疗胆石症的研究取得迅速进展，耳压疗法具有作用快、疗效高、费用少、副作用低的特点。方法是选用王不留行籽、绿豆、白芥子、菜籽等，以0.5厘米见方的胶布将王不留行籽压于两耳轮的穴位，每日自行按压数次。选穴用胆1、胆2、肝胆、胰、脾、胃、十二指肠、神门、交感、三焦为主穴；配穴为大横、期门、皮质下、心肺、膈、上背、中、下背、肾上腺等。取穴原则是：（1）辨证取穴，如肝、胆、脾、胃；（2）阳性反应点、即过敏点；（3）对症选穴。也有报道在耳压的同时配以高脂高蛋白饮食。张有礼等用压耳穴法治疗胆石症 120 例，结果显效 72 例（60%），有效 42 例（35%），无效 6 例，总有效率为 95%。

## 四、综合疗法、单验方及其他

胆石症病情复杂，用综合疗法可提高疗效。具体做法是：8 时耳穴压豆；8：30 时口服排石汤；9：30 时吃脂肪餐；10：30时口服硫酸镁。单验方如：当归龙荟丸、胆石通胶囊、利胆排石冲剂。也有采用针刺右侧日月、期门为主穴，配巨阙透胆俞，并接钊麻仪通电 1 小时，然后服硫酸镁。也有用胆道镜取石，用液压射流振荡仪治疗残留结石者，均有一定疗效。

## 五、中药防治胆石症的实验研究近况

据国内资料统计，胆石症在急腹症中的发病率仅次于急性阑尾炎。从 50 年代起，我国就开展了中西医结合治疗胆石症的研究，近年来各地又进行了大量的实验研究，取得了很大成绩，积累了丰富的经验，近况如下：

### （一）中药对胆汁分泌的影响

1. 中药的利胆作用：在方剂研究方面，茵陈胆道汤、胆道排石汤、茵陈蒿汤等方剂，均有较强的利胆作用，可使胆汁流量明显增加，同时也使胆汁内固体成分含量明显下降。在单药研究方面，很多学者观察到：大黄、茵陈、金钱草、栀子、番泻叶、芫花、黄芩、龙胆草、青蒿、柴胡、虎杖、沉香、青皮、陈皮、香附、枳壳、半边莲、海金沙等均有使胆汁流量增加的作用。

2. 中药改变胆汁成分的作用：中药不但能使肝脏胆汁分泌量增加，而且还能使胆汁的成分改变。田氏等发现枳壳、青皮能明显提高动物胆汁中胆汁酸含量；陈皮、郁金也可使动物胆汁中胆汁酸排出量增大；沉香能明显降低动物胆汁中的胆固醇含量；川楝子有增加动物胆汁内卵磷脂含量的趋势；而青皮、陈皮能使胆汁中的固体含量下降。齐氏的研究表明，利胆方（茵陈、金钱草、青皮、大黄）能使胆囊切除术后恢复期病人胆汁中胆红素及钙含量下降。研究还指出，应用利胆灵（茵陈、丹参、大黄、甘草）后，梗阻性黄疸病人血中胆红素下降，胆汁中胆红素增加，胆固醇减少，而磷脂及胆汁酸含量无变化。

近来认为胆汁中胆汁酸含量下降也是胆红素结石形成的原因之一。因此，上述中药引起胆汁成分改变的作用，可能有助于胆结石的溶解和防止胆石的形成，这样为中药防治胆石症提供了一个新的实验和理论依据。

（二）中药对胆道功能的影响

据报道，茵陈蒿汤、胆道排石汤、利胆灵等方剂，能降低人或动物奥狄氏括约肌的张力，使其松弛。用家犬灌服胆道排石汤后进行胆总管测压试验，发现用药后 30～35 分钟，胆总管远端压力降至原来的 40%～90%。

中药还能促进胆囊收缩，有利于利胆排石。动物实验显示：栀子、茵陈、槟榔、乌梅、山楂、大黄等均有促进胆囊收缩的作用。

（三）中药对十二指肠功能影响

胆汁排泄除了受胆道内压力，胆囊和括约肌协调活动影响外，还同十二指肠的机能状态有关。通过离体兔肠实验发现，理气药如木香、厚朴、枳壳、枳实、陈皮、青皮、香附、元胡、川楝子等均有降低十二指肠张力的作用。多数通里攻下药具有增加肠管紧张性而加强其收缩的作用，而以巴豆、甘遂为最强。多数活血药能引起规律性肠管兴奋，其中以三棱、桃仁、红花作用为强。当活血药与理气药配伍应用时，能提高肠管张力而又保持收缩幅度，有利于十二指肠舒缩和排空。同时，研究还证实利胆排石汤、大承气汤、大陷胸汤均有增加十二指肠蠕动的作用，其中以大承气汤最为明显。中药的上述作用有利于胆汁排入十二指肠，从而能增强利胆药物的功效。

**主要参考文献**

1. 宋甫春，等．上海中医药杂志，1991；（9）：30.
2. 贺瑞麟．中医杂志，1985；（5）：24.
3. 詹锐文，等．新中医，1989；（9）：51.
4. 尹常健．中医杂志，1987；（9）：63.
5. 牛培庭．上海中医药杂志，1987；（3）：33.

# 急性胰腺炎

## 【概论】

急性胰腺炎是酗酒、胆石症等病因引起胰管内胰酶活化，并逸脱到间质，引起胰腺自身消化的急性炎症。本病男女发病率大致相等，以21～25岁的青壮年较多，发病多在秋末春初季节。具有发病急骤，临床表现多变，易于误诊等特点。急性胰腺炎的临床表现特点是：剧烈的突然发作性的上腹痛，一般向左侧腰背部放射，可伴有发热，恶心呕吐，腹胀，甚则黄疸，昏迷，休克等。

中医学无胰腺炎病名，但在胁腹痛、胃脘痛、结胸等门类中，有类似的记载。中医认为本病是由肝郁气滞、脾胃湿热、脾胃实热等所致。辨证属里证、热证、阳证、实证。治疗应以"通"为大法，可分别采用疏肝理气、清热燥湿、通里攻下等法。

## 【病因病机】

一、饮食失节：暴饮暴食，嗜食肥甘油腻，或姿意酗酒，损伤脾胃，中焦积滞，化湿生热，湿热阻滞于脾胃，而呈脾胃实热之候。

二、七情所伤：情志不畅，恼怒易作，致使肝失疏泄，肝气郁结，克伐脾胃，肝火传脾，腑气升降失常，遂生脾胃实热。

三、石阻胆道、蛔虫内扰：因蛔虫窜入胆道、或胆道被结石所阻，均致肝胆气滞血瘀，脾胃运化失司，湿热蕴结而发病。

现代医学认为急性胰腺炎的病因是：胆结石、胆道感染，十二指肠炎性改变，饮食因素，酒精刺激，其他感染病灶，高血脂，创伤和手术，高血钙症以及某些药物的使用。其发病机理比较复杂，可能与胰腺分泌增多；胰腺排泄受阻而潴留；胰腺血循环障碍；生理性胰酶抑制功能减弱有关。

【辨证论治】

## 一、辨证要领

1. 辨气血：对腹痛的性质首先要辨清，腹胀甚于腹痛，且伴窜痛，牵引胁背者为气痛；腹痛固定不移，痛如刀割、左上腹可触及肿块者为血瘀。本病初起为气滞作痛，进而可见血瘀、故多气滞血瘀证。

2. 辨湿热与实热：属脾胃湿热者，证见发热而温度不高，口渴而不欲饮，呕恶不止，大便不爽，舌苔黄腻；属脾胃实热者，具有痞满、燥、实、坚的征象。

## 二、通法治疗急性胰腺炎的运用

急性胰腺炎的病机是气滞血瘀，中焦湿热与实热证，导致腑气不通，故治以通法为主。

肝郁气滞证——理气开郁，清热通腑。

脾胃实热证——清热泻火，逐瘀通腑。

脾胃湿热证——清热利湿，行气通腑。

## 三、分型施治

1. 肝郁气滞证

症状：上腹突然作痛，呈阵发性疼痛，疼痛可放射至腰背部，恶心呕吐、发热多在 39℃ 以下，大便干结，舌淡红，舌苔薄白或薄黄，脉弦数或滑数。

治法：理气开郁，清热通腑。

方药举例：清胰汤Ⅰ号（柴胡 15 克，白芍 15 克，黄芩、胡黄连、木香各 15 克，元胡 15 克，大黄 15 克，芒硝 10 克）。

本证相当于西医轻症水肿型胰腺炎。病程一般在 5～7 天左右。此型临床最为多见。

2. 脾胃实热证

症状：腹满疼痛拒按，具有痞满、燥、实、坚的征象，口干渴，呕吐频作，便秘溲赤，体温多在 39℃ 以上，舌质红，苔黄厚腻而燥，脉洪数或弦数。

治法：清热泻火，逐瘀通腑。

方药举例：清胰合剂加味（柴胡 10 克，黄芩 10 克，黄连 6 克，元胡 10 克，木香 10 克，白芍 10 克，枳实 10 克，金银花 30 克，大黄 15 克，芒硝 10 克）。每日二剂。

此证相当于出血坏死型或较重的水肿型胰腺炎，约占本病的三分之一。

3. 脾胃湿热证

症状：上腹或两胁胀痛，拒按，寒热往来，口苦咽干，泛恶不止，多见黄疸，大便不爽，尿黄短赤，舌质红绛，苔黄而腻，脉弦数或滑数。

治法：清热利湿，行气通腑。

方药举例：清胰Ⅱ号（栀子 10 克，丹皮 10 克，赤芍 15 克，木香 10，厚朴 10 克，元胡 10 克，大黄 15 克，芒硝 10 克）。

此证相当于合并有胆道感染及胆道梗阻的急性胰腺炎，占本病的少数。

【临床体会】

急性胰腺炎分为水肿型和出血坏死型两种病理类型。急性水肿型胰腺炎间质型病情较轻，预后良好，一般多可治愈。死亡率约为 7％左右。急性出血性坏死性胰腺炎（简称重型胰腺炎），占急性胰腺炎的 5％～15％，是一种病情险恶，并发症多，死亡率可达 25％～40％的急性重症疾病，临床必须中西医结合治疗，在保守治疗无效时，应尽早争取手术治疗。重型胰腺炎临床表现除具有腹痛，呕吐，发热，黄疸外，常伴有低血压休克、肠麻痹、腹水、皮下瘀斑、电解质紊乱和急性呼吸衰竭等病症。

急性胰腺炎的诊断一方面要依据典型的症状体征，另一方面须通过实验室和器械检查进行确诊。目前临床应用最广泛的诊断方法仍是血、尿淀粉酶测定。血清淀粉酶多于起病后 6～8 小时开始升高，若＞500u/dl 即有诊断价值。尿淀粉酶多于起病后 8～10 小时开始升高，维持时间可达 1～2 周，故适用于发现较晚的患者。此外，还可测定血清胰蛋白酶，血清钙、血清正铁血白蛋白等项目。B 超和 CT 检查均有助于诊断。

急性水肿性胰腺炎中医治疗效果好。笔者在临床大多采用大柴胡汤加减，基本方是：柴胡 10～12 克，黄芩 10 克，金银花 20 克，枳实 10 克，清半夏 12 克，白芍 10 克，川楝 10 克，生大黄（后入）10～20 克，元明粉（冲）5～10 克。腹胀气滞者可加厚朴、焦玉片；脾胃实热突出者加生石膏、黄连；肝胆热盛者加龙胆草、栀子；黄疸加茵陈、金钱草、黄柏、泽泻；血瘀重者加赤芍、桃仁、莪术、五灵脂；呕吐频繁者加竹茹、郁金、代赭石。上述中药汤剂一般每日一剂，病情重者每日两剂。服后使腑气畅通，大便每日 3～4 次为度。中药宜煎浓，少量多次服用，以防呕吐耗药过多。

【研究与进展】

中医治疗急性胰腺炎水肿性有比较成熟的经验和有效的方剂，就目前而言，尽管分类还不统一，但多以肝郁气滞证、脾胃实热证和脾胃湿热证的证型为基础。临床以前两种证型较常见，实证、热证居多。在治疗上多以通为用，结合疏肝、理气、清热、攻下等法，缩短了病程，减少了手术率，显示了中医中药的优势。对出血坏死性胰腺炎的中医治疗各地正在积累经验，并积极探索中西医药有机地结合，正确处理好重症胰腺炎出现的各种并发症。现将近年来中医治疗急性胰腺炎的情况归纳如下：

## 一、辨证分型论治

王氏治疗 113 例分三型：（1）肝郁气滞型，治宜理气开郁清热，用小柴胡汤加减（党参、柴胡、黄芩、甘草、枳壳、藿香、银花、连翘、大黄、栀子、半夏、竹茹）；（2）湿热交结型，治宜清热解毒，通里攻下，用大柴胡汤加减（柴胡、大黄、枳实、黄芩、栀子、龙胆草、银花、连翘、茯苓、泽泻、甘草、芒硝）；（3）热血相搏型，相当于重症胰腺炎，多用手术治疗，术后用滋阴清热，健脾理气，活血化瘀法。姚氏治疗重症胰腺炎 45 例，分三期论治，（1）气血败乱期，多见于腹膜炎，休克为主，治宜益气固脱，增液生津，通里泻火，予人参、麦冬、生地、栀子、元胡、大黄、芒硝，症状多在服药后 1 天左右得到纠正，病情好转进入热结阳明期；（2）热结阳明期以腹膜炎肠麻痹为主，治以清热通里攻下，辅以理气活血，予大黄、柴胡、栀子、丹皮、丹参、芒硝、厚朴、黄芩、元胡、甘遂，如攻下疗效不显，可用复方大承气汤灌肠；（3）气滞血瘀期，经上述治疗，多数病人趋向康复，瘀血重者重用山甲、皂刺、三棱、莪术，并配以理气开郁药。结果除 6 例并发胆结石症、胆道梗阻手术治疗外，余均获近期痊愈。陈氏分二型治疗急性胰腺炎 31 例，（1）湿热型：治宜清热解毒、疏肝理气、通里攻下，方用清胰汤合大柴胡汤加减：大黄、元明粉、木香、郁金、元胡、柴胡、川楝子、枳壳、赤芍、白芍；（2）寒湿型：治宜温中理气、驱寒化湿，可用理中汤、苓桂术甘汤加减，并禁食 1～2 天，静脉输液，结果全部治愈，平均住院 5.5 天。张耀宗用回阳活血法治疗重症胰腺炎并发休克 16 例，给予人参 10～25 克，附子 10～20 克，干姜、甘草、当归各 10 克，桃仁、红花、赤芍、乌药各 5～10 克，白术、生龙骨、生牡蛎各 15～20 克。同时配合输液、纠酸等。结果痊愈 10 例，有效 5 例，无效 1 例。

## 二、主方加减和中西医结合治疗

庞宁海治疗水肿型 87 例，治以清热通腑，用协定方（黄芩、枳实、柴胡、公英、元胡、木香、甘草）另加生大黄末1.5 克 1 次，每日 2～3 次。腹痛呕吐较剧者配合针足三里、中脘、内关等穴。部分病例给予抗生素、维生素、阿托品。禁食输液 2～3 日。结果治愈 86 例，手术 1 例。王氏治疗本病水肿型或严重水肿型 203 例，治宜疏肝理气、清热解毒、和里攻下，药用清胰汤（柴胡、黄芩、黄连、半夏、木香、枳实、川楝子、神曲、厚朴）提炼成合剂，每日 120 毫升，分 4 次服，配合针灸和西药辅助治疗，结果治愈 201 例，死亡 2 例。陈氏治疗本病 130 例，药用柴胡、黄芩、元胡、川楝子、生地、青木香、姜半夏、甘草、白芍。每日 1 剂，恶心呕吐加竹茹，腹痛重加蒲黄、五灵脂，腹胀重加枳壳，合并胆道感染加茵陈、板蓝根、郁金，疗程 1 周，部分病例配合抗生素等，结果全部痊愈。戴氏用内外合治法治水肿型 51 例，内服黄连黄芩泻心汤，气滞甚者加柴胡、枳实、木香；积滞重者加芒硝；兼血瘀者加失笑散；外用生大黄散、生山栀粉、冰片、蜂蜜调成糊状，敷于疼痛部位，每日换药 1 次；疼痛剧烈者配合针刺胆囊、阳陵泉、足三里。经 5～18 日治疗显效 48 例。徐氏治疗本病 26 例，药用具有清热解毒、化湿祛浊开窍、醒脑之功的清开灵（由牛黄、水牛角、珍珠母、黄芩、栀子、银花、板蓝根等组成）40～60 毫升，加入 5％葡萄糖氯化钠注射液、10％葡萄糖注射液各 500 毫升中静滴。腹痛剧烈者针刺内关、足三里。结果痊愈 20 例，好转 5 例、无效 1 例，平均治疗 3.1 天。夏学德用单味大黄配合西药治疗 45 例。每日用大黄 30～50克，以开水浸泡 20 分钟，去渣分 3～4 次口服或胃管灌入，西药给予输液或输血、抗生素，个别病人禁食，结果治愈 40 例，好转 2 例，死亡 3 例。

## 三、单方治疗

用单味大黄治疗本病报道尚多，均在短期内治愈。如焦氏用单味大黄醇提取物治疗本病 13 例，全部治愈，平均用药量 88.6 克，尿淀粉酶恢复正常平均 2.18 天，退热时间平均 4.6 天，腹痛消失平均 2 天。顾氏用生大黄粉 9～15 克，元明粉 15～30 克冲服治疗本病 100 例，均获成功。

金氏使用番泻叶治疗本病 100 例，每次口服番泻叶胶囊（含生药 0.25 克）4 粒，每天 3～4 次，待血尿淀粉酶正常，临床症状、体征消失后再服 1 天即停药，暂时禁食，禁食期间每天补液 2000 毫升，结果全部治愈。

### 主要参考文献

1. 董方，等．陕西中医，1990；11（1）：523.
2. 张耀宗．河北中医，1988；10（6）：13.
3. 庞宁海．北京中医，1989；（1）：17.
4. 夏学德．江西中医药，1988；19（3）：19.

## 急性肠梗阻

### 【概论】

急性肠梗阻是肠管内容物急性通过障碍，是常见的急腹症之一。本病相当于中医学的"腹痛""肠结""腹胀""关格"等疾病的部分症状。其发病原因多由气滞、血瘀、寒凝、热郁、湿阻、食积、虫团等造成气血瘀结、肠道不通，肠内容物通过障碍而发病。本病临床表现为腹痛、呕吐、腹胀、便闭四大症状。同时具有发病急、变化快、病情重的特点，若处理不当，可造成严重后果。

本病非手术疗法适应症的中医治疗原则是——通下，分别采用行气通下、祛瘀通下、泻热通下、逐水通下、温寒通下、驱虫通下、消导通下、润肠通下等。

【病因病机】

大小肠分别有受盛和传化食物的生理功能，其生理特点是
"泻而不藏"，"动而不静"，"降而不升"，"实而不能满"，以通
降下行为顺，以滞塞上逆为病。凡肠腑气机不利，瘀血留滞，
食积不通，燥屎内结，寒邪凝滞，热邪郁闭，湿邪中阻等皆可
导致肠腑传化障碍，水谷精微之清气不升，浊气不降而瘀积于
肠中，发为肠梗阻。

【辨证论治】

## 一、辨证要领

1. 辨病邪之属性：大凡气滞者，多胀重于痛，疼痛部位
不定，时痛时止；血瘀肠腑者，多腹痛如刺，痛有定处；寒凝
肠腑者，多腹冷喜暖，辗转反侧；热郁肠腑者，多腹胀痞满，
身热口臭；湿阻肠腑者，多水走肠间，漉漉有声；食积肠腑
者，多频吐酸臭之物，腹痛多发于饱餐后剧烈运动；虫团肠腑
者，多腹痛绕脐阵作，可呕吐肠蛔；燥屎内结者，多见于过食
辛热、或热性病后伤津，或年老体弱，血枯肠燥所致。

2. 辨病程的发展阶段：本病按其正邪相争的发展，可分
为三期：

痞结期（Ⅰ型）：为肠腑痞塞不通的早期阶段，即早期肠
梗阻。临床特点是腹痛阵作、持续胀痛，恶心呕吐、停止排便
矢气，肠鸣可闻。

瘀结期（Ⅱ型）：为肠腑血瘀实结为主的轻度血运障碍的
各类肠梗阻。临床特点是病人整体情况尚好，但腹痛、腹胀加
重，可呕吐咖啡色液体，可触及痛性包块，并有轻度腹膜刺
激征。

疽结期（Ⅲ型）：为肠腑瘀腐疽结为主，肠管已有明显的
血运障碍。临床特点是病人整体情况差，腹胀显著加重，精神

萎靡，神志异常，四肢厥冷，冷汗出，脉微欲绝，出现中毒性休克，腹膜刺激征明显。多见于绞窄性肠梗阻，或有明显腹膜炎的其他肠梗阻。

## 二、通法治疗急性肠梗阻的运用

1. 治疗原则

痞结期：原则上以非手术疗法为主，可观察治疗 1～3 天，若无缓解可改为手术治疗。

瘀结期：原则上应做手术前的准备，可保守治疗 4～6 小时，病情无缓解可行手术治疗。

疽结期：原则上均需手术治疗。

2. 通下法治疗痞结型肠梗阻及瘀结型肠梗阻早期的辨证施治

气滞肠腑——治宜行气通下。

血瘀肠腑——治宜祛瘀通下。

寒凝肠腑——治宜温中通下。

热郁肠腑——治宜泻热通下。

湿阻肠腑——治宜逐水通下。

食积肠腑——治宜消导通下。

虫积肠腑——治宜驱虫通下。

燥屎内结——治宜润肠通下。

## 三、分型施治

1. 气滞肠腑

症状：胀重于痛，部位不定，时痛时止，可伴有呕吐频繁，气虚者则全腹胀满，苔白，脉弦。

治法：行气通下。

方药举例：

（1）硝菔通结汤（鲜萝卜 1500 克，芒硝 90 克），将鲜萝卜切成碎块与芒硝一起置入 500 毫升水中，浓煎成 200 毫升，成人每日 2～3 剂，小儿每次 5 毫升/公斤，每日 2～3 次。

（2）理气宽肠汤（当归 15 克，桃仁 10 克，台乌 10 克，青皮 6 克，陈皮 6 克），水煎服，每日一剂。

2. 血瘀肠腑

症状：痛重于胀，痛有定处，痛无休止，刺痛为主，局部拒按，可触及痛性包块，或呕吐，舌黯红有瘀斑，脉涩。

治法：祛瘀通下。

方药举例：

（1）桃仁承气汤加减（桃仁 10 克，当归 15 克，赤芍 15 克，红花 10 克，厚朴 15 克，大黄 10 克，芒硝 10 克），水煎服，每日 1～2 剂，2～4 次分服。

（2）肠粘连缓解汤（川朴 15 克，木香 10 克，台乌 10 克，莱菔子 15 克，桃仁 10 克，赤芍 10 克，芒硝 10 克，番泻叶 10 克），水煎服，每日 1～2 剂。

3. 热郁肠腑

症状：腹痛拒按，腹胀痞满，全身发热，口渴唇燥，小便黄赤，甚则神昏谵语，苔黄干或燥，舌质红，脉洪数。

治法：泻热通下。

方药举例：

（1）复方大承气汤（川朴 15 克，枳实 12 克，炒莱菔子 50 克，桃仁 12 克，赤芍 15 克，生大黄 15 克，芒硝 12 克），水煎服或胃管注入。

（2）复方大陷胸汤（大黄 18 克，川朴 20 克，枳实 10 克，芒硝 12 克冲服，甘遂末 12 克冲服），水煎服，每日 1～2 剂。

4. 寒凝肠腑

症状：发病急骤，腹痛剧烈，脘腹怕冷，面色青晦，舌质淡、苔薄白，脉沉紧或沉迟。

治法：温中通下。

方药举例：

（1）三物备急丸（生大黄、去皮膜的生巴豆、干姜各等分，装入胶囊，每囊含生药 300 毫克，每次口服 2～3 粒）。

（2）巴豆散（巴豆去外壳内皮，研细末，加乳糖适量混匀，装入胶囊，每囊含纯巴豆粉 40 毫克，每次服 2 粒）。

（3）大黄附子汤（大黄 10 克，附片 10 克，细辛 3 克,）水煎服，每日 1～2 剂。

5. 湿阻肠腑

症状：脘腹胀满，全腹拒按，水走肠间漉漉有声，苔腻，脉弦滑。

治法：逐水通下。

方药举例：甘遂通结汤（甘遂末 0.6 克冲服、桃仁 10 克，赤芍 15 克，生牛膝 10 克，川朴 15 克，大黄 20 克，木香 10 克），水煎服，每日 1～2 剂。

6. 食积肠腑

症状：多发于饱餐后剧烈运动，突然腹痛不止，坐卧不宁，频吐酸臭物，苔黄厚腻，脉滑而实。

治法：消导通下。

方药举例：消导承气汤（大黄 10 克，川朴 12 克，枳壳 10 克，芒硝 15 克冲服，当归 15 克，鸡内金 10 克，山楂 10 克，神曲 10 克，麦芽 10 克，莱菔子 20 克，陈皮 6 克，甘草 6 克），水煎服。

7. 虫积肠腑

症状：腹痛绕脐阵作，烦躁不宁，可吐蛔虫，腹部有绳索状团块，压之变形，稍有活动度，苔薄，脉弦。

治法：驱虫通下。

方药举例：驱蛔承气汤（大黄 10 克，元胡粉 10 克冲服，槟榔 10 克，苦楝皮 10 克，乌梅 15 克，木香 10 克，苦参 10 克，川椒 3 克），水煎服，每日一剂。

【临床体会】

对于急性机械性肠梗阻的诊断，临床表现有阵发性绞痛，伴有反射性呕吐，多有局限性腹胀，大便不通，腹部听诊有特殊的肠鸣音，并能触及痛性肿块。麻痹性肠梗阻，根据特异的病史，全腹钝痛，腹胀较重，肠鸣音消失或减弱即可诊断。X

线检查，能发现典型的液平面。

肠梗阻在临床上应注意与其他疾病鉴别，如泌尿系结石，胆石病，急性腹膜炎，卵巢囊肿蒂扭转等疾病。

介绍二则临床采用其他方法治疗肠梗阻的报道：

山东马培勤等报道，采用中西医结合治疗蛔虫性肠梗阻541 例，在 12～24 小时缓解 410 例，缓解率 87.6%。具体治疗方法是：单纯西医组：（1）采用支持及对症治疗；（2）温等渗或 2% 盐水加阿托品肛门滴注；（3）抗胆碱药；（4）不完全性肠梗阻病情较轻者腹部热敷、按摩。中西医结合治疗组：在上述疗法的基础上加姜汁、蜂蜜、鲜生姜 30 克，捣碎绞汁加蜂蜜 60 毫升，搅拌为一剂。每次内服量：1～2 岁者 1/4 剂，2～4 岁者 1/3 剂，4～7 岁者 1/2 剂，7～12 岁者 2/3 剂，15岁以上一剂，每日三次；植物油（多数用豆油，少数用花生油）50～100 毫升，14 岁以下 50 毫升，14 岁以上 100 毫升。插入胃管者可由胃管滴入，经胃管注入后需夹管 2～3 小时。以上方法每 4～6 小时重复一次，可反复进行。4～6 次后无效者，应改用手术治疗。

陈国忠等报道，采用中药灌肠治疗肠梗阻 78 例，方选大承气汤加减（大黄 30 克，枳实 15 克，厚朴 15 克，芒硝 30克，莱菔子 15 克，黄芩 15 克），从肛管滴入，每分钟 80～100 滴，每日 1 次，连续治疗 3 天，无效立即转手术治疗。治疗结果表明：灌肠组中药保留灌肠约 30～60 分钟即排气，腹痛减轻，腹胀消失；而口服组服上述中药 4～8 小时才出现肛门排气，腹痛减轻和腹胀消失，两组对比，$P < 0.005$。

【研究与进展】

近年来，临床治疗急性肠梗阻不乏报道，多采用辨证施治或专方治疗，进展情况如下：

田广秀等自拟温阳通痹汤治疗瘀结型肠梗阻 154 例，全部治愈，一般在 3～4 小时症状开始缓解。温阳通痹汤由附片、炒山楂各 9 克，细辛 6 克，大黄 15 克，代赭石、炒莱菔子各

30 克，枳壳、川朴各 12 克。水煎，待胃肠减压后服，每日2～3剂。

王祥民氏采用中西药结合治疗高位肠梗阻 16 例，治愈 12 例，好转 1 例，无效 3 例，总有效率为 81.25%。对于急性肠梗阻，选用复方大承气汤：大黄、赤芍、枳实、茯苓、桃仁各12 克，厚朴、元胡、莱菔子各 15 克，甘草 3 克，元明粉 18克（冲服），每日一剂，分 3～4 次服用。气结重者去赤芍、加木香、香附；郁结重者加川楝子、当归、元胡加量；虫积者去桃仁、赤芍、加木香、槟榔、苦楝皮。对于慢性梗阻，当缓解粘连。拟方：厚朴、赤芍各 12 克，乌药、炒莱菔子、木香各15 克，桃仁 10 克，芒硝 9 克（冲服），番泻叶 30 克（代茶饮）。每日一剂，分 2～3 次服用。西药治疗：纠正水、电解质紊乱，酸碱平衡失调。并体会到：中药首剂药物服用量不宜过大，以免呕吐，应少量多次服用，服药前应先排出胃液。呕吐剧烈者，可用维生素 K$_3$8 毫克行双侧足三里穴封闭。

陈宗治氏自拟乌黄姜蜜饮治疗蛔虫性肠梗阻 80 例，治疗结果除 1 例中转手术治疗外，其余 79 例均在 6～48 小时内排便排虫，其中 6～24 小时解除肠梗阻者 56 例。本方有乌梅、大黄各 30 克，干姜 20 克，蜂蜜 100 克。先将干姜、乌梅用清水 300 毫升煎 10 分钟左右，再将大黄、蜂蜜入煎 2～3 分钟。取药汁少量频频喂服。呕吐剧烈者，可经胃管注入，每次 50毫升，每隔 2 小时 1 次。6 小时未好转者，可由肛门灌肠。腹痛剧烈者可予阿托品皮下注射；中度以上脱水者，可输液。

**主要参考文献**

1. 田广秀，等.陕西中医。1988；9（4）：159.
2. 王祥民.陕西中医，1986；9（4）：152.
3. 陈宗治.浙江中医杂志，1988；23（3）：102.
4. 马培勤，等.中西医结合杂志 1986；（2）：114.
5. 陈国忠.中西医结合杂志，1989；（5）：282.

# 急性阑尾炎

## 【概论】

急性阑尾炎是最常见的急腹症之一，属中医肠痈范畴。临床主要表现为转移性右下腹疼痛，发热，伴有胃肠道症状。本病可发生在任何年龄，但以青壮年发病率最高，男女发病比例为 3：2，由于本病是常见病，故临床应尽早确诊，及时治疗。

中医学对肠痈的辨证和治疗从《素问》开始，积累了丰富的经验。认为本病的病因病机是由于饮食不节，寒温不适，情志不畅及劳累过度，导致肠道气滞血瘀，腑气不通，郁久化热、热蕴肠中，继而成脓，所以，气滞、血瘀、热毒是导致本病不通则痛的主要病机。治疗原则是通里攻下为先，采用清热解毒，行气活血，化瘀攻下，通腑排脓。

## 【病因病机】

一、饮食失节：多系暴饮暴食，过食油腻肥甘、恣食生冷，损伤脾胃，致使肠道传导功能失司，糟粕积滞，湿热由生，气滞血瘀，积于肠道而成痈。

二、外感六淫：六淫之邪，以热毒、火毒最易侵犯肠腑，导致气机不利，气滞则血瘀；或风、寒、燥邪上受于肺，肺气失宣，肺与大肠相表里，致使肠道气、进而郁久化热成痈。

三、情志不畅：五志失常，易伤肝脾，肝气郁结，脾失健运，气血郁滞，肠道不利，传化失司，易生食积，痰凝，壅塞于肠中而发病。

四、劳损过度：饱食后过急奔走，或跌扑损伤，导致气滞血瘀，肠道传化不利，败血浊气壅遏肠中成痈。

现代医学认为本病的病因是：阑尾腔梗阻，神经反射及细菌感染等病因；在病理上大致可分为急性单纯性阑尾炎，急性化脓性阑尾炎，坏疽及穿孔性阑尾炎和阑尾周围脓肿。

## 【辨证论治】

### 一、辨证要领

本病见证主要是气滞、血瘀、实热、湿热，因此重点要分清这些证候的临床特点。大抵热象不显，脘腹胀闷，嗳气纳呆，腹痛绕脐窜痛者属气滞；痛有定处，痛处拒按，甚或出现肿块者为血瘀；偏实热者多见口干渴，便秘，尿黄赤，舌苔黄干；偏湿热者则见头昏胀，身热不扬，呕吐重，口渴不欲饮，胸脘痞闷，舌苔黄腻。

### 二、通法治疗阑尾炎的运用

阑尾炎乃气滞血瘀，湿热内蕴，毒热炽盛，肠腑不通所致，治疗大法当首推通里攻下。常用的各型治法如下：

瘀滞型——治宜行气祛瘀，通里攻下。

蕴热型——治宜通腑泄热，解毒透脓。

毒热型——治宜通腑排脓，清热活血。

### 三、分型施治

1. 瘀滞型

症状：多见于急性阑尾炎初期，腹部胀痛或钝痛，随即转移至右下腹，有压痛或轻度反跳痛，或可触及局限性包块，伴嗳气纳呆。气滞重则腹痛绕脐走窜；血瘀甚则右下腹疼痛拒按，痛有定处，全身不发热或微热，舌苔薄白，脉弦。

治法：行气祛瘀，通里攻下。

方药举例：阑尾化瘀汤（银花、川楝子、元胡、丹皮、桃仁、木香、大黄）。

本型病理相当于急性单纯性阑尾炎、轻型化脓性阑尾炎，或阑尾周围脓肿消散后期。

2. 蕴热型

症状：可见于本病的成脓期，腹痛较剧，右下腹痛而拒按，可扪及压痛之包块。热象明显，口干渴、便秘、尿黄赤、舌质红、舌苔黄干、脉弦数，此为实热之候；若身热不扬，头昏胀，口渴不欲饮，呕吐频繁，脘腹痞闷，便溏不爽，舌苔黄腻，此为湿热之候。

治法：通腑泄热，解毒透脓。

方药举例：阑尾清化汤（银花、蒲公英、丹皮、大黄、赤芍、川楝、桃仁、甘草）。

此型病理相当于急性化脓性阑尾炎、阑尾周围脓肿早期或局限性腹膜炎。

3. 毒热型

症状：可见于本病痈脓已溃，腹痛剧烈，拒按，可牵及全腹痛，心下硬满，腹胀，高热口渴，大便秘结，小便短赤，舌质红绛，舌苔黄燥或黄腻，脉弦数或滑数。

治法：通腑排脓，清热活血。

方药举例：阑尾清解汤加味（大黄、金银花、蒲公英、冬瓜仁、川楝子、丹皮、生苡仁、败酱草、木香、甘草）。

此型病理多属坏疽性阑尾炎或阑尾穿孔并发腹膜炎。本期易出现变证，如阑尾周围脓肿，盆腔脓肿等，应予注意。

【临床体会】

急性阑尾炎初期，症状大多有轻度的弥漫性腹部疼痛，以后转移到右下腹程度较重的腹壁疼痛，多系炎症刺激所致。但也有部分患者开始便是右下腹痛或始终是弥漫性腹痛，所以，应结合体征和其他物理诊断来综合分析。大多数患者伴有不同程度的恶心呕吐，尤以儿童及青年为著，呕吐均发生在腹痛后，若先有呕吐则一般不是阑尾炎，同时食欲不振，便秘，排便后腹痛减轻。发热、出汗、口渴、尿黄的症状随着炎症的加剧，可逐渐加重。本病的典型腹部体征是右下腹阑尾点有固定而明显的压痛。

物理检查方法有助于诊断，例如：结肠充气试验、腰大肌试验、闭孔肌试验、阑尾穴压痛试验等。实验室检查，主要是白细胞总数及中性粒细胞计数增高，一般情况下增高的程度与炎症轻重有关。

笔者体会到，本病应尽早诊断，早期服用中药效果良好，同时用药剂量要大，选药要准确，务必使大便畅通，热盛腑实的证候得以扭转后，病情即很快缓解。临床多以大黄牡丹皮汤加减治疗：

大黄（后入）10～20克，丹皮10克，冬瓜仁15克，银花30克，赤芍15克，川楝10克，败酱草30克，枳实10克，木香10克。

加减法：腹痛重加桃仁、元胡、青皮；湿重于热加藿香、生苡仁、陈皮、半夏；热重于湿加蒲公英、连翘、白花蛇舌草；寒热往来加柴胡、葛根；发热口渴加生石膏、花粉；湿热并重加黄连、黄芩；瘀血重于气滞加三棱、莪术、穿山甲；大便不爽可加元明粉冲服。

上述方法对临床常见的证型疗效普遍满意，一般服药3～6剂即可痊愈。

## 【研究与进展】

## 一、以中药为主治疗阑尾脓肿的近况

史氏报道运用中西医结合治疗阑尾脓肿93例，方用仙方活命饮加减：连翘、公英、天花粉各15克，败酱草、银花各30克，当归、赤芍、乳香、没药、山甲、皂刺、防风、白芷、陈皮、贝母、甘草各10克。每日1剂，水煎200毫升，分2～3次服。同时选用青霉素、氯霉素、链霉素、庆大霉素等抗生素，联合使用。体温升高和白细胞计数均高者可静滴。后者包块明显缩小或仅有条索，改用行气活血，清理余热方：红藤、败酱草各30克，丹皮、木香、川楝子、大黄、甘草各10克，服法同前。结果：痊愈64例，显效33例，死亡1例，总有效率99%。李树人等治疗阑尾周围脓肿447例，用中药复方红藤煎：红藤30～60克，乳香、没药各6克，紫花地丁30克，连翘、大黄、枳壳各 10～15 克，元胡、丹皮各 10 克，金银花15～20 克，赤芍 15 克，生甘草 5 克。腹胀重者加木香、厚朴各 10 克；呕吐加竹茹、法半夏各 10～15 克；包块消退慢者加三棱、莪术各 10～15 克；积脓多者加薏苡仁 30 克，败酱草15～30 克。中毒征象重者，酌用青、链霉素或氯霉素加庆大霉素。结果：除 28 例中转手术外，其余均以中药为主的非手术疗法治愈，治愈率为 94.2%。治愈病例中，有 44 例未用抗生素。住院平均日为 12.7 日。莫氏采用阑尾清解汤治疗阑尾脓肿 27 例，处方有大黄、丹皮、败酱草各 15 克，金银花、冬瓜仁、红藤各 30 克，川楝子、桃仁各 10 克，红花 6 克。对症灵活加减，并针刺足三里。结果：治愈 26 例，1 例中转手术，治愈率为 96.3%。

## 二、中西医结合治疗阑尾穿孔的近况

王湘衡等运用中西医结合的方法治疗阑尾穿孔 333 例，病人入院后即服疗毒丸（巴豆、明雄黄、生大黄各等份，研细装胶囊，每粒含生药 0.3 克），成人每次 3～5 丸，最多 7 丸，温开水送下，服药 3 小时后尚未泻下者可重复服，每日 1 次，最多 2 次，连服 3 日，服后泻下次数越多越好。药后有恶心呕吐者用胃复安 10 毫克肌注。服药期间输液维持水电平衡，配合应用抗生素，禁止病人下地。24 小时内不排便者即手术。病情好转后改用汤剂：银花、公英、败酱草、冬瓜仁、生苡仁、生大黄各 30 克，桃仁、附子各 10 克，丹皮 15 克，香橼皮 12克。每剂水煎 100 毫升，早晚各服 1 剂。结果：近期痊愈 203例，占 60.96%，显效 96 例，占 28.83%，无效 34 例，占10.21%，均中转手术。钱天禧中西医结合治疗穿孔性阑尾炎58 例，其中 52 例内服大黄牡丹汤和败酱汤，并外敷中药，配合抗生素、输液。结果经 6～32 日治疗后均获愈。

## 三、中药外敷治疗急性阑尾炎近况

刘益民报道用大蒜、芒硝外敷包块处，并先在右下腹包块处穿刺抽脓，应尽量一次抽完，然后外敷中药，每1～2天更换1次，病重者可加服大黄牡丹汤。共收治15例，除2例手术外，均以本法治愈。鄢氏采用生乳没外敷治急性阑尾炎30例，用生乳没各等分研末，用陈醋和75％酒精各半将此药调成药泥，贴于压痛点及疼痛周围，用油纱布固定，每日换药1次。结果：治愈22例，好转6例，无效2例。要求病人在症状消失前不要随意活动。杨丁林以筋骨草为主治愈阑尾脓肿118例，另外有2例中转手术。筋骨草又名白花夏枯草和金疮小草。本组患者均每日以鲜筋骨草60克或干品30克，分2次煎服，并以鲜品洗净凉干捣糊，敷肿块处。内服、外敷均以7日为1疗程。张连春中西医结合治疗62例阑尾周围脓肿，主要方法是外敷冰片芒硝散（按1：10比例碾碎混匀），外敷局部，每2～3天换药1次。对体温、血象高者加用抗生素等。上述方法治疗5～7天后病情无好转者，可中转手术治疗。结果：57例外敷治愈，5例手术。

### 主要参考文献

1. 史习之．中西医结合杂志，1987；7（5）：298.
2. 李树人，等．四川中医，1988；6（1）：12.
3. 莫景颂．湖南中医杂志，1989；5（4）：19.
4. 王湘衡，等．中西医结合杂志，1989；9（3）：175.
5. 钱天禧．浙江中医学院学报，1989；13（1）：30.
6. 刘益民．四川中医，1988；6（9）：23.
7. 鄢声浩．湖南中医杂志，1988；4（6）：15.
8. 杨丁林．江西中医药，1985；（4）：31.
9. 张连春．中西医结合杂志，1984；4（11）：6.

# 水　　肿

## 【概论】

体内水分潴留，泛溢于肌肤，引起以头面、眼睑、四肢、腹背、甚则全身浮肿者，称为水肿。

《内经》对水肿病的病因病机、临床表现、治疗原则和类似病证的鉴别，均作了极为详细的论述，且一直为后世医家所遵循。

其病因病机为外感风邪或湿毒，饮食不节，劳役过度，或久病体虚，损及肝肾，致肺、脾、肾三脏的气化功能失调，三焦壅塞，水道不通，水邪泛滥而成水肿。

治疗大法多采用发汗利尿、淡渗利湿、温化水湿、逐水泻下、理气燥湿、益气利尿等法，总之，通利小便是治疗水肿病的最基本方法。

中医学所论的水肿，相当于西医所称的急、慢性肾小球肾炎，肾病综合征，充血性心力衰竭，内分泌失调，以及营养障碍等疾病所引起的浮肿。

【病因病机】

水液的代谢运行，主要是通过肺气的宣通、肃降；脾气的转输运化；肾气的温化蒸腾作用而完成。若肺、脾、肾三脏，其中某一脏腑功能失调，涉及三焦决渎失职，经脉闭塞不通，膀胱气化阻滞不利而发为水肿。

一、风寒袭表，肺失宣降：肺合皮毛，主宣化津液，通调水道，为水之上源。外邪袭表，肺气不降，不能通调水道，下输膀胱，反而泛溢肌肤而为水肿。

二、脾失转输，土不制水：多因素体脾虚，或恣食生冷，损及脾阳，致使脾气失调，运化转输失职，脾病不能制水，水湿阻滞中焦，水邪无所制约，泛溢而为水肿。

三、肾阳亏损、温运失司：肾居下焦，有温运脾阳和司膀胱气化的作用。若肾阳亏损，则脾失温运，水湿滞留，膀胱得不到肾气的温化，从而致小便不通，水湿停聚而成水肿。

【辨证论治】

## 一、辨证要领

1. 辨水邪之属性：水肿应分清阳水、阴水两大类。阳水属新病、实证、热证。水肿每成于数日之间，多因外感风邪、湿毒、饮食不节等所致。阴水属久病、虚证、寒证。但因脏腑本虚，水邪为患，故常以本虚标实为主。水肿多积久而成，以久病体虚，劳伤脾肾而发病者较为多见。

2. 辨水邪之病位：水肿可发生在心、肝、脾、肺、肾五脏，临床必须辨其何脏之功能失调，以便进一步指导治疗。大凡心水多见于下肢及踝部；肾水多从眼睑及面部开始，然后波及全身；肝水往往先见腹水及下肢水肿；脾水多见腰以下肿甚，脘腹胀闷；肺水则多兼喘咳等表证。

## 二、通法治疗水肿的运用

水肿成因，为五脏功能失调，导致水液泛溢于肌肤或脏腑本身水湿停留，总的治法是通利水液，使其从小便或大便排出。具体运用如下：

发汗利尿，以宣通肺气，治腰以上水肿，此乃疏上源以利下流。

淡渗利尿，以通利腰以下水肿。

温化利尿，以温通下焦，使之气化而达利尿。

理气燥湿，以调畅三焦，通利在里之气滞水肿。

逐水泻下，以通利二便之癃秘。

益气利尿，以补为通，以治五脏之水肿。

## 三、分型施治

1. 风邪阻肺

症状：水肿骤起，眼睑头面先肿，继则波及全身，小便不利，可兼有恶风，发热，或咳嗽气喘，或咽喉疼痛。偏于风热者，苔黄，脉浮数；偏于风寒者，苔白，脉浮紧。

治法：祛风解毒，宣肺利尿。

方药举例：越婢加术汤加减（麻黄、生石膏、白术、生姜、甘草、大枣）。咳甚者加桑皮、杏仁；发热者加连翘、金银花；咽喉疼痛者加射干、牛蒡子；肿甚者加茯苓皮、防己。

2. 脾阳虚衰

症状：水肿腰以下为甚，可伴有面目浮肿，纳呆腹胀，四肢欠温，神疲乏力，尿少便溏，舌质淡，苔白滑，脉沉缓。

治法：温通脾阳，化湿利水。

方药举例：实脾饮（附片、干姜、白术、厚朴、木香、草果、槟榔、木瓜、茯苓、甘草、生姜、大枣）。

3. 心阳不振

症状：下肢肿甚，或者全身皆肿，心悸怔忡，神疲气短，形寒肢冷，咳喘气逆，舌质淡苔白，脉沉细弱或结代。

治法：温通心阳，化气行水。

方药举例：真武汤（附片、茯苓、白术、白芍、生姜）。

4. 心血瘀阻

症状：下肢及腹部水肿为甚，气短气喘，易感风邪，脘腹胀满，动则心悸，右胁下有痞块，舌质紫黯，口唇发绀，脉结代。

治法：活血化瘀，益气利尿。

方药举例：桃红四物汤合四苓散（熟地、当归、川芎、赤芍、桃仁、红花、泽泻、猪苓、茯苓、白术）。

5. 湿热壅盛

症状：全身浮肿，皮色光亮，胸腹胀满，心烦喘急，纳呆身热，小便短黄，大便干结，舌质红苔黄腻，脉沉数。

治法：清热利湿。

方药举例：疏凿饮子（商陆、泽泻、赤小豆、椒目、木通、茯苓皮、大腹皮、槟榔、秦艽、羌活、生姜）。

6. 肾阳亏损

症状：全身浮肿，阴囊肿大，腰困畏寒，神疲肢冷，小便不利或夜尿频数，舌体胖大，脉沉细。

治法：温阳利水。

方药举例：济生肾气丸（熟地、山药、山萸肉、丹皮、泽泻、茯苓、附片、肉桂、车前子、怀牛膝）。

7. 浊毒上逆

症状：水肿经治不退，纳呆嗜睡，恶心呕吐，头晕头痛，胸闷肢冷，小便短少，甚则无尿，大便干结，舌淡苔厚腻，脉细弱。

治法：化浊降逆，利尿通便。

方药举例：温脾汤加减（附片、党参、陈皮、茯苓、厚朴、生大黄）。

8.肝郁水阻

症状：两胁串痛，脘腹胀满，四肢或全身水肿，嗳气恶心，纳呆乏力，小便短少，舌淡苔白，脉弦。

治法：疏肝理气，化湿行水。

方药举例：胃苓汤加味（苍术、厚朴、陈皮、猪苓、茯苓、泽泻、香附、郁金、槟榔、清半夏、生姜）。

【临床体会】

现代医学认为，组织间隙有过多的液体潴留，且发生肿胀，称为水肿。其发病原理是由于毛细血管内压力增高，血浆胶体渗透压减低，毛细血管渗透性增加，淋巴管引流障碍等原因。根据水肿的表现可分为全身性和局部性水肿。全身性水肿包括心脏性水肿、肾脏性水肿，肝脏性水肿等，现分述于下：

## 一、心脏性水肿

心脏性水肿多见于慢性风湿性心瓣膜病和肺源性心脏病等，由于心力衰竭部位程度的不同，水肿的轻重也不同。对于风心病所致的水肿多从益气温阳利尿着手，而肺心病所致之水肿多宗宣肺利尿之法，现分别组方如下：

防己茯苓汤加味：黄芪20克，党参20克，桂枝12克，茯苓皮15克，防己12克，白术10克，生姜3克。大枣三枚。此方适宜于风心病阳虚证之水肿。

葶苈大枣泻肺汤加味：葶苈子10克，法半夏10克，冬花12克，紫菀20克，瓜蒌皮15克，白芥子10克，茯苓15克，地龙12克，大枣3枚。此方适宜于肺心病痰浊阻肺之水肿。

## 二、肝脏性水肿

肝性水肿多见于肝硬化、肝癌等疾病，血浆蛋白明显降低时出现。可兼见黄疸和腹水，临床可从疏肝理气、祛瘀利尿治疗。常用方剂如茵陈四苓散加味：

茵陈15克，丹参15克，栀子10克，茯苓15克，猪苓12克，泽泻15克，郁金10克，车前子15克，冬葵子10克。

## 三、急性肾小球肾炎

急性肾炎主要系溶血性链球菌感染后，通过自身变态性反应，而致两侧肾小球发生弥漫性病变。本病多见于3～12岁的儿童，临床以浮肿、尿少、血尿及高血压为主要表现。

急性肾炎初期，中医认为病位在肺，属阳水，风水。治疗宜宣通肺水，清热利尿。临证多选用麻黄连翘赤小豆汤加味：

麻黄6克，连翘15克，夏枯草10克，马勃6克，玉米须15克，赤小豆12克，茅根15克，小蓟炭12克，竹叶6克。

水肿甚者上方加防己10克，泽泻10克。

血压高者上方加桑叶10克，菊花10克，易麻黄。

头痛者上方加钩藤10克，僵蚕6克。

## 四、慢性肾小球肾炎

慢性肾炎可为急性肾炎迁延而成。而大部分的患者缺乏明显的急性病史，一般认为系免疫反应所致。成人多于儿童。临床特征以长期反复发作不同程度的水肿、疲乏无力，腰部酸痛，不同程度的蛋白尿、血浆蛋白降低，血胆固醇增高，部分病人血压持续增高。临床可分为普通型、肾病型和高血压型。本病相当于中医学之阴水，近年来，中西医结合治疗本病有可喜苗头。

慢性肾炎普通型，中医辨证多见肺脾气虚证，治宜益气健脾，利水活血。常用药物有：生黄芪、党参、白术、茯苓、益母草、蝉衣、防己、丹参、泽泻、乌梅炭、冬虫夏草等。

慢性肾炎肾病型，多见脾肾阳虚证，治宜益气温肾，通利水湿，佐以活血。常用药物有：黄芪、党参、附片、桂枝、泽泻、茯苓、猪苓、木香、陈皮、厚朴、益母草、丹参、蝉衣等。西药可配合强的松，病情无改善者还可加用环磷酰胺。

慢性肾炎高血压型，多见肝肾阴虚，肝阳上亢证，治宜滋阴泻火、潜阳活血。常用药物有：夏枯草、生地、生白芍、生赭石、苦丁茶、草决明、珍珠母、知母、桑叶、菊花、益母草、丹参、蝉衣等。

【研究与进展】

## 一、慢性肾炎病因病机和证型的临床研究

本病的发生与发展都与正虚和邪实有关。正虚是指肺、脾、肾三脏的亏损，而以肾亏最为重要，这三脏的虚损与人体的免疫反应失调是一致的。邪实是指诱发因素和病理产物。本病病势缠绵，不易速愈，其原因就在于湿热贯穿于病程的始终。血受湿热煎熬，久必凝滞为瘀。可见，瘀血的形成与湿热一样，也存在于本病的各个病变类型和病变阶段中。这与现代研究所表明的本病存在着不同程度的高凝状态是相吻合的。

综上所述，慢性肾炎的发生，由邪实诱发，而以正虚为根本，这与现代医学指出的本病与免疫、血凝有关是一致的。

对于慢性肾炎的证型研究工作，大概经历了以下几个阶段：五十年代强调脾肾阳虚、气虚证治为先导。1965 年全国慢性肾炎中医研究座谈会上将肾阳虚证与肾阴虚证，阴阳两虚证作为本病的分型要点。1977 年 10 月北戴河肾炎座谈会上指出对慢性肾炎的辨证要注意正虚和邪实两个方面，将气虚、阳虚与阴虚作为正虚的三要素，并与湿热、血瘀构成一般常见病例的五个基本证型。1986 年中华全国中医学会内科分会肾病学组于南京召开了第二届全国中医肾病专题学术讨论会，制定慢性肾炎辨证标准分本证和标证两类。本证包括肺肾气虚，脾肾阳虚、肝肾阴虚和气阴两虚；标证有外感（风寒或风热）、

水湿、湿热、血瘀、湿浊。此辨证标准强调临床运用时要标本结合，以正虚为主，邪实作为兼夹处理。这样，比较灵活地解决了正虚与邪实之间的矛盾。

由此可见，气虚、阳虚证候研究经历了由单纯强调脾肾气虚、阳虚，到重视正虚与邪实两方面，进而强调以正虚为主结合邪实三个阶段。

## 二、辨证分型和病理类型的研究

杭州张史昭等通过 40 例肾活体组织检查，对肾小球疾病病理类型和辨证分型之间的关系进行了研究观察，认为脾肾两虚以微小病变型以及未使用过皮质激素的膜性和膜增生性肾病为多见，肝肾阴虚以系膜硬化多见，肾虚及无症状性肾失封藏证则以局灶节段性为多。上海施赛珠等对 97 例肾穿刺活体组织检查的临床资料分析，认为形成肾炎的不同辨证分型与肾炎的某些病理基础有关，推测炎性较明显的肾炎属肝肾阴虚型为多，表现如基膜病变为显著的肾炎属脾肾阳虚型为多。在临床上，炎性较显著者常表现为复发性血尿，基膜病变较显著者常表现为大量蛋白尿、低蛋白血症。

## 三、治法方药的临床研究

近年来，在对慢性肾炎的辨证分型的同时，也确立了各种治法和具体方药。如属正虚者，肺脾气虚型治以健脾益气法，方用玉屏风散，参苓白术散、补中益气汤等；脾肾阳虚型、治以温补脾肾法，方用金匮肾气丸、右归丸加黄芪、党参、仙灵脾、补骨脂等；肝肾阴虚型治以滋阴补肾法、方用六味地黄丸加知柏、或加杞菊、或加小蓟草、白茅根、血余炭或猪苓汤；气阴两虚型治以益气养阴，方用参麦地黄丸。邪实者，风寒束表或风热郁表型治以宣肺发汗透表法，方用麻黄连翘赤小豆汤，或越婢加术汤，或银翘散等；水湿逗留型治以利水逐邪法、方用舟车丸、十枣汤、五皮饮、四苓散等；湿热内蕴型治以清利湿热法，方用甘露消毒丹、六神丸、黄连解毒汤等；瘀血阻滞型治以活血祛瘀法，方用大黄䗪虫丸、百苓丸等；湿热壅积型治以化浊解毒法，方用二陈汤合升清导浊法，并以大黄煎汤灌肠。

近年来，益气养阴、益气清热活血、益气固表等法的研究颇受重视。用益气养阴的方剂如参芪地黄汤，大补元煎等，可使血浆环核苷酸的双向调节渐趋平衡。浙江医科大学第一附属医院用中药免疫抑制剂（活血化瘀，清热解毒）和免疫增强剂（补益类）治疗急慢性肾炎，证明三类药物同用，以补为主，以清为辅，以通为用，可作用于肾炎的多个环节，起到调节机体免疫功能，恢复肾脏机能，促进蛋白尿消除的作用。

## 四、活血化瘀治疗慢性肾炎的病理生理研究

现代医学已经证实慢性肾炎的发病机理主要与免疫和凝血机制有关。中医看做是湿邪不去，郁而化热，水病累血，水血瘀阻的过程。活血化瘀的作用，主要是通过提高机体免疫功能，改善血液流变，增加微血管开放数量，扩张微血管口径等作用来达到治疗慢性肾炎的目的。中医辨证无论哪种证型均可与活血化瘀法结合治疗。

## 五、活血化瘀治疗慢性肾炎方法的研究

有的学者，根据中药处方的统计，应用频率最高的十味中药依次是：黄芪、茯苓、丹参、益母草、当归、生地、淮山药、枸杞、党参、泽泻。另外，白术、赤芍、车前子、红花、桃仁所占的比例亦较高。临床上单用活血化瘀中药治疗慢性肾炎很少见，大都经过配伍。如配以益气、温阳、养阴、化湿、解毒等法。许多医家，在活血化瘀理论的指导下，经过配伍，自制出许多专方专药治疗慢性肾炎。如常氏的"肾炎六味煎"（川芎、赤芍、黄芪、当归、枸杞、茯苓）；骆氏的"益母地黄益肾汤"（益母草、半边莲等）；杜氏用"肾炎灵"胶囊（旱莲草、生地等）；张氏用"芪苓泽泻汤"（生芪、白术等）。

中西医结合应用活血化瘀药治疗慢性肾炎，临床以中医辨

证分型为原则，配合激素、细胞毒类，利尿、消炎、降压等西药配合。抗凝西药已广泛用于临床、计有肝素、华法令、阿司匹林、消炎痛、潘生丁、尿激酶等。也有将透析液中加用活血化瘀的中西医，能提高透析疗效，值得更加深入研究。

## 六、生大黄治疗肾病的应用和作用机理研究

六十年代，许锡彦就是以大黄可入血分，清解血分热毒之理论，首次在扶正基础上加用大黄治疗氮质血症，取得一定的疗效。以后全国各地相继开展了这项治疗，但由于使用方法和剂型的不同，所以，产生了对大黄用法的不同看法。但杨如哲认为大黄是一味攻补结合，用途广、效果好的补肾药。提出应用大黄总的原则是"祛邪勿伤正"。在具体做法上要做到：胆大心细，从小剂量开始，每剂可用制大黄 6～15 克，以每日大便 1～2 次为度。同时要问清病史，凡是过去对大黄反应敏感的患者，使用时应倍加小心。在药物配伍方面，应注意不要与含有蛋白质的药物同用，以免产生相互抵消的作用。

大黄治疗肾病的机理，首先是由于大黄有攻补双相作用。大黄味厚沉降，"攻"既可降泄浊邪，又可开启脾胃升降之枢；"补"既可补其不足，又可改善脏腑的功能。大黄的补益功效是有物质基础的，据目前所知，从大黄中可分离出 20 多种不同的成分，其中不仅含有糖、淀粉、蛋白质，而且含有丰富的多种人体必需的金属元素和微量元素，如钾、钙是血液和各种体液的必需成分；锰、铁、铜、锌、铬是人体生长发育和代谢所必需的微量元素。大黄补益功效的另一种理论是以通为攻，攻补结合。以通为补是指在肠胃道中不论由于邪热实结，宿食不下，还是由于气虚体弱，津枯肠燥所引起的大便秘结都对机体不利。大黄既能促进肠胃分泌增加，蠕动加强，把肠中积物排出，这正合六腑以通为用的本性，符合祛瘀生新，推陈致新的原理，有利于调动肠胃道的内在积极性，起到以通为补的作用。

其次，药理研究已证实：生大黄水浸剂能提高豚鼠血清中

的蛋白质，降低尿素氮。降低尿素氮的机制，不是直接作用于生成尿素的乌氨酸循环酶体系，而是使血浆中用于合成尿素的谷氨酰胺、天门冬氨酸、谷氨酸的来源减少。

### 主要参考文献

1. 杨如哲．中医杂志，1987；（7）：61.

2. 熊国良．陕西中医，1989；10（9）：422.

3. 倪诚．浙江中医药杂志，1990；25（2）：49.

4. 一言，等．上海中医药杂志，1990；（8）：20.

5. 沈庆法．中医杂志，1989；（3）：54.

6. 郭教礼，等．陕西中医，1988；9（10）：473.

7. 孟祥震，等．天津中医，1991；（4）：40.

## 癃　闭

【概论】

"癃"是指小便排出不利，尿量少而频数，淋沥点滴而出；"闭"是指小便闭塞不通，且少腹胀急难忍。两者均指排尿困难，只是程度上的缓急轻重而已，临床上一般合称为癃闭。《素问》曰："膀胱者，州都之官，津液藏焉，气化则能出矣"。"三焦者，决渎之官，水道出焉。"都明确地指出了膀胱的生理功能不仅是储存小便，且小便的排出与三焦气化作用有着密切的关系。因此，肺气失宣，脾胃湿热，尿路阻塞及肾阳不足导致三焦气化失职是本病的主要病机。

癃闭包括现代医学认为的各种原因引起的尿潴留及无尿症。如尿路结石、尿路肿瘤、尿路损伤、前列腺增生症、尿毒症等疾病。

【病因病机】

中医学认为小便的通利，赖于三焦的气化，其产生的病因病机主要是：

一、肺热壅滞：肺主治节而为水之上源，热邪壅滞上焦，肺失肃降，水道之通调受阻；或因热邪下注，上、下焦均被热气闭阻而遂成癃闭。

二、湿热壅滞：中焦湿热不解，下注膀胱，或肾热下降膀胱，而致湿热阻滞膀胱，膀胱气化不利，小便不通而成癃闭。如《诸病源候论·小便病诸候》云："小便不通，由膀胱与肾俱有热故也"。

三、脾失健运：劳倦久病或饮食不节损伤脾胃，致脾虚不能升清降浊，故小便不利。正如《灵枢·口问》所云："中气不足，溲便为之变"。

四、肾阳不足：如年老体虚或久病体弱，肾阳亏损，命门火衰，致膀胱气化不足，水液内停致溺不能出。或下焦积热日久，津液亏耗，令肾阴不足，所谓"无阴则阳无以化"；致膀胱气化无权，遂为癃闭。

五、尿路阻塞：张景岳曰："或以败精，或以槁血，阻塞水道而不通也。"肿物结石，败精瘀血，梗塞尿路，排尿困难，亦成癃闭。

此外，七情内伤，肝气郁结，疏泄不通，累及三焦，影响化气行水，水道受阻，亦为癃闭。

**【辨证论治】**

## 一、辨证要领

1. 查明病因：膀胱气化不利是导致癃闭的主要原因。但影响膀胱气化的原因主要与三焦有关，故详细询问主要症状，寻找影响三焦气化的主要原因，乃辨证之关键。如咽干口燥，胸中烦闷，呼吸短促而兼小便不利者，乃上焦壅滞不通；胸腹胀满，纳差欲呕，大便干结，小便不利者，乃中焦湿热阻滞；小腹胀满，口苦口黏，小便短赤者，乃下焦湿热积滞而成。

2. 辨清虚实：辨实的要点是发病急骤，少腹胀满，尿短赤灼，舌苔黄腻或薄黄，脉弦或数；辨虚依据为发病缓慢，面色不华，小便无力，神疲气短，舌淡脉沉弱。本病多见虚实夹杂，必须分清主次，视虚实偏重不同而用药。

## 二、通法治疗本病的运用

本证的治疗根据"六腑以通为用"的原则，着眼于通，但要因证候的虚实而设。

实证——治宜清利湿热，软散瘀结，疏利气机，通调水道。

虚证——治宜补脾肾，助气化，以达气化得行，而小便自通。

## 三、分型施治

1. 肺热壅滞

症状：小便点滴不通，呼吸急促，时而咳嗽，胸中烦闷，咽干欲饮，舌质红，薄黄苔，脉数。

治法：清泄肺热，通利小便。

方药举例：清肺饮加减（茯苓、黄芩、桑白皮、栀子、车前子、木通、芦根、泽泻、茅根、葶苈子）。

2. 湿热壅滞

症状：小便点滴不通，胸腹胀满，口淡不渴，纳差欲呕，大便不利，苔黄腻，脉濡数。

治法：清热渗湿，通利小便。

方药举例：胃苓汤加减（茯苓、泽泻、猪苓、滑石、苍术、黄连、陈皮、车前子、海金沙、法半夏）。

若湿热下注膀胱，尿少而短赤灼热，甚则闭塞不通，小腹胀满，烦躁不安，大便秘结，舌质红，舌苔黄厚，脉滑数。治宜清利下焦湿热为主，方选八正散加味（瞿麦、萹蓄、栀子、车前子、木通、泽泻、大黄、通草、滑石、海金沙、甘草）。

3. 尿路阻塞

症状：小便滴沥不爽或闭塞不通，小腹胀满疼痛，舌质紫黯或瘀点、脉涩。

治法：散结化瘀，通利水道。

方药举例：桃核承气汤加味（穿山甲、桃仁、冬葵子、当归、大黄、芒硝、红花、赤芍、牛膝、蜈蚣）。

4. 中气不足

症状：欲尿不出或量少不畅，神疲纳呆，气短声低，少腹坠胀，舌淡苔薄，脉细弱。

治法：补中益气，升清降浊。

方药举例：补中益气汤合五苓散（党参、黄芪、白术、当归、升麻、陈皮、柴胡、桂枝、泽泻、猪苓、茯苓、扁豆、车前子、山药）。

5. 肾元亏虚

症状：小便不通或点滴不畅，欲排无力，面色少华，形寒肢冷，腰膝酸软，舌淡苔白，脉沉细弱。

治法：温阳益气，补肾利尿。

方药举例：济生肾气汤（熟地、山药、山萸肉、茯苓、丹皮、泽泻、肉桂、附子、牛膝、车前仁）。

若小便不通，伴有咽干心烦，手足心热，舌质光红，脉细数者，此乃肾阴亏损，治宜滋阴补肾，化气行水。方选六味地黄汤合猪苓汤（熟地、山药、山萸肉、茯苓、泽泻、丹皮、猪苓、阿胶、滑石）。

【临床体会】

现代医学认为，癃闭是由于膀胱、尿道的器质性或功能性疾病所引起的排尿困难和尿潴留。在临床上大致可分为阻塞性和功能性。前者多见于泌尿系结石，肿瘤、异物、血块、尿道内病变引起的尿道口狭小或尿道内闭塞以及邻近器官的压迫，如前列腺增生、子宫肿瘤等。后者多见于神经管制失常，反射性尿道括约肌痉挛、神经功能性等原因导致癃闭。

## 一、前列腺增生症

前列腺增生症是男性老年人的常见病，但 40 岁以上的中

年人也有患病，其发病率占老年男性的 70%～75%，此病的
发病原因至今尚不清楚，但认为与性激素紊乱、平衡失调有重
要关系。此外，与膀胱颈、后尿道黏膜的炎症充血水肿和伴同
老年人全身脏腑功能衰退而引起的下尿路功能障碍有关。

本病中医辨证应属下焦湿热，与此同时，大多数老年患者
又见体弱气虚，面色少华，纳呆肢困，神疲乏力，符合中医脾
肾两亏，气阳俱虚的辨证。气阳俱虚，不能推动血行而产生瘀
血，形成气虚血瘀性的前列腺增生，从而导致排尿功能障碍。
在治疗原则上，笔者认为应本着先清利标证之湿热，然后针对
老年脾肾两亏而予培本补虚、活血化瘀。据此原则，兹介绍临
床经验方两则：

1. 八正散化裁：萹蓄 15 克，瞿麦 12 克，土茯苓 15 克，
知母 10 克，黄柏 10 克，灵仙 15 克，滑石 12 克，大黄 10 克，
刘寄奴 10 克，川牛膝 12 克，木通 10 克，车前子 15 克。适用
于湿热下注型的前列腺增生症。

2. 益气通闭汤：黄芪 20 克，党参 15 克，桃仁 10 克，茯
苓 15 克，肉桂 3 克，穿山甲 10 克，泽泻 15 克，琥珀 6 克，
王不留行 10 克，灵仙 15 克，川牛膝 10 克。适用于中气不足，
肾阳亏损而致的前列腺增生症者。

## 二、产后尿潴留

笔者在近 30 年的临床工作中，经常遇到产后尿潴留的患
者，这类患者，辨证多属脾肺气虚，即所谓"中气不足，溲便
为之变"，治疗上多宗补气健脾宣肺，以达升清降浊利尿之目
的，方选补中益气汤加味，药用：党参 15 克，黄芪 30 克，陈
皮 10 克，升麻 10 克，生白术 20 克，柴胡 6 克，当归 12 克，
紫菀 20 克，炙甘草 6 克，茯苓 15 克，车前子 20 克，大枣
三枚。

## 三、外伤性尿潴留

顾瑞康报导，对脊髓受压、脊髓休克、腰部挫伤等所致的

外伤性尿潴留采用中药敷脐法治疗 15 例，疗效满意。具体治疗方方药是：Ⅰ号方：麝香 0.3 克，血竭 1 克。Ⅱ号方：麝香 0.3 克，肉桂粉 1 克。二方分别混合研成细末、封贮阴凉处备用。用时按组方剂量将药物敷于脐部（神阙穴），以 4×4 厘米橡皮膏覆盖粘贴即可。实证用Ⅰ号方，正虚气化无力用Ⅱ号方。治疗结果是 9 例治愈，敷药 3～5 天小便通利，并能自控排尿；5 例有效，小便通利，但停药 12 小时后小便仍潴留；1 例无效。

## 四、通后窍以前窍

《景岳全书》癃闭篇曰："大小便俱不通者，必先通其大便，则小便自通矣"。遵此教导，临证采用通腑法以先通后窍，腑气一通，则肺气下达膀胱，行气化之权，则小便通利。如：钟定波、罗中秋分别报导，对于辨证属于肺热气壅，中焦壅实，腑气不通所致的小便癃闭，大便数日不行，可选用大黄、枳实、芒硝、厚朴、山栀、莱菔子、泽泻、滑石等，均予 1～2 剂而二便自调，真乃通后窍以前窍之灵验也。

【研究与进展】

## 一、中医药治疗前列腺增生症的临床进展

1. 病机治则的临床研究：前列腺增生的症状类似中医学的"癃闭"。长期以来，人们总认为前列腺增生症的病理是它在体积上的增大引起膀胱颈和后尿道的梗阻，其治疗也仅在于缩小或切除前列腺以解除它对尿路的压迫。而忽视了与此相关联的膀胱颈、后尿道黏膜的炎症充血水肿，以及老年人全身脏腑功能衰退而引起的下尿路功能障碍，这些因素可以影响或加重前列腺增生的症状，在临床观察中，大部分病例均有不同程度的排尿困难和尿频尿急尿痛等尿路感染症状，这可能也有膀胱颈和后尿道黏膜的炎症充血水肿有关。这些症状中医辨证应属下焦湿热，因此，有的学者认为下焦湿热是本病的关键。与

此同时，大多数老年患者又见体弱气虚，面色少华，神疲乏力，这些症状又符合脾肾两亏，气血俱虚的辨证。气阳俱虚，则不能推动血行而产生瘀血，故易形成气虚血瘀性的前列腺增生，这也是排尿功能障碍的另一个重要因素。总之，前列腺增生症的病机：一是下焦湿热，脾肾阳虚互为标本。湿邪瘀阻下焦致膀胱气化无权，气阳俱虚则不能推动血行而产生瘀血，从而造成膀胱气化不利和气虚血瘀性的前列腺增生。二是年老肾亏，痰凝瘀阻，滞结肝经发为癃闭。在治疗上要对湿热、阳虚、瘀阻三个主要环节。立法大多为清热利湿，温补脾肾，祛瘀散结，滋阴泻火等。在处方配伍方面，一为补肾散结同伍；二为滋阴散结同施；三为清热活血同用。无论辨证属何证型，其活血祛瘀，攻坚散结的药物不可少。

2. 辨证分型的进展概况：截至目前，国内对本病的辨证分型大体可分为：（1）湿热下注型：采用分清化浊，清热利尿，活血散瘀之法。（2）阴虚火旺型：采用滋肾阴，清湿热，散瘀结之法。（3）脾肾两虚型：采用补益中气，温补肾阳，破瘀散结，通窍泄浊法。（4）肝经瘀积型：采用疏肝散结法。

3. 治疗方药的临床进展：近 10 年来，各地为了探讨中药的疗效机理，进行了药理作用的实验研究，并利用现代医学检查方法对治疗效果进行了验证，取得了可喜的进展。例如："补肾利尿汤"（党参、黄芪、桂枝、台乌、山药、茯苓、泽泻、丹皮、车前子）能控制前列腺体积的增大，能大幅度地减少残余尿。其作用机理在于改善膀胱下尿路的功能，除加强逼尿肌肌力外，还可扩大膀胱容量，协调逼尿肌括约肌功能，从而改善症状。又如："癃闭散"，利用咸寒之山甲与辛甘大热之肉桂相配伍，临床治疗总有效率达 93.3%，该方具有抑制纤维组织增生，减轻炎症反应以及减少局部渗出等作用。晁氏选用"老人癃闭汤"（党参、黄芪、茯苓、莲子、白果、萆薢、车前子、王不留行、吴茱萸、肉桂、甘草）治疗脾肾两虚型患者取得了较为满意的疗效。并体会到治疗本病当以一补（补肾益气健脾），二利（利小便），三温（温补命门和脾阳），四调

（调脾胃和激素平衡），五消（消炎和前列腺肥大）为法，同时要根据患者具体情况，用药各有侧重，则效果较好。对阴虚火旺型患者大多选用六味地黄汤或知柏地黄汤加味治疗，例如"六八汤"（熟地、山药、萹蓄、瞿麦、山萸肉、滑石、牛膝、云苓、刘寄奴、泽泻、丹皮、车前子）治疗本病 200 例，结果显效 50 例，好转 130 例。除以上内服药物治疗外，还有通过局部热水或药液坐浴治疗，还有对肿大的腺体局部注射药物以及按摩的方法治疗。

## 二、产后尿潴留的临床研究

产后尿潴留以虚证居多，症见小腹坠胀，时欲小便而不得出，精神疲乏，食欲不振，语声低微，舌淡苔薄，脉细弱。此乃脾肺气虚引起膀胱气化失常，肺气虚则水不行，失其下输膀胱，通调水道之功能；脾气虚则健运无权，清气不升，浊气不降，则尿液不行而发癃闭。使用益气利尿之剂，肺气旺则气化复常，下输膀胱，水道通调；脾气旺则清升浊降，水湿运行复常，癃闭自通。气属阳，血和水皆属阴。产后气血均有不同程度之耗损，若一见癃闭，即投大剂利水，势必耗气伤津，徒损气阴，而犯"虚虚实实"之戒。施以益肺气，健脾气之剂，稍佐利水之品，则寓阳生阴长之意，气旺则能化气利水，可谓治病求本之举。宗此治疗大法，治疗产后尿潴留可取得满意的疗效。其用药大都选用：黄芪、党参、桂枝、升麻、当归、通草、泽泻、冬葵子等。

针刺疗法治疗产后尿潴留同样收效较快，主穴大多以中极、三阴交为主，配穴多选足三里、阳陵泉、关元、水道等穴。在施用手法时，多主张中极穴针感达会阴，三阴交针感传至大腿内上侧，留针 30 分钟，每 3~5 分钟行针 1 次，若针后不排尿，可隔 3~4 小时再作施治。

### 主要参考文献

1. 顾瑞康．浙江中医杂志，1988；（6）：248.

2. 钟定波. 新中医, 1986; (4): 24.

3. 罗中秋. 新中医, 1986; (3): 20.

4. 章仁安, 等. 中华泌尿外科杂志, 1983; 4 (5): 257.

5. 杨健全, 等. 中华泌尿外科杂志, 1981; 2 (2): 117.

6. 任扑安, 等. 上海中医药杂志, 1987; (12): 9.

7. 熊旭林. 临床泌尿外科杂志, 1990; 5 (1): 36.

8. 吴源生. 江西中医药, 1987; (6): 22.

9. 张守谦, 等. 中西医结合杂志, 1988; 8 (3): 155.

10. 张淑婷. 河北中医, 1988; 10 (3): 48.

11. 晁中桓. 中医杂志, 1980; (2): 34.

12. 邹火根, 等. 中医杂志, 1982; (7): 29.

13. 张云程. 新中医, 1989; 21 (4): 41.

14. 王华西. 湖南中医学院学报, 1988; 8 (1): 24.

15. 周瑞芝. 浙江中医杂志, 1986; (11): 525.

# 淋　证

## 【概论】

以尿意频数而急，小便欲行而不畅，淋沥不尽，尿道刺痛为特征者，称为淋证。根据临床表现，淋证多分为热淋、血淋、气淋、石淋、膏淋和劳淋进行辨证施治。

淋证之名，首见于《内经》。《中藏经》根据淋证的临床表现，提出了淋有冷、热、气、劳、膏、砂、虚、实八种，开淋证临床分类的先河。隋·巢元方在《诸病源候论·诸淋病候》中明确地提出了淋证的病位在肾与膀胱，并论述了二者之间的关系，阐发了疾病发生的机理，成为临床上诊治淋证的主要病机理论。

淋证的病因病机可概括为湿热蕴结膀胱，水道不利；肝气郁滞，血脉瘀阻；肾气虚亏。由于本证以湿热为患的实证居多，故治疗大法以清宣通利为主。至于虚证，必以无湿热夹杂，始能用补法，若虚中夹实，必辨其脉证，灵活施治。

淋证主要见于某些泌尿系统疾病，如肾盂肾炎，膀胱炎，泌尿系结石，肾结核、膀胱癌及乳糜尿等病症。

【病因病机】

一、膀胱湿热，水道不利：受之于外或由内而生的湿热蕴结于膀胱，使气化失于疏利，水道不利而发为淋证。若湿热毒邪客于膀胱，小便灼热刺痛，此乃热淋。若湿热蕴结日久，尿液煎熬，尿中杂质因热灼而结为砂石，则为石淋。若湿热稽留，阻滞络脉，脂液不循常道，渗于膀胱，与尿液相混，则为膏淋。

二、肝气郁滞，血脉瘀阻：郁怒伤肝，肝气不调，郁而化火，久则血失流畅，血脉瘀阻，热移下焦，以致膀胱气化不利，而成为淋。若以脐下满闷等气滞表现为主者，则为气淋，每以调气之剂获效。

三、肾气虚亏：膀胱与肾互为表里，俱主水，其经脉连属，水道相通，关系密切。淋证日久，膀胱湿热邪气上犯于肾；久病不已，又可使肾气亏损，二者互相影响，以致病情难愈。肾虚则小便频数，膀胱有热则尿赤涩痛。所以，肾虚与膀胱湿热在淋证发病中都占有重要的位置。若遇房劳病情加重者则为劳淋。

【辨证论治】

一、辨证要领

1. 审查证候的虚实：大抵新病多实，膀胱湿热即是；久病多虚，多兼有心脾肾的亏损；有尿痛为实，无尿痛为虚；小便混浊黄赤多为湿热邪气盛，溺液清白多为邪已退或正虚。

2. 区别淋证的类别：常见的热淋、血淋、气淋、石淋、膏淋和劳淋均有不同的病机和证候特点，在治疗上又有相应的治疗方剂和措施，因此，临证必须首先辨别属于何种淋证，以便采取相对的治疗大法。如石淋以泌尿系结石为主要见症。治疗时对实证以涤除砂石，利尿通淋为主；对虚证则宜益肾消石，攻补兼施。

3. 注意标本缓急：对于淋证的标本关系，临床一般认为正气为本、邪气为标；病因为本，见证为标；旧病为本，辨病为标。淋证在证候方面可以由实转虚，或本虚标实，或因虚致实，而且淋证之间还可以互相转化，也可同时并存，所以必须根据症状，决定标本缓急、以采取针对性的治疗。

## 二、通法治疗淋证的运用

热淋——清热解毒、除湿通淋。

血淋——凉血止血、清热通淋。

气淋——理气和血、利尿通淋。

石淋——活血化瘀、排石通淋。（实证）

　　　　补益脾肾、排石通淋。（虚证）

膏淋——清热除湿、化瘀通淋。（实证）

　　　　益肾固涩、健脾燥湿。（虚证）

劳淋——补肾通淋。

## 三、分型施治

1. 热淋

症状：小便频数，欲排不畅，色黄刺痛，急迫不畅，或兼有寒热往来，恶心呕吐的表证，口苦心烦，大便秘结，舌苔黄腻，脉濡数。

治法：清热解毒，除湿通淋。

方药举例：八正散化裁（萹蓄、瞿麦、木通、石韦、土茯苓、大黄、滑石、车前子、生栀子、灯心、甘草）。

2. 血淋

症状：尿色红赤，尿时刺痛，溲频短急，淋沥不尽，甚则疼痛牵引脐腹，舌尖红，苔薄黄，脉数有力。（实证）

若尿色淡红，尿痛滞涩不著，腰酸膝软，五心烦热，舌红少苔，脉细数。（虚证）

治法：实证宜凉血止血，清热通淋。

虚证宜滋补肾阴，清热止血。

方药举例：实证用小蓟饮子化裁（生地、小蓟、炒蒲黄、藕节炭、瞿麦、茅根、栀子、三七粉、怀牛膝）。

虚证可用六味地黄汤加味（熟地、山萸肉、山药、丹皮、云苓、泽泻、知母、旱莲草、阿胶）。

**3. 石淋**

症状：小便滞涩不畅，溺时突然中断，疼痛剧烈，可放射至腰部及少腹，有时尿中带血，舌象正常，脉弦或数。

若结石日久，伤及正气，可导致脾气不足或肾气不足，或肾阴亏虚的虚实、杂证。

治法：实证宜活血化瘀，排石通淋。

虚实夹杂证宜补益脾肾，排石通淋。

方药举例：实证选石韦散加味（石韦、冬葵子、萹蓄、王不留行、海金沙、鸡内金、金钱草、川牛膝、琥珀粉）。

虚证宜针对具体病情，攻补兼施，灵活用药。

**4. 气淋**

症状：小便涩滞，淋沥不尽、小腹胀满，脉沉弦，苔薄白。若久病不愈，中气不足，可见尿频溲清，而涩滞感不甚，小便点滴不尽，小腹坠胀而痛，面色不华，舌质淡，脉沉细无力。

治法：实证宜理气和血，利尿通淋。

虚证宜补中健脾，益气升陷。

方药举例：实证选用沉香散、五苓散加减（沉香、王不留行、石韦、滑石、瞿麦、茯苓皮、泽泻、白术、青皮、台乌、小茴香）。

虚证选用补中益气汤（黄芪、党参、白术、当归、陈皮、柴胡、升麻、炙甘草）。

**5. 膏淋**

症状：小便涩痛灼热，尿液如米泔，或滑腻黏稠，舌质红苔腻，脉沉细数。

若患病日久，反复发作，可累及肾阴不足，证见腰酸膝软，手足心热，心烦失眠，舌质红，苔薄黄。

治法：实证宜清热除湿，化瘀通淋。

虚证宜补肾滋阴，固涩下元。

方药举例：实证可选用萆薢分清饮加减（萆薢、赤茯苓、菖蒲、猪苓、石韦、海金沙、滑石、黄柏、甘草）。

虚证可选用菟丝子丸加味（菟丝子、茯苓、山药、莲肉、枸杞、女贞子、丹皮、熟地、潼蒺藜、怀牛膝）。

6. 劳淋

症状：小便淋沥，时作时止，遇劳则发，肢冷畏寒，神衰气弱，腰膝乏力，面色晦滞，舌淡苔润，脉微而弱。

治法：温阳益肾。

方药举例：金匮肾气丸（熟地、山药、山萸肉、丹皮、泽泻、茯苓、附片、肉桂）。

【临床体会】

## 一、肾盂肾炎

肾盂肾炎是由细菌感染引起的肾盂和肾实质的炎症。临床上可分急性与慢性两个阶段。本病属中医学"淋证"范围。本病在急性阶段多属实证，以下焦湿热为主。慢性阶段则多为虚证，或虚实相兼，以肾阴不足，气阴两虚，脾肾阳虚为常见。在慢性阶段若感外邪或过劳而复发者，其临床表现可与急性阶段相似。

急性肾盂肾炎的临床表现：突然畏寒高热伴有不同程度的腰疼，可有明显的尿频、尿急、尿痛，排尿困难，尿道口有烧灼感。尿液混浊，偶可见血尿，尿常规检查可见白细胞尿或脓尿，个别患者可见血尿和少量蛋白尿。

本病在急性期应适当卧床休息，并给予足够的饮水，24小时尿量应达 1500 毫升以上，以加速细菌及炎性分泌物的排出。治疗应以清热解毒，利湿通淋为主。同时要区别湿与热的偏胜，以便灵活组方选药。兹介绍笔者验方二则：

柴苓通淋汤：柴胡 12 克，黄芩 10 克，蝉衣 12 克，银花 15 克，连翘 15 克，石韦 15 克，土茯苓 20 克，滑石 10 克，木通 10 克，海金沙 10 克，车前子 10 克，竹叶 6 克。本方适用于急性肾盂肾炎初期，发热重、伴有尿路刺激症状者。

加减龙胆泻肝汤：胆草 6 克，生栀子 10 克，生地 12 克，土茯苓 15 克，川楝子 10 克，石韦 15 克，蒲公英 15 克，车前草 15 克，木通 10 克。本方适用于急性肾盂肾炎证见肝经火旺，胁痛口苦，小腹满痛者。

部分慢性肾盂肾炎病人具有急性发病史，临床表现可有长期的膀胱刺激征，腰部酸痛，不规则的低热，少数患者可有反复发作性血尿，约有 15％的病人可并发高血压。慢性肾盂肾炎属中医的"劳淋""腰痛"等范畴。若证见脾肾气虚者，可选用补中益气汤加味，程氏草薢分清饮加味；若证见肾阴虚损者，可选用知柏地黄汤加味。

## 二、尿石症

尿石症是泌尿系统的常见病，是肾结石，输尿管结石，膀胱结石和尿道结石的统称。本病常见于青壮年，20～50 岁者占 90％，男性多于女性。尿石症的一般症状在急性发作时，腰腹部可突然剧痛，其性质可为绞痛或胀痛，可产生血尿，有的患者由于合并慢性感染，可长期出现脓尿。也有因输尿管结石的梗阻，可引起一侧肾积水和进行性慢性肾功能减退。结石因其所在部位不同，临床症状和体征也有其特殊性。X 线平片，是诊断尿石症可靠而有价值的方法，X 线片可显示结石的大小、形状、数量和部位，95％以上的结石均可在 X 线平片上显示。此外尿路造影术，膀胱镜检查，B 超检查和 CT 检查等均可进一步诊断结石。

尿石症辨证施治的一般规律是：病程短者，多属湿热下注，可采用清热利湿、通淋排石法治疗，多选用海金沙、金钱草、石韦、泽泻、瞿麦、鸡内金、茅根、冬葵子、大黄、元明粉等；病程较长者，治宜活血化瘀，理气排石。药选乳香、没药、三棱、莪术、穿山甲、桃仁、泽兰、陈皮、木香、皂刺；对于脾肾两虚，或屡用攻伐之剂，致正气伤损，见证有脾肾阳虚之体，可选用重剂温补脾肾之药，如：附子、肉桂、巴戟天、黄芪、党参、白术。同时可伍用淡渗利湿之品，如：茯苓、泽泻、车前子、猪苓等。

【研究与进展】

## 一、尿石症的临床研究与进展

1. 注重病证结合，临证重视补肾

很多学者认为，治疗尿石症应从辨证与辨病相结合的角度出发，既要重视疾病目前阶段的病情，又不可忽视利用现代医学的诊查手段认识其发生、发展、转化、传变等全部病理过程，二者有机地结合，将有助于提高疗效。王氏提出：治疗尿石症应据结石所处的部位及相应的症状，而给予针对性治疗，停于肾脏者着重强肾利尿化石；停于输尿管者着重利尿通淋排石；位于膀胱者着重化气行水、利尿通淋排石。对于结石滞留日久，炎症粘连较重，尤其是已有积水存在的大石，治疗中应在辨证的基础上，注重化瘀破气，软坚散结，以减少结石所在部位的粘连，抑制其胶原合成，促进结石下移，避免结石继续增长。

有的学者认为，在尿石发展过程中，无论新病、久病、寒证、热证均存在着肾虚的一面，肾虚贯穿于尿石症的始终，凡尿石症均须补肾，即使是结石初起，淋浊较为明显的湿热型，在清热利湿剂中也应佐以补肾之品。岳美中认为强肾利尿之法，于结石初发者，有助于其降下，于结石复发者，服此补肾之剂，亦当有益无害；再者从排石角度来说，结石能否排出与肾的气化功能有很大关系，通淋排石药佐以温肾之品，相辅相成，更能发挥通淋排石的作用。从发病原因来说，肾亏不足，不能行其蒸腾气化之职，可能也是形成砂石积聚的主要病因。

2. "排"、"溶"、"导"三法并进，药力宏大尿结石的病机是肾亏湿热下注。肾亏是本，湿热下注是标，治疗当宗"急则治其标"的原则，以清热利湿为要务。徐氏认为单用此法，尚嫌不足。常喜用"排"、"溶"、"导"三法并进，则药力宏大，功效倍增。"排"即排石，常用石韦、瞿麦、萹蓄、海金沙、金钱草等清热利尿通淋药，促使结石排出；"溶"即化石，常用金钱草、海金沙、鸡内金、鱼脑石、威灵仙、桑树根、胡桃肉、玄明粉、米糠等消积磨坚化石药，冀其溶解结石；"导"即下石，常用川牛膝、滑石、冬葵子、桃仁、延胡索、穿山甲等滑润攻窜导下药，以使结石下行。其中排、导两法，异中有同，排中有导，相辅相成，力促结石下行，排出体外。而溶石一法，研究价值尤高，溶中寓排，寓导，不受结石位置、大小、形态之限，适于一切尿路结石，结石溶解缩小后，更有利于排石和导石。

3. 以活血化瘀法为主，提高排石疗效

结石形成，盘踞尿路，导致气机不利，血行受阻，气滞血瘀则作肿作痛，轻者腰部隐痛，重者腰痛如折或引至少腹而呈绞痛，因此，不少学者治疗尿石症，必行化瘀行气，软坚散结之法。实践证实，以活血化瘀法为主，比单纯的清热利湿排石法疗效为优。傅氏和马氏均采用少腹逐瘀汤加减治疗泌尿系结石而取得满意疗效。具体选药是：炮姜、小茴香、官桂、赤芍、生蒲黄、炒五灵脂、元胡、当归、制乳没、川芎、桃仁等；张学能采用以活血化瘀为主的"二子化瘀排石汤"（急性子、王不留行、川牛膝、枳壳各 15 克，生鸡内金 9 克，石韦、萹蓄各 30 克）治疗泌尿系结石 95 例，治愈率为 68.4%，总有效率为 88.4%；中国中医研究院广安门医院应用以三棱、莪术、穿山甲、桃仁、赤芍、牛膝、川朴、枳壳等组成的"化瘀尿石汤"治疗具有手术指征的上尿路结石 209 例，排石率为67%，结石下移 18.2%，有效率达 85.2%；韩英麟等，在活血化瘀的基础上，加用理气药物，治疗输尿管结石 45 例，排出率为 75%，结石下移率为 13.5%，结石裂解并部分排出率为 3.8%，总有效率为 92.3%。采用的方剂是"化瘀尿石汤"

（三棱、莪术、赤芍、车前子各15克，山甲、皂角刺、桃仁、川牛膝、青皮、白芷、枳壳各9克，厚朴、乳香、没药、生苡仁各6克，金钱草30克）；阮诗玮认为本病虽属湿热下注者居多，但在后期阳虚血亏，瘀血阻滞之证亦不少。因此，治当温阴益气养血，活血祛瘀生新。药用：附子、肉桂、黄芪、当归、核桃、牛膝、蒲黄、五灵脂、益母草、鸡内金、泽兰、王不留行、水蛭、虻虫等。

4.补肾益气、促进排石

补肾益气可以推动肾气，改善肾功能，增加肾、输尿管压力，减轻梗阻，解除积水，促进结石排出。临床上常将此法与他法配合应用，以求标本同治。上海华山医院应用由附片、桂枝、川断、仙灵脾、黄精、牛膝、川椒等药组成的温肾利水剂治疗结石嵌顿性肾积水症100例，治愈71例，有效17例，无效12例，总有效率为88％；王氏依据"肾虚成石"的理论，拟定以黄芪、枸杞子、金钱草、鸡内金、海金沙等17味药组成的"净石灵"治疗310例，结果治愈127例，好转86例。周智恒等依据"诸淋者，由肾虚而膀胱热故也"的病因病机理论，采用中药通淋益肾为主的排石合剂，配合解痉药山莨菪碱，治疗尿路结石236例，共排石147例，治愈率达62.3％，有效49例，占20.8％，结石下降30～20厘米。排石合剂由金钱草、海金沙、车前草各30克，石韦、留行子、补骨脂各15克组成。对于久病肾虚者，加服由熟地、锁阳、川断、狗脊、当归、赤芍各9克，补骨脂12克组成的冲剂。罗致强氏认为对尿石症年纪较大，体质较差，或过服攻利之剂的病人，多采用北芪五苓散加减治疗。体会到这类病人纯用攻利之法不但结石难于攻下，反而使病人出现更为虚弱的现象，纯用补益之剂又有助邪为患之弊，故选用五苓散以通阳化气利水，重用北芪在30克以上，云苓可用至30克，泽泻、猪苓、白术用至20克，桂枝用10克。腰痛者加桑寄生、川断、菟丝子、骨碎补、牛膝。

## 二、泌尿系感染的临床研究与进展

泌尿系感染发病率较高。据我国 18 万人群普查：女性为
2.37%，男性为 0.25%，育龄妇女每年发病人次几乎高达
6%。目前西医都采用抗菌药物治疗，对控制发作有效，但复
发率极高。中医药治疗则对控制症状，调整全身情况，改善机
体状态，疗效比较稳定，对肾脏及全身无毒性反应，且可缓解
和纠正抗菌药物引起的毒副作用，但尿培养细菌转阴率，尿中
白细胞的消除尚不够理想，急性发作期控制膀胱刺激症状所需
时间约 8～12 天，有待进一步提高。

### （一）辨证论治的一般规律

若将临床报道的症状和选用方药相似的分型进行归类，则
可将证型分成以四型：

1. 湿热蕴结、实火炽盛型：主症是明显的尿频急涩痛、
腰痛、头昏胀、胸闷、腹胀、大便秘或溏，高热或身热不扬，
苔腻脉数。多选用八正散加减治疗，且药量宜大（可一日二
剂），驱邪务尽。本型多见于急性期或慢性感染急性发作期。

2. 肝胆郁热，心肝火旺型：主症是小便涩痛、尿赤少、
小腹坠胀疼痛、心烦干呕或恶心欲呕或呕吐、不思食，热型以
寒热往来为主，舌质红或舌尖红，苔黄或腻，脉弦数。可选用
小柴胡汤合八正散、龙胆泻肝汤加减，柴芩汤（柴胡、黄芩、
银花、半夏、蒲公英、大青叶、甘草、木通、车前子）。本型
多见于急性发作期，少数慢性期也可出现。

3. 肾阴不足、肾虚湿热型：主症是腰酸，疲乏、尿频急
涩痛时有时无或不甚明显、心烦口干、夜寐不安、手心发热，
热型为低热，舌质红，脉细数。多选用补肾阴药物，如知柏八
味丸、滋肾丸、石斛银花连翘汤等。本型可见于急性期缓解后
余邪未清，或转入慢性期出现不典型的反复发作，或慢性持续
阶段。

4. 脾肾气虚、余邪未清型：主症是尿频质清或小便失禁，
偶有小便涩痛，恶寒肢冷、腰膝酸软、纳差，舌质淡而胖润，

脉细或沉细。治疗的重点是补气补阳，如右归丸、二仙汤、参苓白术散、肾气丸、人参健脾丸、补中益气汤等。本型多见于慢性期病程较久或年纪较大，素体阳气不足者。

在急性发作期不主张使用补脾补肾药物，古人亦云"淋症忌补"。在慢性期补益脾肾，可达到巩固疗效，扶正祛邪，增强免疫，控制腰酸痛，小腹下坠，尿失禁等症状的作用。

（二）复方、自拟方治疗概况

各医家自拟方治疗本病报道较多，也被人们所接受，效果比较满意。如龙蛇荠草饮，菖蒲汤，清热剂，复方瞿柏合剂、柏风汤、肾舒冲剂、地榆大黄汤、五神汤、清淋汤、苦参通淋方、九味清淋汤、通淋利湿汤等。这些复方用药达 50 种以上。但组合频率最高的依次有萹蓄、瞿麦、车前子（草）、白茅根、白花蛇舌草、蒲公英、金银花、地丁草、地榆、金钱草、大黄、木通、滑石、石韦、黄柏、马鞭草、萆薢、甘草梢、益母草、苦参等 20 余种清热解毒、利湿通淋之品。

此外，在单味药的应用方面，主要有：珍珠草、龙葵、芘草总酸、桉叶、马齿苋、凤尾草、鱼腥草等。有人认为从现代医学角度解释，局部肿胀的组织细胞充血、渗出均可导致血流障碍，产生血瘀，所以，提倡应用祛瘀活血法治疗单纯性泌尿道感染。泌尿系感染控制以后遗留的"尿道综合征"，应用抗菌药物无效，可采用养阴清热通淋法（生地、木通、甘草梢、土茯苓、元胡、知母、黄柏、两面针）。

**主要参考文献**

1. 史少丽. 天津中医，1988；（2）：21.
2. 周智恒. 上海中医药杂志，1985；（12）：24.
3. 韩英麟，等. 中医杂志，1984；25（2）：34.
4. 张学能，等. 中医杂志，1986；（11）：36.
5. 傅昌格，等. 中西医结合杂志，1985；（5）：271.
6. 马骥，等. 中医杂志，1987；（6）：13.
7. 吴银根. 上海中医药杂志，1987；（12）：41.
8. 杨宗善，等. 陕西中医，1989；10（1）：40.

# 痛　经

## 【概论】

凡在经期或行经前后，发生小腹疼痛或痛引腰骶部，甚至剧痛难忍，以致影响工作生活者称痛经，亦称"经行腹痛"。

本病发生的主要病因病机是：情志不遂、肝郁气滞血瘀；或寒湿伤于下焦，寒凝经脉，气血运行不畅；或因素体气血虚损，胞脉失养所致。总之归责于气血运行不畅，经脉不通，不通则痛。临床以青年妇女多见，大多在经行前1～2天开始腹痛，于月经来潮后逐渐减轻。治疗以通调气血，通则不痛为治疗大法。实证宜用理气，活血；虚证宜补益气血，滋养肝肾。

现代医学将痛经分为原发性与继发性两种。原发性痛经是指生殖器官无器质性病变。继发性痛经是指因生殖器官器质性病变所引起的痛经，如子宫内膜异位症、盆腔炎、子宫黏膜下肌瘤等。本节主要叙述原发性痛经。

## 【病因病机】

一、气滞血瘀：多因情志抑郁，忧思忿怒，致使肺气不舒，气机不利，不能运血畅行，血行受阻、冲任经脉不利，经血滞于胞中作痛。

二、寒湿凝滞：可因经期涉水或冒雨感寒，或久居寒湿之处，或过食生冷等，致使寒湿之邪客于胞宫，经血凝滞，血行不畅而作痛。

三、气血虚弱：素体气血不足，或重病久病气血俱虚，冲任气血不足，胞脉失于濡养而引起痛经。

四、肝肾阴亏：多因禀赋素弱，或房事不节，或早婚多产，精亏血少，冲任失常，经行之后，胞脉空虚，以致经后小腹绵绵作痛。

## 【辨证论治】

### 一、辨证要领

痛经的辨证，一般应根据疼痛发生的时间、性质、部位以及疼痛的程度，结合经期、量、色、质及兼证、舌脉、并根据素体情况来辨别寒、热、虚、实。

1. 辨虚实：一般以痛在经前或经期为实，经后始痛为虚；按之痛甚者为实，按之痛减者为虚。

2. 审寒热：绞痛冷痛者属寒，刺痛灼痛者为热；得热痛减多为寒，得热痛增多为热。

3. 度气血：气滞为主者，胀甚于痛，常感时痛时止；血瘀为主者，痛甚于胀，多持续作痛。经前痛多为气滞；经后痛多为血虚；经期痛多为气滞血瘀。

4. 分部位：痛在两侧少腹病多与肝有关；痛引腰骶多与肾有关。

### 二、通法治疗痛经的运用

痛经的病因病机责之于气滞血瘀，气血失调，经脉不通所致。气为血之帅，血为气之母，气机不利，则不能运血以畅行，所以，通调气血始终贯穿于本病的全过程。

1. 气滞血瘀——治宜疏肝理气，活血通络。

2. 寒湿凝滞——温经散寒，利湿通滞。

3. 气血虚弱——补气益血，温阳通经。

4. 肝肾阴亏——滋肾养肝，通调冲任。

### 三、分型施治

1. 气滞血瘀

症状：经前或经期小腹胀痛，行经量少，淋漓不畅，血色紫暗有块，胸胁和乳房胀痛，烦躁易怒，舌质紫黯有瘀点，脉沉弦。

治法：疏肝理气，活血通络。

方药举例：调经定痛散（当归 9 克，白芍 9 克，川芎 4.5 克，生地 5 克，川楝子 9 克，延胡索 9 克，广木香 9 克，乌药克，没药、乳香各 4.5 克），宜在行经前 3～5 天开始服用，服至经行第二天或经净后止。

**2. 寒湿凝滞**

症状：经前或经行小腹冷痛，喜按，得热痛减，经行量少，色黯有血块，畏寒便溏，腰酸肢软，舌苔白腻，脉沉紧。

治法：温经散寒，利湿通滞。

方药举例：少腹逐瘀汤加味（小茴香、干姜、元胡、没药、当归、川芎、官桂、赤芍、蒲黄、五灵脂、香附、苍术、茯苓、焦艾叶）。

**3. 气血虚弱**

症状：痛经发生在经期或经净时，呈持续性的绵绵作痛，得按痛减，得热痛减，经色淡红量少，面色无华，头晕乏力，舌淡苔薄，脉虚细。治法：补气益血，温阳通经。

方药举例：胶艾八珍汤加味（党参、白术、云苓、当归、川芎、白芍、熟地、阿胶、焦艾叶、小茴香、炙甘草）。

**4. 肝肾阴亏**

症状：经行色淡量少，或如黑豆汁，经后小腹坠痛，腰骶酸胀无力，五心烦热，头晕耳鸣，舌质红绛，脉细数。

治法：滋肾养肝，通调冲任。

方药举例：一贯煎加味（沙参、生熟地、赤白芍、当归、枸杞、麦冬、川楝子、郁金、元胡、五味子、焦杜仲）。

## 【临床体会】

原发性痛经多见于未婚青年妇女，病因多系情志不舒或受寒饮冷。临床见证属实为多，属气滞血瘀寒凝证型多见，同时往往兼夹有气血不足，故临床表现的虚实夹杂证亦屡见不鲜，从本病的标本缓急来讲，病因病机为本，经行前后和行经期间的腹痛症状为标。因此在治疗时，应以辨证求因治本，结合病人具体的体质情况予以调理，如疏肝理气、益气补肾、扶脾养血、温经壮阳等，以达气血和顺，冲任充盈、经血畅通则痛可愈矣。在经期（多于经前4～5日开始服药）则宜调经止痛以治标，治疗大法如：理气活血、散寒化瘀、温经和血、补气益血、滋养肝肾等治法。

本人对寒湿凝滞的痛经，每多选用温经汤化裁：丹参15克，当归12克，川芎10克，赤芍10克，肉桂3克，炮姜10克，吴萸6克，香附10克，小茴香10克，焦艾叶10克，茯苓12克，台乌10克。在具体用药上，凡气滞血瘀者必用丹参，一味丹参功同四物，既可活血化瘀，又可和血补血。而乳香、没药虽有良好的止痛效果，但妇女病多兼肝气失调，此二味药异味较浓，服后每多加重肝胃不和导致呕恶，为此，临床对血瘀痛经，多选用元胡、蒲黄、五灵脂、血竭、三七粉；对肝气郁滞者，多选用柴胡、青皮、香附、川楝子、乌药、白蒺藜；温暖胞宫者，多选用官桂、肉桂、吴萸、小茴香、炮姜、桂枝、艾叶等；与此同时应温补肾阳，可选用巴戟天、附片、菟丝子、仙灵脾、川断、狗脊等；

治疗月经病，除经期坚持服药外，要连续治疗数个周期，方可起到明显的效果并达到巩固疗效的作用。服药治疗的同时，必须注意精神的调养，解除不必要的思想顾虑，保持心情舒畅。经期避免生冷饮食，慎防风寒湿邪的侵袭，注意保温保暖和经期卫生。

【研究与进展】

痛经是妇科常见疾病之一，中医治疗本病，有比较成熟的经验及有效方剂。就目前来说，此病气滞血瘀型和寒凝气滞型多见，虚证热证者少。辨证治疗及中医精华之所在，临床疗效显著。一方施治，辨证加减是吸取了近代医学科研方法，有利于临床观察总结。尽管病因不同，但治则应以通法为上，活血温经可作为基本大法。治疗本病的近期及远期疗效，显示了中医的雄厚优势，具有广阔的前景。近年来中医中药治疗痛经的进展如下。

## 一、辨证治疗

1. 分型辨证治疗：多数医家认为痛经以气滞血瘀和寒湿凝滞两型多见，可采用理气行滞，活血化瘀或温经散寒，健脾补肾的方法治疗。选方多用桃红四物汤、失笑散、血府逐瘀汤、少腹逐瘀汤、《金匮》温经汤等，随证加减。

2. 一方为主，灵活加减：陈氏采用"痛经宁"治疗 132 例，总有效率 89.4%。药物有：当归、川芎、丹参、香附、元胡、川楝子、红花、炙草等。印氏用活血化瘀法治疗痛经 108 例，基本方是当归、川芎、赤芍、泽兰、红花、丹参、五灵脂、炒蒲黄、元胡、牛膝。祝谌予氏认为痛经的主要病机是气滞血瘀，胞脉受阻，从而制订了疏肝理气、活血化瘀的痛经基本方：柴胡、当归、赤芍、陈皮、香附、川芎、生蒲黄、丹参、甘草等，治疗本病 50 例，效果显著。

3. 经前、经后、经期的证治：张氏等认为经前痛多气滞血瘀，治以活血祛瘀、行气止痛，药用制香附、路路通、郁金、青皮、制元胡、当归、川芎、红花、桃仁、柴胡、益母草、失笑散。经后痛属气血不足，治以补气养血、疏肝补肾，药用党参、白术、茯苓、熟地、白芍、炙芪、当归、补骨脂、香附、木香、鹿角片、川芎、炙草。刘氏以补肾法治疗痛经，经前加香附、乌药、玫瑰花等理气药，经期加红花、坤草、丹参、泽兰等活血药，经后加首乌、当归、熟地、白芍等养血之品。郭氏将顽固性痛经辨证为肾虚肝郁痛经证（上热下寒），经期用少腹逐瘀汤，温经汤加味；经后以清肝治上热，丹栀逍遥散加赤芍、丹参、艾叶、鹿角片等；平时重在补肾调肝。

## 二、辨证与辨病结合论治

1. 膜性痛经：郭氏等认为膜性痛经是瘀血重证。经期用蜕膜散治疗（三棱、莪术、肉桂、元胡、五灵脂、赤芍、乌药、艾叶、山楂、鹿角片、菟丝子、仙灵脾等）；平时服用五子补肾丸、艾附暖宫丸、全鹿丸等。徐氏用化膜汤（蒲黄、五灵脂、山楂肉、三棱、莪术、青皮、乳香、没药、血竭、参三七等）治疗 30 例膜样痛经，总有效率 86.7%。也有用桃红四物合失笑散加减治疗膜样痛经，疗效显著。

2. 子宫内膜异位症：刘氏将内膜异位症分三型治疗，即寒凝血瘀型、气虚血瘀型、阴虚血瘀型。治疗采用经前方以祛瘀为主（生蒲黄、五灵脂、丹参、川牛膝、制乳没、三棱、莪术、川芎、刘寄奴、参三七）。经期方以活血化瘀、理气止痛、止血为主（蒲黄炭、五灵脂、炒川柏、花蕊石、香附炭、炒乌药、炒川芎、大黄炭、炙芪、肉桂）。经后方用活血化瘀、软坚温肾为主（桂枝、赤芍、丹皮、桃仁、昆布、三棱、莪术、王不留行、炙地鳖虫、炙鳖甲、茯苓、锁阳、仙灵脾、逍遥丸）。以上是寒凝血瘀型的基本方。气虚血瘀型在上三方的基础上各加黄芪、党参即可。阴虚血瘀型的治疗，在经期方中去肉桂加侧柏叶、地榆。经后方中去桂枝、仙灵脾、锁阳加元参、麦冬、桑枝。蔡氏报道用经痛方、血崩方、散结方三个基本方加减治疗本病，治疗 43 例、显效 13 例，有效 25 例，无效 5 例。邵氏等用活血化瘀法治疗子宫内膜异位症 156 例，有效率 82.5%。总之本症目前的治愈率不高，有待进一步深入研究。

### 三、验方及其他疗法

杨氏用玄灵汤（玄胡、五灵脂、白芍、当归、川芎、甘草）加减治疗 110 例原发性痛经，总有效率 91.8%。陈氏等用通经饮（坤草、五色梅花、星宿菜、南五味子根、定经草、连钱草）治疗痛经 198 例，效果显著。王氏用痛经灵方（丹参、赤芍、蒲黄、五灵脂、醋元胡、香附、桂枝）治疗 325 例，有效率 90.4%。

此外许氏用痛经外敷散为主治疗痛经 62 例，腹痛消失 48 例，减轻 11 例，无效 3 例。王氏用捏背法治疗痛经有一定疗效。马氏则针刺承浆、大椎治疗痛经、连用 3 个周期，疗效较好。

## 主要参考文献

1. 张仲海，等．陕西中医，1988；9（7）：328.
2. 郭湾红．江苏中医杂志，1984；（5）：23.
3. 许曼理．上海中医药杂志，1984；（3）：21.

# 输卵管阻塞

## 【概论】

输卵管阻塞是妇科常见的疑难病之一，临床表现以输卵管管阻塞不通，月经不调，带下增多，腹痛且胀，腰骶酸痛，婚后数年不孕为主要表现。在中医学文献中没有专述，但根据其症状表现可概括于"无子""月经不调""带下""癥瘕"等篇章中。本病的病因病机是七情郁结，肝气不舒，气滞不畅，或因寒湿，湿热之邪阻滞脉络，进而瘀血内阻，脉络阻塞不通而致。所以，在症状表现上主要突出"瘀而不通"，治疗大法则"化瘀以通塞""活血以调经"。本病的治疗目前仍较棘手，运用中医中药辨证施治效果较为乐观，有效率可达 97.5%，妊娠率达 86.2%。

## 【病因病机】

七情不遂，肝气郁结，气滞则血瘀，形成少腹经脉阻滞不通，或因寒湿，湿热之邪阻滞少腹经脉，导致瘀血阻滞不通而致。

## 【辨证论治】

### 一、辨证要领

1. 辨病邪的性质：湿热为患者多带下量多色黄，月经先期，舌红苔黄；寒湿为患者多带下清稀，少腹冷痛，经期落后，量少不畅，舌淡有瘀斑；气滞为患者多带下色青，少腹胀痛，月经先后不定期，量少色紫。

2. 辨证与辨病相合：为了提高中医药治疗本病的疗效，临证除审机论治、辨证用药外，还必须结合辨病而选用中药，如：妇科检查发现附件增厚，压痛明显者，说明炎症较剧，可加用或重用清热解毒之品。针对女性月经周期的生理变化分段论治，有助于输卵管的疏通，增强治疗效果。本病的确诊，必须经子宫输卵管碘油 X 线摄片造影证实。

## 二、通法治疗输卵管阻塞的应用

1. 行气活血，化瘀通塞——适用于气滞血瘀，常用药物如：当归、柴胡、香附、白芍、橘叶、穿山甲、苏木、水蛭、王不留行等。

2. 温经散寒，活血通塞——适用于寒湿瘀滞型。常用药物如：附子、肉桂、仙灵脾、荔核、三棱、莪术、细辛、桂枝等。

3. 清热凉血，消结通塞——适用于湿热瘀滞型。常用药物如：败酱草、公英、半枝莲、银花、土苓、生苡仁、地鳖虫、穿山甲等。

4. 益气活血，散瘀通塞——适用于气虚血瘀型。常用药物如：黄芪、党参、白术、赤芍、当归、川芎、丹参、昆布、海藻、木通等。

## 三、分型施治

1. 气滞血瘀

症状：月经先后不定期，量少色紫暗伴血块，经行少腹胀痛下坠，乳房胀痛，腰骶酸胀痛，带下色青，舌质暗苔薄润，脉弦滑。

治法：行气活血，化瘀通塞。

方药举例：少腹逐瘀汤和逍遥散加减（当归、赤白芍、川芎、小茴香、官桂、干姜、柴胡、茯苓、白术、甘草）。

2. 寒湿瘀滞

症状：经期少腹冷痛，腰骶酸痛，经期错后，量少不畅，色暗有块，少腹冷痛，得温则舒，带多清稀气腥，舌质淡，有瘀斑，苔白润，脉沉迟。

治法：温经散寒，活血通塞。

方药举例：桂枝茯苓丸加味（桂枝、茯苓、丹皮、桃仁、赤芍、荔核、葫芦巴、黑附片）。

3. 湿热瘀滞

症状：腰酸，下腹痛，带下量多，色黄呈脓性，质黏稠，气秽浊，月经提前，量少色黯红，尿频色赤，舌质红，苔黄腻，脉滑数。

治法：清热凉血，消结通塞。

方药举例：桂枝茯苓丸加味（桂枝、茯苓、桃仁、赤芍、丹皮、生苡米、穿山甲、红藤、地鳖虫、蒲公英、金银花）。

4. 气虚血瘀

症状：头昏神疲，形寒纳差，经后少腹隐痛，经量少而色淡红，带下中等，舌质淡苔白，脉沉迟。

治法：益气活血，散瘀通塞。

方药举例：四君子汤化裁（党参、白术、黄芪、赤芍、陈皮、当归、川芎、丹参、鸡血藤、穿山甲、路路通）。

## 【临床体会】

上海李祥云治疗本病有三点体会：一是要治病求本，攻实为主。应用理气活血，祛瘀止痛，软坚散结，清热解毒四种治法。初期以理气活血，祛瘀止痛为主，且药量宜大，目的在于使瘀阻松解，继则软坚散结，使瘀阻复软，易散易消。二是参照经期，分段用药。可分为三个阶段，即平时用药以理气活血，祛瘀止痛为主；中期（黄体期）加用补肾壮阳之剂；行经期和经前期配用四物汤。三是攻补兼施。用药1～2月之后，适当加入益气补血药物，如党参、黄芪等。

上海庞泮池认为本病以肝郁肾虚，肾虚夹瘀者为多，虚实夹杂是本病的特点，导致不孕的根本因素是"瘀"。所以临床治则为化瘀消积，以攻为主。本病的另一特点是临床见证以肝肾两经病变居多。肝经瘀滞与输卵管阻塞不孕的形成关系密切。这样在临床辨证施治时，不仅考虑药物作用，针对病变性质，还要考虑药物的归经与病变脏腑相吻合。拟方"通管汤"由当归9克，熟地9克，赤白芍各9克，川芎9克，桃仁12克，薏苡仁12克，红花12克，海螵蛸20克，生茜草9克，制香附12克，路路通15克，石菖蒲9克，皂角刺9克，败酱草15克，红藤15克组成。此方中有14味药物入肝经，冀药力直达病所。

【研究与进展】

一、审机论治，辨证用药根据临床报道，综合各医家见解，输卵管阻塞主要可分为以下几型：

1. 气滞血瘀型：多采用少腹逐瘀汤，血府逐瘀汤，桂枝茯苓丸，四逆散等化裁治疗。

2. 寒湿瘀阻型：钱嘉颖报道以通卵受孕种育汤（当归、炒蒲黄、荔核、干姜、元胡、赤芍、官桂、炒茴香）治疗。李祥云治疗87例中，属本型的有14例，占16.1%，治疗拟用温经散寒，活血通络法。药用：鸡血藤，当归、附子、肉桂、菟丝子、仙灵脾、锁阳、紫石英、香附、三棱、莪术、炮姜等。

3. 湿热瘀滞型：黄莉萍以桂枝茯苓丸加金银花、虎杖、土茯苓、冬瓜仁等治疗。李祥云则选用红藤、败酱草、蒲公英、半枝莲、黄芩、黄柏、丹皮、赤芍、三棱、莪术、地鳖虫等。

4. 气虚血瘀型：郑健成以理气活血、化瘀通络为治法，选用黄芪、人参、川芎、桃仁、红花、丹参、路路通、昆布、海藻、木通、穿山甲等。李祥云则选用党参、黄芪、白术、淮山药、赤芍、陈皮、当归、川芎、桃仁、丹参、鸡血藤、穿山甲、路路通等。

二、结合周期，分段施治根据中医学"通则不痛"的理论，用活血化瘀通利法，并按照女性生理变化周期分段治疗。

1. 卵泡期用药：以化瘀通塞为主，同时兼顾肝、脾、肾三脏，攻补兼施。常选用：穿山甲、生牡蛎、肉桂、红花、桃仁、橘络、元胡，丹皮，赤芍、党参、何首乌。炎性包块加丹参、莪术；输卵管周围粘连加益母草、赤芍；输卵管积水加泽兰、琥珀等。

2. 排卵期及黄体形成期用药：以补益为法，避免过猛攻破。常选用：菟丝子、当归、杜仲、川断、枸杞、山药、香附、阿胶等。

### 三、灌肠外敷，治法多样

1. 保留灌肠法：李祥云常用三棱、莪术、苏木、蜂房、皂角刺等。许润三药用丹参、赤芍、枳实、当归、乳香、没药、透骨草等。具润浦氏选用皂角刺、蒲公英、川朴、生大黄、银花藤。

2. 保温外敷法：许润三以透骨草、川乌、威灵仙、肉桂、没药、乳香等药研粒滴入白酒保温外敷于少腹。孙月丽自拟火通药：乌头、鸡血藤、白芷、防风、红花等，热敷少腹。

3. 其他方法：傅友丰以红花、当归、川芎 3 味中药组成复方当归注射液，每 2 毫升加生理盐水稀释至 12 毫升为 1 个剂量，在卵泡期前期行输卵管通液 1～3 次，每次间隔 1～2 天，3 个月为 1 疗程。共治疗 34 例，有效率达 97.5%，妊娠率为 52.9%。

四、经络选穴、激光理疗蒋氏采用氦——氖激光治疗机，取穴：双侧气海、关元及患侧大赫，气穴，水道，归来，子宫，照射治疗 43 例，有效 27 例，妊娠 14 例。杨翠贞选用二氧化碳激光治疗器和特定电磁波治疗仪，照射部位按输卵管位置而定，共治疗 39 例，治愈率为 53.8%。

### 主要参考文献

1. 李玲．中医杂志，1985；(8)：35.

2. 李祥云．中医杂志，1982；(4)：37.

3. 刘健. 陕西中医, 1990; 11 (7)：330.

# 乳　癣

## 【概论】

乳癣相当于现代医学之乳腺增生病（亦称慢性囊性乳腺病、乳腺小叶增生），为常见的病症。其临床特点是乳房周期性胀痛，轻重不一，常发生或加重于月经前期，其肿块形状不同、大小不等，无痛，推之可移，与周围组织的分界不很清楚，肿块多在月经后期略为缩小，发病缓慢，以中青年妇女多见。

本病最早见于明《外科活人定本》，到了清代，从发病因素以及症状观察，都有了发展，并对后世产生了深远的影响。其病因病机主要是：肝郁气滞，冲任失调，气滞、痰凝、血瘀聚结成核。治疗原则以疏肝理气，活血散瘀、消痰散结，通经舒络为要。

## 【病因病机】

1. 肝郁气滞：乳房为肝胃二经所司，若郁怒伤肝，肝气郁结，气机阻滞，导致气滞血瘀结于乳络，发为乳癣。或久思伤脾，脾气结滞，水湿失运，痰浊留滞，凝结于乳房而为乳癣。

2. 冲任失调：冲为血海，任主胞宫，冲任二脉均来源于肝肾，内伤情志，肝胃不和，肝气不舒，郁于胃中，故乳房结肿常随情志的喜怒而变化。因乳房与血海和胞宫的密切关系，故乳房胀痛多随月经周期而变化。

结合现代医学生理、病理机制分析，认为本病主要与内分泌失调有关，即卵巢孕激素水平低下，雌激素水平过高，引起乳腺主体和间质不同程度的增生所致。

## 【辨证论治】

### 一、辨证要领

1. 辨气滞：肝主疏泄，肝气之条达与乳房密切相关。若每因情绪郁闷，则见乳房发胀，且有增大感，伴胸胁胀满，口苦咽干，脉弦滑，多为肝气郁滞。

2. 辨痰凝：劳倦伤脾，脾失健运，水湿停滞，聚而为痰凝，每遇劳累后结节疼痛加重，伴乏力、纳差、舌淡有齿痕。

3. 辨血瘀：气行血行，肝气郁滞，导致冲任失调，进而月经不调，经量少而多血块，乳房结节随着月经量的多少而产生相应的变化，舌质可见瘀斑或瘀点。

### 二、诊断、疗效标准

诊断标准

1. 本病多见于 30~40 岁妇女。

2. 一侧或两侧乳房发生多个、大小不同的圆形、韧硬的结节。常分散于整个乳房，也可局限在乳房的一部。

3. 肿块边界不清，与皮肤不相连，推之可动，肿块每随喜怒而消长，始终不会溃破。

4. 乳房部有明显胀痛，常在月经前加重，月经后减轻。

5. 可作肿块穿刺涂片病理检查 X 线钼钯乳房摄片。

辨证分型

1. 肝郁痰凝：伴胸闷胁胀，易愁喜怒，失眠梦多，心烦口苦，舌苔薄黄，脉象弦滑等症。

2. 冲任不调：伴有腰酸乏力，神疲倦怠，月经先后无定期，经水量少，色淡或经闭。舌淡苔白，脉象沉细等症。

疗效标准

1. 痊愈：乳房疼痛及肿块消失。

2. 好转：乳房疼痛减轻，肿块缩小。

3. 无效：乳房疼痛不减，肿块未见缩小。

## 三、通法治疗乳腺增生病的运用

本病属气血瘀滞，冲任不调所致，所以理肝气，通乳络，化瘀滞，消痰凝，调冲任为本病治疗大法，只有采取通法，才可使增生的乳腺逐渐缩小乃至消失。

## 四、分型施治

1. 肝郁痰凝：症状和体征已知前述。

治法：理气疏肝，化瘀通络。

方药举例：乳痛汤（陕西魏琳报道）：柴胡、赤芍、乌蛇、娑罗子各10克，当归15克，瓦楞子、全瓜蒌、牡蛎各30克，蜈蚣2条，生甘草6克。每日1剂，分早晚两次空腹温热服，月经期可连续用药，连服三周为1疗程，无特殊饮食禁忌。但须避免劳累，精神刺激。

2. 冲任不调：症状和体征如前所述。

治法：调理冲任，软坚散结。

方药举例：乳腺增生片（广州叶爱湘等报道）：柴胡、当归、橘核、荔核、黄芪、海藻各12克，川楝子、元胡、全瓜蒌、没药、桃仁、法半夏、昆布、三棱各9克，生牡蛎15克，田三七、乳香、红花各6克。提取浸膏，制成糖衣片30片。自月经干净后第4天开始用药，日三次，每次8～10片，连服20天为一疗程，停服其他一切药物。

【临床体会】

乳腺增生，由于其组织形态特征的多种多样，又分别称为乳腺小叶增生、乳腺囊性增生、纤维囊性乳腺病等。在诊断方面，依据月经前乳房疼痛或疼痛加重，经后疼痛减轻或消失的周期性改变，肿块大小和硬度的不恒定性并在经前稍大较硬，以及触诊见乳房肿块，条件允许可作活组织切片检查有助确诊。但应注意与乳房恶性肿瘤相鉴别，其鉴别要点是乳中胀痛，肿块是否伴随月经周期和情绪的变化而变化，否则，若肿块迅速增长或质地变硬，应高度怀疑恶化的可能。

在临床分型方面，我们认为不必过细，因为往往二型并见。在治疗方法上，应以主方为主，随症加减治疗，即可获得显效。介绍自拟方一则，供参考。

当归15克，川芎10克，赤芍10克，青陈皮各10克，王不留行12克，浙贝15克，夏枯草20克，丹参15克，生牡蛎20克，甘草6克。

有报道使用单味商陆制成片剂，其方法是：将生商陆切片，经高压锅蒸2小时烤干，粉碎制成片剂，每次3克，每日3次。治疗本病253例，治愈94例，显效72例，好转74例，无效13例。

还有采用老鹳草30～60克，每日当茶冲服或煎服，1日2～3次，30～60天为一疗程。治疗本病58例，治愈30例，显效24例，无效4例，总有效率93.2%。

## 【研究与进展】

### 一、发病率、病因及与癌变关系的研究

流行病学的调查提示50%左右妇女均有乳腺增生的现象。严格的细胞组织病理的观察，90%以上的妇女乳腺切片，均有不同程度的增生现象，因此有人认为，正常乳腺与乳腺增生病，仅为增生程度不同而已。在病理分型方面，从广义来讲有两种基本的增生类型，即上皮增生和腺病。

在病因方面，目前多认为，雌孕激素平衡失调，使雌激素长期刺激乳腺组织，而无孕激素的节制和保护作用是导致乳腺增生的重要原因。也有认为，此病患者P分泌降低，不能对抗$E_2$的活动，从而引起乳腺组织的增生。目前，国内外许多专家认为此病系癌前期病变，且在病理形态学上找到了充分的证据。

### 二、中西医治疗本病的进展

西医的研究治疗大多集中于激素制剂的运用方面，最初是试用雄激素的治疗，以后又用黄体酮治疗，最近又采用溴隐亭、丹那唑等药治疗。其他还有用甲状腺素，碘化制剂，利尿剂、维生素类（$B_1$、$B_6$、E）等。最近王广运等使用北京医疗器械厂 XW—1 型射频温控热凝机，采用射频内植电极进行侵袭性病灶热疗，共收治本病 40 例，总有效率 92.5%，为使用新仪器治疗本病开辟了新路子。

目前国内大多用中医中药治疗本病。可分为以下四种治疗方法。

1. 辨证分型施治

金东槿治疗本病 585 例，取得有效率 90.3% 的疗效。分型为冲任不调、气滞痰凝。治以疏肝解郁，调摄冲任（柴胡、当归、海藻、莪术、仙灵脾等）；肝气郁结，痰郁互结。治以削坚散结、解郁化痰（海浮石、昆布、海藻、海蛤粉、地龙、白花蛇草、三棱、郁金、元胡、银柴胡等）；肝郁气滞、肝脾失调。治以滋补肝肾、活血化瘀（当归、白芍、鸡血藤、夏枯草、川楝子、香附等）。治疗期间，月经前期应重用活血化瘀，经期宜调经，月经后要调补肝肾。

马禄均等分三型论治，肝气郁结，痰瘀内阻型，用疏肝理气、祛痰化瘀（柴胡、赤芍、川楝子、青皮、橘叶、蒲公英、山慈菇、莪术）；肝郁痰阻、冲任失调型，用理气化痰、调理冲任（上方加用元胡、仙茅、仙灵脾）；肝郁火旺、痰瘀内结型，用清肝理气止痛，祛瘀化痰软坚（川楝子、青皮、橘核、莪术、山慈菇、蒲公英、夏枯草、煅牡蛎等）共治疗 51 例，有效 43 例。

李兆鼎分为气郁、血瘀、痰瘀三型，偏气郁者，治以行气解郁消结（柴胡、赤芍、制香附、元胡、川楝子、青皮、皂刺、花粉、牡蛎、山慈菇等）；偏血瘀者，治以活血化瘀为主（赤芍、红花、丹参、莪术、泽兰、山甲、郁金、元胡等）；偏痰瘀者，治以软坚化痰为主（牛蒡子、陈胆星、生牡蛎、夏枯草、山慈菇、皂角刺、青皮、竹茹等），共治疗 128 例，有效率达 94.58%。

### 2. 以基本方加减治疗

赵本贞自拟"乳块消肿汤"，处方由当归、川芎、赤芍、桃仁、香附子、全瓜蒌、炮山甲、柴胡、桔梗、枳壳、元胡、甘草等组成，每日 1 剂水煎服，治疗 62 例，有效率 92%。赵太丰自拟"消癖饮"治疗本病 116 例，处方由当归、白芥子、青皮、柴胡、赤芍、三棱、大贝、王不留行、丹参、全瓜蒌、郁金、莪术、牡蛎等药物组成，总有效率 93%，痊愈率 71%。秦学义以当归、桃仁、红花、熟地、白芍、枳壳、桔梗、浙贝母、元参、生牡蛎、丹参、牛膝、甘草组成活血软坚为主的方剂，治疗 22 例，均获痊愈。韩玉洁等组成"疏肝消核方"治疗本病 627 例，总有效率 94.9%，这个基本方由柴胡、白芍、当归、郁金、香附子、橘核、元胡、白术、瓜蒌皮、鹿角霜、炙甘草等组成。

### 3. 单方、验方及针刺疗法

李新民取艾叶、淫羊藿、柴胡、川楝子、天门冬等制成乳增片，治疗 530 例仅 49 例无效。刘氏制成化癖三联汤（丸），纳海藻、甘草、柴胡、两头尖、大贝、当归、没药、肉桂、半夏、青皮、白芥子、土鳖虫、淫羊藿、功劳叶等，治 170 例，愈 142 例。贾氏把露蜂房、半枝莲、山慈菇、山豆根各等量，制成蜜丸。吴运苍的巴蜡丸等，有效率均越 95%。

郭诚杰氏等用针刺疗法，以舒肝和胃，调理冲任为主，胸组取屋翳、膻中、足三里；背组取肩井、天宗、肝俞等穴，多在一月左右显效。5 年后随访 66 例，总有效率仍达 92.4%，表明针刺治疗的远期效果好。

### 4. 外敷药物治疗

外敷药物治疗可使药物直达病所，显效迅捷。作者用芒硝为主外敷（芒硝 60 克，生南星、露蜂房各 20 克，乳香、没药各 15 克，研细与凡士林调敷患处），共治 32 例，治愈 18 例，好转 14 例。贺伟俊用乳没冰黄膏：乳香、没药、黄柏、大黄、冰片共研细末，以鸡蛋清调膏，摊于纱布上，敷贴患处，然后用热水袋外敷半小时许，24 小时换药一次，治疗 38 例，愈 36 例。杜玉堂将全蝎、地龙、檀香、玫瑰花等研末，入小袋，分装乳罩内，使之戴上后各小袋正好对准肝俞、乳根、阿是等穴的相应位置，连戴一个月左右，治 413 例，有效 370 例。任应波等以乳脐敷（蒲公英、木香、当归、白芷、薄荷、山栀子、地丁草、全瓜蒌、黄芪、郁金、麝香研末），贴脐部，692 例，有效率 99.3%。

### 三、中医药治疗男性乳房发育症的近况

1. 病因病机的认识

本病相当于中医学之"乳病"。病因病机多归纳为：肝肾阴虚、痰火互结；肾阳虚衰，痰湿停聚；肝气郁结、气结痰郁；气滞血瘀，瘀血阻络而致。

2. 分型论治现状

①肝肾阴虚型：六味地黄汤加当归、白芍、川贝、牡蛎；左归丸加贝母、瓜蒌；一贯煎加减或滋水清肝饮加减。

②肾阳虚衰型：多发于老年人，治以温补肾阳为主，方选右归丸加白芥子、贝母等；施氏用仙茅、仙灵脾、当归、白芍、巴戟天、肉桂、丝瓜络、清半夏、橘叶、橘核等治愈 8 例。

③肝郁气滞型：本型以青壮年多见，治以疏肝行气、化痰散瘀为主。方有：加味二皮汤（青皮、陈皮、当归、赤芍、天花粉、王不留行、瓜蒌、丹参、柴胡、川贝）；自制消疬丸（柴胡、白芍、青皮、陈皮、半夏、茯苓、白芥子、香附、牡蛎、瓜蒌、莪术）；散结一号方（青皮、乳香、没药、炙草乌、昆布、海藻、夏枯草）；程氏等治疗本病，则用柴胡、当归、白芍、贝母、白芷、枳壳、海藻、昆布、元参、牡蛎、瓜蒌皮、夏枯草、丹参等水煎服，并加服小金片，疗效亦佳。若肝郁化火者，则用柴胡、赤芍、丹皮、蒲公英、玄参、大贝、生

牡蛎、白蒺藜、橘核、橘叶等为基本方。

④气滞血瘀型：治疗以活血化瘀、散结行气为主。方药如：袁氏散结Ⅱ号（莪术、三棱、郁金、当归、炙草乌）；740～2片（生牡蛎、夏枯草、生黄芪、丹参、元参、没药、乳香、天冬、瓜蒌、鸡内金、白术、海藻、贝母、三棱、莪术）；加减疏肝溃坚汤（夏枯草、赤芍、白芍、桃仁、红花、穿山甲、牡蛎、乳香、没药、青皮、柴胡）。

3. 专方治疗

王氏消疬汤（橘叶皮、柴胡、瓜蒌、海藻、三棱、莪术、荔核、当归、赤芍、仙茅、鳖甲、菟丝子、川贝母），并配伍白芷、蜂蜜调糊或阳和解凝膏外敷，治疗本症45例，总有效率95.5%；叶氏以自拟化积汤（核桃壳、海藻、菝葜、丝瓜络、莪术、香附、天葵子、鸡内金、山楂、茜草根、夏枯草、山甲珠、鲜柑叶）加减，治疗34例；痊愈24例，好转6例，无效4例；盛氏以香附、瓜蒌、菟丝子、柴胡、青皮、陈皮、当归、赤芍、贝母、三棱、莪术、白芥子、半夏、杜仲为基本方，治疗本症60例，全部有效。秦氏则主张用一味青皮或橘叶煎服。秦玉杰报道以神效瓜蒌散加味（柴胡、元胡、瓜蒌、浙贝、当归、元参、连翘、海藻、昆布、乳香、没药等）水煎服。同时用石膏50克，芒硝50克，黄柏100克，研细水调外敷乳部、治疗本症28例，全部治愈。

### 主要参考文献

1. 郑东利，等. 上海中医药杂志，1991；(6)：36.

2. 吴兆华，等. 新中医，1991；(8)：50.

3. 吴建新. 中西医结合杂志，1989；(4)：252.

4. 梁映寰. 新中医，1989；(2)：24.

5. 诊断标准：陕西中医，1988；(5)：封4.

# 男 科 瘀 证

## 【概论】

男科瘀证是以肝肾两经循行的某些部位疼痛、结块和性机能紊乱，精液异常以及唇舌、脉的瘀象为特点的病证。男科之瘀证包括有血瘀和精瘀两类。血瘀是血液的运行障碍，甚或滞涩不通；精瘀则是精的化生、流动、流通及排泄过程障碍和病理性的停滞。血瘀与精瘀两者往往互为因果，临床表现错杂出现，故将二者合称为男科瘀证。近年中医男科的研究引起了广泛的关注，尤其是化瘀法（广义之通法）在男科临床的运用范围也越来越广，因此，对男科瘀证进行探讨很有必要。

【病因病机】

一、输精管道不通炎症、肿物阻塞或粘连、外伤，手术的创伤等均可使精液的生成和排出受阻而导致精瘀。

二、泌尿系统的炎症如前列腺炎或肥大、附睾炎、精索静脉曲张、精囊炎、鞘膜积液等可致精瘀。

三、滥用中药补剂或西药激素类药物无虚妄补，煎炼精液，或滋阴过盛，阴盛阳衰，阳气无力蒸化，阴精凝滞不通，形成精瘀；或过用激素类药物，使精液的生成和排泄过程紊乱，导致精瘀。

四、痰湿瘀阻过食肥甘，或脾胃功能失调，聚湿成痰，痰湿踞于精室，阻滞精液化生及排泄；或痰精互结，使精液成分发生改变，致成精瘀。

五、出血和瘀血生殖系统外伤出血或过服温热药，使局部充血膨胀，积于精室；血瘀使生殖系统各组织缺氧、变性、坏死，可阻滞精液化生，影响精液的排泄。

六、其它因素如手淫和同房忍精，形成败精瘀滞精室；外阴部衣裤过紧，造成血流受阻，睾丸供血不良，产生精瘀；或精神忧郁，或同房时精神刺激，均可使气血流通失其畅达而致精瘀。

【辨证论治】

## 一、症状特点

1. 疼痛：男科瘀证的疼痛主要反映在乳房、肾区、睾丸、阴茎、少腹、精道等肝肾经脉循行的部位。其疼痛固定，持续时间长，反复发作，每于睡眠或休息后加重，呈针刺样疼痛或胀痛、坠痛。

2. 肿块：多因精血痰湿四者凝滞不通，积而不散，久聚而成，且经久不化。如：阴茎之痰核硬结、前列腺肥大、睾丸或附睾肿块，精索静脉粗大等。

3. 性机能紊乱：如经常遗精、阳痿、射精不爽或射精时精道刺痛，甚或精闭不通。

4. 精液异常：由于精液的化生、流通障碍，瘀阻不畅，因而可引起精液的异常变化。如精液稠厚或呈团块状，不易液化或不液化，精液量偏少，精子不活动，或精子畸形等。

5. 唇舌紫黯，边有瘀点或瘀斑：唇晦黯，舌质紫，舌边有瘀点、瘀斑、舌脉粗大。

6. 脉沉涩或细涩。

## 二、通法在男科瘀证中的运用

"通精化瘀"是治疗男科瘀证的大法。偏血瘀者，化瘀活血；偏精瘀者，化瘀通精；精血同瘀者，通精化瘀。临床须根据不同的体质、证候，采用清化、温化、或补而兼化，或破而佐化，或祛痰化瘀，或祛瘀生精。气滞血瘀者，行气活血；寒凝血瘀者，散寒活血。总之，宜随证治之。

## 三、分型施治

1. 瘀血停聚证

症状：性交时阴茎勃起坚硬，久不得泄，平时睾丸坠胀疼痛，甚则牵连少腹，胸胁刺痛、舌质紫黯、脉细涩。

治法：活血化瘀，通达精窍。

方药举例：通窍活血汤加味（桃仁、红花、川芎、赤芍、王不留行、白芷、路路通、生姜、大枣、老葱）。

2. 湿热下注症

症状：婚后不育，精液黏稠不液化，并有脓、白细胞；小便灼热，频数淋漓，黄赤混浊，伴尿痛感，小腹拘急，舌苔黄腻，脉濡数。

治法：清热利湿、化瘀通精。

方药举例：龙胆泻肝汤加味（龙胆草、黄芩、栀子、泽泻、木通、车前子、当归、生地、柴胡、知母、丹参、赤芍、甘草）。

3. 湿热瘀阻、精窍不利证

症状：射精不爽，精液稀少，或不射精，伴精道刺痛，失眠多梦，腰膝酸软，情志抑郁，面色紫黯，舌淡紫，脉弦细。

治法：活血通精、清热利湿。

方药举例：化瘀通络汤加味（熟地、牛膝、丹参、当归、赤芍、萆薢、桃仁、路路通、远志、通草）。

4. 痰湿瘀阻证

症状：阴茎举而不坚，或坚而不持久，下肢酸软，头晕耳鸣，睾丸胀痛。舌质暗有瘀斑，苔腻，脉沉滑。

治法：活血祛瘀化痰。

方药举例：还少饮子（当归、桃仁、红花、丹参、益母草、水蛭、虻虫、苍术、橘红、黄精、仙灵脾、制首乌、怀牛膝）。

5. 瘀热阻滞证

症状：有睾丸外伤史或睾丸炎病史，无精子，腰痛，会阴部疼痛，睾丸疼痛，尿后余沥不尽或血精。舌尖红，脉滑数。

治法：化瘀清热。

方药举例：红白皂龙汤加减（白毛夏枯草、金银花、蒲公英、车前子、泽泻、黄芩、黄柏、红花、皂角刺、地龙、泽兰、香附）。

【临床体会】

华良才教授认为：精瘀证的治疗关键在于活血通精。缘精血同源，精血互生。精瘀血亦瘀，血活精自通。临床可用活血通精汤（华氏经验方）：当归10克，益母草、制首乌各20克，鸡血藤、金毛狗脊、怀牛膝各 15 克，血竭 5 克，黄酒为引。本方由入肾经的活血药组成，具有活血通精、养血生精的作用，用于因诸原因精瘀致性功能障碍、无精子、精子少、精子畸形、精子成活率低、精子过多及逆向射精等。选用药物除上述诸药处，如骨碎补、川续断、蒲黄、五灵脂、桃仁、红花、土鳖虫、穿山甲、王不留行等，均可辨证选入。对于兼精虚之证，亦可增入补肾壮阳、滋肾填精之品，或采用先通后补之法。

也有医家认为男科瘀证的瘀象不明显时也可适当加入作用缓和的化瘀药物，以提高疗效。在使用化瘀药物时，不宜过度，要中病即止，并适当加入补肾之品。至于化瘀药物的选择必须是入肝肾两经者，使药力直达病所，如当归、赤芍、桃仁、牛膝、红花、丹参、川芎、穿山甲、王不留行、虎杖、蜈蚣、路路通、琥珀等。

【研究与进展】

## 一、不射精症治疗近况

不射精症大致可分为实证型、虚证型和虚实夹杂型。而实证型多于男科瘀证相关，如湿热阻塞，郁闭精窍；气滞血阻或痰瘀互结阻塞精窍；肝经寒湿，精道阻塞型。

对于湿热下注或湿热阻塞致精窍郁闭型的治疗，可用三仁汤加味、或龙胆泻肝汤加减。

气滞血阻或痰瘀互结阻塞精窍型多选用：血府逐瘀汤加穿山甲、丹参、皂刺、路路通；化痰祛瘀通络汤：全当归、桃仁、路路通、赤白芍、川芎、生黄芪、川桂枝、丹参、陈胆星、川牛膝。

肝经寒湿，精道阻塞者多选：少腹逐瘀汤加减：小茴香、吴茱萸、肉桂、附子、路路通、党参、巴戟天、甘草。并加用温针曲骨、三阴交、会阴、会阳穴。

专方治疗不射精症有：龙马自来丹：马钱子、地龙；马钱通关散：马钱子 0.3 克，蜈蚣 0.1 克，研细末，每晚睡前 1.5 小时吞服。通窍滋肾健脾汤：仙茅、路路通、石菖蒲、白术、枸杞、韭菜子各 12 克，马钱子 1 克，蜈蚣 1 条，仙灵脾 30 克，石斛 10 克，牛膝 9 克，山萸肉、山药、白花蛇舌草、补骨脂、覆盆子、菟丝子各 15 克。治疗 289 例，总有效率为 78.5%。

## 二、阳痿的治疗近况

阳痿的临床分型可概括为胃气虚证，命门火衰证、肾气虚证、心脾气虚证、肝经湿热证，脾胃湿热证、肝气郁结证、寒滞肝脉证、胆虚惊恐伤肾证等。常见证型虽以虚证为主，但在人们生活水平提高，膳食条件改善的情况下，恣食油腻厚味，脾失健运，痰湿内生，致湿瘀痹阻精窍，亦可发为阳痿。治疗多从利湿活血通窍着手，方药可选：萆薢、茯苓、苡米、车前子、泽泻淡渗利湿；桃仁、益母草、赤芍、红花活血祛瘀；菖蒲辛温辟秽开窍。上药合用共奏利湿活血通窍之功。也可选用：柴胡、茯苓、鸡内金、苍术、白术、半夏、陈皮、白芥子、胆星、枳实、木香、香附、郁金、焦楂，以达化痰燥湿、行气舒肝而兴阳事之功。

有的医家对于无明显阳虚和阴虚症状，或者既往使用补肾阳滋肾阴治疗无效的阳痿患者，同时在性欲冲动时阴茎根部坠胀疼痛者，凡辨证为瘀血停滞，血阻阳郁者。治以化瘀通阳，可选用：丹皮、当归、赤芍、川芎、桃仁、红花、生地、仙茅、牛膝、蜈蚣、甘草等治疗。

针灸治疗阳痿多以三阴交、关元、中极为主穴，以弱刺激兴奋手法为主，实证者也可使用泻法，针灸与药物及心理疏导治疗三者相结合，往往效果更为显著。

## 三、精索静脉曲张的治疗近况

许多学者认为不育男性有精索静脉曲张者约为 15～20%，属中医"筋瘤""筋疝"等范畴。本病的发生多因先天禀赋不足，脉络失于濡养，以致血行不畅，瘀血积聚，旧血不去，新血难来，外肾（睾丸）失于营养，生精不足，故致不育。治疗大法当以活血化瘀为主、随症加减。戚氏自拟"通精煎"：紫丹参15克，莪术15克，川牛膝15克，柴胡10克，生牡蛎30克，生黄芪20克等。同时配合活血补肾的"理精煎"：地鳖虫10克，当归尾10克，川断10克，狗脊10克，川牛膝10克，莪术15克，肉苁蓉10克，鹿角胶10克等。共治疗172例，经1～2个疗程（每个疗程3个月）治疗，精子改善者67例，占39.0%；生育者64例，占37.2%；无效者41例，占23.8%。总有效率76.2%。陈氏将本病分为肾虚精亏、痰热互结、湿热下注、肝寒气虚四型论治。分别选用景岳赞育丹加味；桃红四物汤加减（去地、芍、加柴胡、桂枝、桔梗、皂荚、牛膝、荔核等，重症加蜈蚣、水蛭）；草薢分清饮加三妙丸加味；及益气、温阳、通络的党参、炙黄芪、炙甘草、淡附子、北细辛、小茴香、柴胡、橘核等治疗。结果94例中显效48例，有效29例。

### 主要参考文献

1. 蒋瑞峰. 新中医，1990；(1)：48.

2. 戚广崇，等. 中医杂志，1990；(5)：4.

3. 李振中. 浙江中医杂志，1990；(2)：94.